VitaminaDos

VitaminaDos

Disfruta de una vida más saludable gracias a la vitamina D

MARÍA H. BASCUÑANA

alienta
EDITORIAL

Alienta es un sello editorial de Centro de Libros PAPF, SLU.
Av. Diagonal, 662-664
08034 Barcelona

www.planetadelibros.com

ISBN: 978-84-1344-167-2
Depósito legal: B. 7.993-2022
Primera edición: junio de 2022
Preimpresión: Realización Planeta
Impreso por Blackprint

Impreso en España - *Printed in Spain*

El papel utilizado para la impresión de este libro está calificado como papel ecológico y procede de bosques gestionados de manera sostenible.

Pensar claro, ser sincero y actuar con calma.

Adolf Kussmaul

El contenido presentado en esta obra pretende informar a los lectores, sin pretender servir de evaluación, diagnóstico o tratamiento de dolencias y trastornos. Además, debe considerarse un complemento al tratamiento personalizado efectuado por los profesionales sanitarios competentes, y debe ser consultado con éstos antes de su puesta en práctica. El lector está de acuerdo en aceptar que, al utilizar la información contenida en esta obra, exime de responsabilidad al autor y la editorial sobre daños y perjuicios, pérdidas o riesgos de cualquier índole que pudieran producirse por el mal uso de la información. Este descargo de responsabilidad se aplica a la utilización directa o indirecta de cualquier información presentada.

Sumario

Prólogo

Conozco el trabajo de María desde hace años, incluso tenemos algunos pacientes comunes, y sé lo bien que trabaja tanto en su consulta como en su labor divulgativa. María es la persona que conozco que más sabe sobre la vitamina D en España (y probablemente gran parte del extranjero), y lo demuestra día tras día en la divulgación que realiza en su blog y en sus redes sociales, en el curso específico que imparte sobre la vitamina D para aquellos profesionales sanitarios que se han dado cuenta de la importancia de saber más sobre esta vitamina y, por supuesto, en su consulta, con sus pacientes.

En los últimos dos años, sobre todo a raíz de la sindemia por la COVID-19, se han alzado muchas voces reclamando el importante papel que tiene la vitamina D para nuestra salud. La de María y la mía fueron algunas de ellas, ya en marzo de 2020, aunque anteriormente muchos ya hablábamos sobre la importancia de esta vitamina.

Tener unos niveles adecuados de esta sustancia es fundamental para que nuestro sistema inmunitario funcione de forma correcta. Además, esos niveles adecuados son más elevados de lo que se suele reconocer en la mayoría de las guías oficiales, y la dosis necesaria para alcanzarlos, también. Pero ¿por qué pasa esto? En este libro María nos cuenta la historia de la vitamina D y los errores (graves) que ha habido en la consideración de lo que es «normal» en cuanto a sus niveles y la cantidad que necesitamos sintetizar cada día.

A la par también han surgido otras voces que braman que «la vitamina D no tiene evidencia para...», y completan la frase con lo que les parece en ese momento. Sin embargo, habitualmente estas afirmaciones surgen porque aunque haya evidencia en múltiples contextos, no todo el mundo conoce las funciones de la vitamina D.

Cuando en alguna de mis ponencias o charlas comento algunas pinceladas sobre la vitamina D siempre insisto en que lo que cuento es muy poco. Hay todo un tratado sobre la vitamina D, en dos tomos de unas dos mil páginas cada uno, además de decenas de miles de artículos científicos al respecto. Todo el conocimiento científico que existe sobre esta sustancia es muy complicado de aprehender para cualquiera, pero María Hernández Bascuñana lo hace para todos nosotros en este libro, de una forma rigurosa, pero a la vez comprensible, para cualquiera que esté interesado en el tema.

La vitamina D no es un fármaco, sino una sustancia que fabrica nuestro cuerpo cuando nos exponemos a la luz solar. En España se tiene la falsa creencia de que vivimos en el país del sol y que, por lo tanto, es imposible tener déficit de vitamina D. Pero nada más lejos de la realidad, pues en la actualidad vivimos en una verdadera pandemia de deficiencia o insuficiencia de vitamina D.

Se llega al absurdo de que hay pacientes a los que les dicen cosas como «no merece la pena medir la vitamina D; total, es normal tenerla baja», «como todo el mundo la tiene baja, es normal» o «como no eres mayor, no tienes osteoporosis y no necesitas vitamina D». La tendencia a equiparar lo «frecuente» a lo «normal» hace mucho daño a la salud de las personas, incluso a la de la población al completo.

La creencia de que «la vitamina D es sólo importante para los huesos» también resulta tremendamente perjudicial. La vitamina D actúa sobre su receptor, tal como una llave encaja en una cerradura, en miles de lugares distintos que regulan la expresión de cientos de genes, por lo que el déficit de vitamina D o la mala función de su receptor se asocian a múltiples problemas de salud, tanto del sistema inmunitario como del musculoesquelético, pasando por el sistema nervioso, el metabólico o el cardiovascular, por mencionar sólo algunos. ¿Y sabías que la vitamina D también tiene su papel en la regulación del dolor? Y, cómo no, la vitamina D participa en la modulación de nuestra microbiota y en la correcta función digestiva.

Por otro lado, la vitamina D no es una sustancia mágica que por sí sola sea la responsable de una enfermedad cuando hay un déficit, ni tampoco resuelve milagrosamente las patologías que pueda tener una persona cuando la damos en forma de suplemento. El organismo humano es complejo, y las funciones de la vitamina D no suceden de forma aislada. A menudo se comete el error de suministrar la vitamina D con calcio, cuando lo que necesita la persona es magnesio y vitamina K. Pero en esta obra María nos cuenta qué debemos hacer para tener la vitamina D que necesitamos y para que funcione de manera óptima.

La salud humana no funciona de manera dicotómica. La perspectiva simplista de «para la enfermedad A doy la sustancia X» no funciona en la salud y la enfermedad, y debería abandonarse en aras de una visión de 360°. La medicina de hoy y de mañana debe ser precisa, preventiva, personalizada y proactiva. Debe ser una medicina que utilice todas las herramientas posibles para mejorar la salud de las personas, la tuya y la de tu familia. Y una de esas herramientas es la inmunonutrición y la optimización de todos los micronutrientes, incluida la vitamina D.

María es nutricionista en el área clínica, experta en Inmunonutrición. Tiene amplios conocimientos sobre la importancia de la nutrición en general y sobre la vitamina D para nuestra salud de manera global y la de nuestro sistema inmunitario, que interactúa con el resto de los órganos y sistemas de nuestro cuerpo.

¿Podríamos leernos, todos nosotros, el tratado de cuatro mil páginas sobre la vitamina D? ¿O tal vez queremos buscar tiempo para reflexionar en profundidad sobre el contenido de las decenas de miles de artículos científicos publicados sobre la vitamina D? Ojalá el tiempo fuera un recurso ilimitado y pudiéramos hacerlo, pero no es el caso. Por eso es de agradecer que María haya escrito este libro, resultado del trabajo de años de profundización en esta sustancia y de muchos pacientes atendidos en la consulta. ¿Quieres saber la verdad, toda la verdad y nada más que la verdad, sobre la vitamina D? Pues necesitas este libro, tanto para prevenir problemas de salud como para mejorar el tratamiento de cualquiera que puedas tener.

Cuando en mis ponencias, charlas o entrevistas alguna vez hablo sobre la vitamina D, siempre les digo a quienes me escuchan: «Si quieres saber más sobre la vitamina D, sigue a María Hernández Bascuñana y lee su blog». Pero a partir de ahora podré decir: «Lee el libro de María Hernández Bascuñana sobre la vitamina D, quieras saber o no más sobre esta sustancia: en ello te va tu salud y la de los tuyos». Y, en particular, espero y deseo que los profesionales sanitarios también lean este libro, por el bien de sus pacientes. Si eres paciente, llévaselo a tu médico o tu nutricionista; seguro que, después de leerlo, te lo agradecerán.

Sólo puedo acabar dándole las gracias a María por su trabajo, tan necesario. Estas palabras deben ser leídas, deben ser escuchadas, y estos conocimientos deberían aplicarse de manera global para el bien de todos nosotros.

Dra. Sari Arponen,
Médico especialista en Medicina Interna.
Doctora en Ciencias Biomédicas.
Máster en enfermedades infecciosas y en VIH.
Experta universitaria en Nutrición.
Posgrado de tres años en Psiconeuroinmunología Clínica.
Profesora universitaria y directora de un máster
en enfermedades autoinmunes.

Introducción

En el siglo XXI conocemos muchas cosas de la vitamina D que hace unas décadas no podíamos ni imaginar. Hoy sabemos que entraña un papel activo en la salud y el bienestar de las personas, en el mantenimiento o ruptura del equilibrio de sus múltiples sistemas, y en el desarrollo y la progresión de enfermedades.

La pandemia de coronavirus que explosionó a nivel mundial en 2020 despertó el interés por esta vitamina debido a su protagonismo en nuestro sistema inmunitario. A pesar de su popularización existe desinformación, al encontrarnos en un momento de transición en el que se mezcla el saber clásico —limitado y con errores de base— con el conocimiento actualizado sobre ella y sus recientes descubrimientos, lo cual provoca mucha confusión incluso entre los propios profesionales sanitarios. Y pese a que el interés es creciente, la deficiencia en vitamina D se mantiene en aumento en la población.

Los años que he impartido docencia de posgrado a profesionales de la salud (nutricionistas, médicos, farmacéuticos, odontólogos, fisioterapeutas, etc.), más los años de atención a pacientes con terapéutica nutricional de vitamina D, me han acercado a las carencias informativas y a los interrogantes que yo misma tenía unos años atrás, antes de leer cientos de artículos científicos y tesis, de rescatar la bioquímica entre mis lecturas o de contactar con los propios investigadores para saber más.

Este libro quiere nutrir de información y hacer más fácil lo complejo. A veces resulta difícil buscar la sencillez si queremos adentrarnos en el papel activo de la vitamina D en el organismo y sus complejidades, por ello se acompaña de historias animadas, de curiosidades que complementan la lectura y de ilustraciones que dibujo a mano para apoyar la comprensión, estimular el interés del lector y hacer la lectura más amena.

Los dibujos son formas pedagógicas de trasladar ideas y conceptos, para facilitar su recepción, la asimilación y el recuerdo, y con ello el aprendizaje en todas las edades. De una forma simpática podemos recrear y animar el protagonismo que toma la vitamina D en la obra, garabateando ideas con figuras visuales fácilmente asimilables.

Las ilustraciones permiten que el universo de la vitamina D llegue también a los niños con la colaboración de los mayores, al contarles la historia que recrean los dibujos o los fragmentos de información y curiosidades que representan, y que puede serles útiles según sus edades. Si algo más o menos complejo se puede explicar a los niños, es porque antes ha podido ser asimilado y bien organizado en la mente del adulto. ¡Inténtalo! Si yo lo consigo en las charlas, tú también puedes. Durante años he impartido docencia y he educado en salud a adultos con diferentes niveles formativos, incluso en escuelas de adultos —centros de formación de adultos para obtener el graduado escolar básico—, impartiendo materia de educación alimentaria y nutricional, y créeme, el adulto es como un niño pero más cerrado de mente, porque sus propias experiencias y el conocimiento ya adquirido condicionan lo que escucha, cómo lo escucha y qué hace con ello. Hagamos que esta obra llegue a los niños, jóvenes y mayores desde su capacidad comprensiva, y para eso te necesito a ti.

Si te resulta más interesante, puedes comenzar la lectura por la segunda parte del libro, que es un espacio de consulta sobre diferentes condiciones en relación con la salud y la enfermedad. En esa sección no importa tanto el orden que sigas, a diferencia de la primera parte del libro, en la que se guarda un orden necesario para que puedas comprender las particularidades de la vitamina D y te familiarices con determinados términos.

Este libro está basado en la ciencia y el sentido común. Al tiempo que divulgo ciencia, deseo educar en salud para generar transformaciones saludables compartiendo conocimiento, valores y reflexiones, e invitándote a que realices tus propias reflexiones. Mi deseo es que conquistemos juntos los condicionantes de la salud. Y la vitamina D será quien me guíe a tal fin en esta ocasión.

Primera Parte

DESCUBRIENDO LA VITAMINA D

1

Necesitados de sol, un mal mundial del siglo XXI

EL INGREDIENTE SECRETO

El doctor y profesor de medicina Michael F. Holick, uno de los investigadores en vitamina D con más historia, dice: «Si tuviera que recomendar un solo ingrediente secreto que pudiera aplicarse a la prevención —y al tratamiento, en muchos casos— de enfermedades sería éste: la vitamina D». Y no es para menos, pues la actividad biológica de la vitamina D es sorprendente.

Cada día surgen noticias sobre nuevos estudios y ensayos clínicos en los que esta vitamina es la protagonista, con resultados alentadores y dignos de difusión. Conocer los avances y estar al día en vitamina D puede resultar abrumador; sin embargo, ya tienes en tus manos este libro que te lo pondrá más fácil. No obstante, si deseas más información sobre novedades, puedes encontrarla en mis redes sociales de Facebook e Instagram.

Pero ¿por qué deberías saber más de la vitamina D? Hemos llegado a normalizar el hecho de que exista fatiga generalizada, debilidad muscular, falta de agilidad mental y pérdida de memoria en adultos de mediana edad, dolor menstrual y síndrome premenstrual durante la vida fértil de la mujer, osteoporosis cuando se llega a la menopausia, baja fertilidad en los varones jóvenes, estreñimiento, problemas de sueño, dolores aquí o allá cada dos por tres, cánceres que aparecen en cualquier momento por sorpresa..., y un sinfín de síntomas y situaciones de las que participa la vitamina D y cuya característica común es la falta de ésta. Nos resignamos y aceptamos como irremediables estas situaciones molestas, esperando que los fármacos las hagan más soportables, o directamente lo atribuimos a un declive propio de la edad y cargamos con ello. Si hubieses sabido antes que la vitamina D es un elemento importantísimo en tu equilibrio y salud, quizá le hubieses prestado atención antes, aunque entre tanta información, incluso contradictoria, puede triunfar la confusión.

La pandemia por la COVID-19 nos cambió muchas cosas, y también lo hizo para la vitamina D. Confinarnos supuso, para la mayoría, privarnos del sol necesario para obtener vitamina D. Podemos agradecer que, como consecuencia de dicho evento mundial, la vitamina D se haya hecho popular y se haya ganado el respeto de una mayor parte de la sociedad. Anteriormente, y fuera de determinados círculos cerrados, promover la vitamina D era un terreno tenebroso en el que caminaba sola, y sólo muy de vez en cuando me cruzaba con alguien con el mismo interés. Encontrarme con otros estudiosos de la materia o interesados me motivó a expresar en voz alta las bondades y el potencial de la vitamina D. Empecé en conferencias y contextos formativos de posgrado universitario, donde mis alumnos y yo podíamos analizar la materia, saliendo de ese oscuro agujero que mantenía a los facultativos en salud alejados de la vitamina D.

En 2018, la psiquiatra Marian Rojas Estapé publicó su libro *Cómo hacer que te pasen cosas buenas. Entiende tu cerebro, gestiona tus emociones, mejora tu vida*, un superventas en el que nos advierte de la importancia de la vitamina D en la salud mental y su relación con la inflamación, según los hallazgos encontrados en las últimas investigaciones. Unos meses después de adquirir este libro, allá por mayo de 2019, me volví a topar con él en una librería de Bilbao mientras esperaba a unas amigas. Todavía no lo había leído —lo tenía en mi lista de lecturas pendientes a la espera de que terminase otras—, así que lo tomé entre mis manos, lo abrí sin buscar nada concreto y mis ojos dieron con un fragmento que hablaba de la vitamina D. Fue una sorpresa para mí; de hecho, fue un impulso que hizo germinar la semilla que contenía la elaboración de un manual acerca de la vitamina D, que finalmente se ha convertido en este libro de divulgación. Compré el libro, a pesar de que ya lo tenía, pues no podía esperar a regresar a mi ciudad y llegar a la estantería de mi casa donde aguardaba el primer libro comprado. Deseaba leer lo que decía una joven psiquiatra sobre la vitamina D y la Nutrición preventiva de la inflamación en relación con su campo. Estaba emocionada, ¡ya éramos más los que divulgábamos sobre la vitamina D! El día anterior a aquel suceso había impartido en la misma ciudad una charla sobre salud intestinal y enfermedad autoinmune, en la que la vitamina D fue la verdadera protagonista. Resultó una gran satisfacción que nutricionistas, médicos y algún paciente permanecieran más de dos horas con interés y preguntas. Sentí que por fin algo estaba cambiando respecto a la vitamina D.

Antes de la pandemia por la COVID-19, y todavía hoy, cada tres pasos de intervención o divulgación sobre la vitamina D te dabas de bruces contra un muro, porque allí estaban el farmacéutico que alertaba de lo tóxico que era tomar vitamina D si era diferente en forma, cantidad o frecuencia a las formulaciones farmacéuticas que hasta entonces se comercializaban en sus tiendas, el nutricionista o el dietista que, de forma simple, proponía solucionar la deficiencia de vitamina D incluyendo en la dieta alimentos a los que se les atribuye confusamente la presencia significativa de vitamina D, y el médico dermatólogo que decía que la deficiencia de esta vitamina se resolvía con nueve minutos de exposición al sol en los antebrazos. Así lo creían porque así se lo enseñaron. Pero la realidad es que la deficiencia de vitamina D no se resuelve con ninguna de estas posturas, y en muchas ocasiones ni sumándolas todas. Y aquí entra de nuevo un muro con el que toparse, la figura del médico de atención primaria que consideraba que estaba bien tener un nivel bajo de vitamina D en sangre porque era lo normal, de manera que normalizar lo común lo convertía en adecuado, quedando en juego tu equilibrio y salud.

Entre las continuas noticias sobre la relación de la vitamina D con ciertos desórdenes de la salud, y la falta de atención y consideración médicas, era de esperar la tremenda confusión entre la población. Y es que la confusión también estaba entre los propios titulados universitarios en medicina y otras ramas de la salud, quienes tendían a aferrarse a los conocimientos adquiridos décadas atrás y a escudarse en un «casi todo el mundo tiene baja la vitamina D; es algo normal» o «todo eso que me cuentas son noticias sensacionalistas, enséñame un solo estudio serio», y cuando le proponías facilitarle estudios al respecto (¡qué osado paciente!, ¿tendrá poca vergüenza?) llegaba el «no hay evidencia suficiente, ni te molestes». Pero el asunto se zanjaba rápido sembrando el terror —«La vitamina D suplementada genera toxicidad»—, con lo que ya no había más que hablar.

Te he expuesto las situaciones anteriores usando un tiempo verbal pasado no porque no sigan produciéndose en el presente, sino porque confío en que queden atrás lo antes posible. Espero que pasados unos años, cuando leas este libro y eches la vista atrás, puedas identificar un comportamiento arcaico poco común. Pero si te lo sigues encontrando, ármate de paciencia, mantén la calma y regálale o recomiéndale este libro a tu médico, nutricionista o farmacéutico, a tu cuñada catedrática «sentencialotodo» o a ese papá del colegio de tus hijos que todo lo sabe. Si eres médico o nutricionista, hazlo tú también con tus pacientes; recomienda esta lectura. Con ello te convertirás en un activista pacífico de la vitamina D. ¿Te animas?

ATRAPADOS ENTRE PANDEMIAS

Pandemia de hipovitaminosis D

Desde hace años se nos viene avisando de la alta prevalencia de deficiencia o insuficiencia de vitamina D en la población, conocida como hipovitaminosis D, hasta el punto de convertirse en una pandemia, como así lo han considerado algunos investigadores. En diversos estudios se ha puesto de manifiesto que la hipovitaminosis D afecta a la mayor parte de la población mundial, independientemente del sexo, la edad, la raza o la etnia, y se ha relacionado con la aparición de diferentes trastornos autoinmunes, infecciosos, alérgicos, cardiovasculares, neurológicos, musculoesqueléticos, óseos, inflamatorios, digestivos, cánceres, depresión, esquizofrenia y hasta autismo, además de un mayor riesgo de mortalidad por todas las causas en la población general, convirtiéndose en un problema grave de salud pública.

En realidad, lo que se ha convertido en un problema de salud pública es la baja exposición al sol. Nuestra principal forma de obtener vitamina D es a través del sol, con lo que si le damos la espalda al sol, también se la damos a la vitamina D. En los estudios de la última década se indica que la insuficiente exposición al sol puede ser responsable de unas cuatrocientas ochenta mil muertes al año sólo en Europa.

Posiblemente, los beneficios para la salud de la exposición al sol superen en su conjunto a los beneficios de obtener vitamina D, ya que exponerte al sol te aporta biomoléculas variadas como endorfinas (que alivian el dolor y dan sensación de bienestar), vitamina D y otras que, pese a que desconocemos su función, se sospecha que puedan tener beneficios en la salud. Por ello, usar una cápsula, ampolla o inyección de vitamina D para sustituir tu falta de exposición al aire libre bajo el sol es una medida o tratamiento probablemente limitado y poco acorde a tu naturaleza. No obstante, es útil para corregir la hipovitaminosis D y salir de un estado deficiente o insuficiente. Hay personas que sólo por exposición al sol no lo consiguen, pues existen determinadas circunstancias ambientales, que veremos más en detenimiento, que dificultan una exposición al sol efectiva para obtener vitamina D. A menudo me encuentro con personas que se sorprenden tras descubrirse en hipovitaminosis D tras pasar sus vacaciones al aire libre o en la playa, o teniendo la costumbre de hacer ejercicio físico o alguna actividad deportiva al exterior. Tú podrías ser una de ellas.

En estudios epidemiológicos recientes se ha demostrado que la insuficiencia de vitamina D afecta al 50 por ciento de la población mundial, mientras que se estima que mil millones de personas presentan deficiencia de vitamina D, tendencia que va en aumento. Insuficiencia y deficiencia no son lo mismo, aunque ambas formen parte de la hipovitaminosis.

Pero ¿cómo puedes saber si tienes hipovitaminosis D? Para ello has de solicitar una medición del estado sérico de la vitamina D en un análisis sanguíneo. La insuficiencia se establece en niveles séricos < 30 ng/ml o 72,5 nmol/l (según las unidades de medida que utilice el laboratorio), y si los niveles todavía son significativamente más bajos, entonces nos encontramos con deficiencia (< 20 ng/ml) o deficiencia severa (< 10 ng/ml). Éstos son los límites establecidos por las guías de práctica clínica de la Sociedad Americana de Endocrinología, pero cada sociedad o laboratorio puede tomar como referencia otros límites, generalmente a la baja. Así pues, es posible que tu laboratorio considere que a partir de 20 ng/ml hay suficiencia; es algo arcaico, pero puede ocurrir.

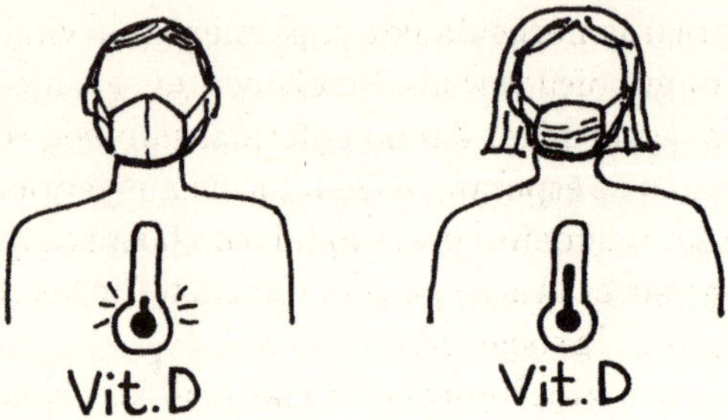

Muchas veces he escuchado y leído la opinión de que los límites establecidos para los niveles sanguíneos de vitamina D son demasiado amplios o laxos, que si la mayoría tenemos hipovitaminosis es porque no necesitamos tanto, y que manteniéndolos al alza creamos la necesidad de suplementar y facilitamos el hacer caja con la vitamina D. Con todos mis respetos, estas opiniones denotan un desconocimiento total de la eficacia de la vitamina D en el campo de la inmunidad y también muestran el atasco en la creencia de que la vitamina D sólo es útil y necesaria para los huesos.

También se habla de una moda para hacer negocio, es decir, para generar ventas. Pero ya puestos a desconfiar, si eres una de esas personas que te unías a dicha sospecha obviando los avances en el conocimiento sobre la vitamina D, te propongo que reflexiones sobre las siguientes cuestiones: ¿cuánto cuesta la vitamina D en forma de suplemento o fármaco y cuánto cuestan otros fármacos para tratar desórdenes que hoy en día se relacionan directa o indirectamente con la deficiencia o insuficiencia de vitamina D?, ¿interesa un tratamiento para restablecer el equilibrio o para parchear y cronificar la enfermedad que mantiene el gasto farmacéutico y sanitario?, ¿las empresas farmacéuticas podrían ver peligrar las ventas de sus fármacos si la sociedad (y no sólo unos pocos) comienza a elevar sus niveles séricos de vitamina D y encuentra mejoras o estabilidad en patologías o desórdenes como la esclerosis múltiple, la colitis ulcerosa, el cáncer, la diabetes *mellitus* tipo 1 (DM1), la diabetes *mellitus* tipo 2 (DM2), la depresión, la dermatitis atópica, el estreñimiento crónico, la distrofia muscular, la hipertensión, el dolor crónico, los trastornos neurodegenerativos, etc.? Éstas son cuestiones que me planteo cuando escucho la afirmación de crear la necesidad de suplementar la vitamina D para hacer caja como única verdad. No olvides que los médicos u otros clínicos a los que acudes cuando enfermas también cobran por su trabajo, como es de esperar, de igual forma que fabricar, distribuir y vender un complemento nutricional o un fármaco también tiene un coste. Opinar es gratis, pero la toxicidad de las afirmaciones tiene un precio en la sociedad.

Lo cierto es que los límites para clasificar los niveles de vitamina D en bajos o suficientes vienen del siglo pasado, cuando todavía no se conocían las acciones no clásicas de esta molécula y sólo se consideraba su efecto sobre los huesos para establecer el mínimo de suficiencia; es decir, se crearon desde una visión muy limitada que hoy queda obsoleta. En la actualidad, a la luz de los nuevos hallazgos sobre la vitamina D, se pide revisar la clasificación del estado sérico por quedarse corta (esa que algunos declaran que puede ser demasiado amplia), y se espera que el mínimo de suficiencia se suba de 30 a 40 ng/ml, a la par que se diferencia entre nivel de suficiencia y nivel óptimo. Recuerda siempre esto: el nivel mínimo de suficiencia no es el nivel óptimo. De igual forma que conformarse con unas migajas de pan no es lo mismo que comerse un bocadillo, aunque en ambos casos se puede afirmar que se come pan.

Aun con una clasificación desfasada de los estados séricos de la vitamina D, que acepta niveles pobres de ésta como suficiencia, nos hemos encontrado ante una pandemia de hipovitaminosis. Pero ¿qué podíamos esperar de una sociedad que entre los siglos XX y XXI nace, crece, se desarrolla y muere bajo techo? El techo abarca los hogares, las oficinas y lugares de trabajo, los vehículos de transporte a motor, las escuelas, los centros deportivos, los parques infantiles de juegos de interior, los centros de ocio y centros comerciales, los supermercados de interior en grandes superficies o las pequeñas tiendas, y cualquier lugar que te proporcione sombra. Consideremos, además, que se trata de una sociedad que se alimenta de productos de animales que han vivido bajo techo, porque hemos trasladado nuestras formas de vida de interior a las formas de producción; una sociedad que, para más inri, cuando sale al aire libre se expone a una atmósfera contaminada, cuya polución entorpece que le llegue una buena parte de la radiación solar necesaria para producir vitamina D, y una sociedad que obtiene por aire, tierra y agua sustancias químicas que alteran o interrumpen procesos fisiológicos controlados por hormonas —conocidas como disruptores endocrinos—, y has de saber que la vitamina D se convierte en una hormona tras un recorrido que tiene lugar en nuestro cuerpo.

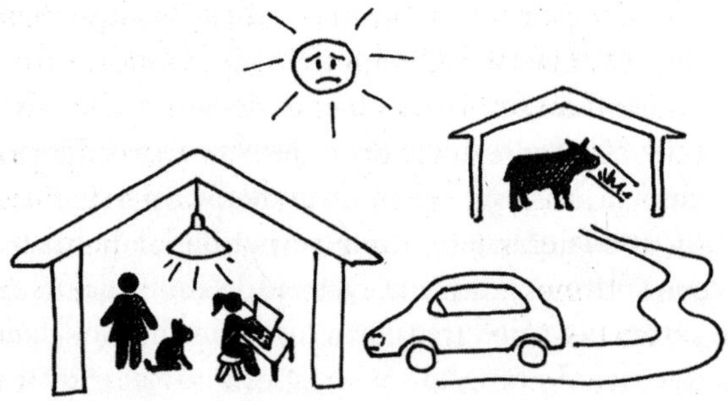

Pandemia sobre pandemia

Por si fuera poco lo que ya no teníamos por nuestro estilo de vida, nos llegó la pandemia por la COVID-19 y nos dejó sin sol. Nos metió en nuestras casas y lugares de residencia como celdas preventivas, nos aisló completamente del sol, salvo para aquellos privilegiados que hicieron uso de sus balcones, terrazas y jardines con suerte de estar bien orientados al sol. Los niños dejaron de tener su tiempo obligado al aire libre de recreo en las escuelas y los adultos continuaron con su vida de interior en un espacio mucho más reducido, y para aquella minoría que hacía ejercicio físico o deporte al aire libre se les acabó esa posibilidad. En España, lo que inicialmente iba a ser un confinamiento domiciliario de quince días (iniciado el 14 de marzo de 2020) se prolongó dos meses, momento en el que se inició un plan de desescalada lento en el tiempo y restringido por zonas. Fue duro, ¿lo recuerdas? El sol seguía estando en el cielo cada día, pero nosotros estábamos bajo techo sin contacto con él. Yo pensaba en tu nivel sérico de vitamina D y en el de los niños, suponiendo que empeoraría justo cuando más lo necesitaban para hacer frente a una crisis de salud que afectaba a la respuesta inmunitaria, y también en los niveles de los adultos, que seguirían siendo bajos, sin la oportunidad que ofrece la primavera de aumentarlos si nos exponemos al sol. De repente, la máxima expresión de nuestra forma de vida se apoderó de nosotros: una vida techada y en la sombra, de espaldas a la naturaleza.

A la pandemia por hipovitaminosis D se le superpuso la pandemia por la COVID-19, y debido a los hallazgos anteriores del papel de la vitamina D en la regulación de la inmunidad y los procesos infecciosos —especialmente del tracto respiratorio—, se postuló la hipovitaminosis D como una condición de riesgo que no sólo debilitaba las defensas, sino que dejaba expuesta a la población a complicaciones y a un mayor riesgo de muerte ante la infección por el SARS-CoV-2.

Con todo esto empezó a crecer el interés por la vitamina D. En algunas consultas privadas se utilizaban protocolos ya existentes ante la infección por el virus influenza o de la gripe, observándose buenos resultados; y en algunos hospitales, médicos informados en vitamina D propusieron establecer protocolos con la administración de ésta para aquellos pacientes infectados que ingresaban con neumonía por la COVID-19. Si bien estas propuestas fueron rechazadas a nivel general, en un hospital de Andalucía (España) se aprobó un protocolo de administración de una forma sintética de vitamina D, el cual dio buenos resultados. Esta forma sintética (calcifediol) actúa más rápidamente, aunque omite ciertas acciones que sí nos ofrece la forma original de la vitamina D (el colecalciferol o vitamina D3), pero de esto hablaremos más adelante.

Saber +: Ensayo clínico en un entorno hospitalario

Quizá te interese saber cómo se procedió en el Hospital Universitario Reina Sofía (Córdoba, Andalucía), donde se obtuvieron los primeros resultados de experimentar en un ambiente hospitalario con vitamina D.

Todos los pacientes hospitalizados por la COVID-19, que en aquel momento fueron setenta y seis (una muestra no muy grande pero tampoco pequeña), recibieron el protocolo estándar que empleaba el hospital como tratamiento disponible, con la misma atención estándar para todos, pero algunos de estos pacientes además recibieron administración de vitamina D.

El tratamiento estándar incluía hidroxicloroquina (400 mg cada doce horas el primer día y 200 mg cada doce horas durante los siguientes cinco días) y azitromicina (500 mg por vía oral durante cinco días).

Para la vitamina D se eligieron aleatoriamente cincuenta pacientes, a quienes se les administró ésta de forma oral, en formato calcifediol, con dosis desde 21.280 UI/día inicialmente hasta 10.640 UI/día durante los días tres y siete, y luego semanalmente hasta el alta o ingreso en la UCI. Aclaro que UI son unidades internacionales, una unidad de medida utilizada para cuantificar las dosis de vitaminas. Tendrás que familiarizarte con las siglas porque aparecerán en más ocasiones.

Los resultados fueron muy satisfactorios para el grupo con administración de vitamina D:

- De los cincuenta pacientes tratados con vitamina D, sólo uno requirió ingreso en la UCI (lo que supone un 2 por ciento del grupo «vitaminaDo»), ninguno falleció y todos fueron dados de alta sin complicaciones.
- De los veintiséis pacientes no tratados con vitamina D, trece requirieron ingreso en la UCI (lo que supone un 50 por ciento del grupo no «vitaminaDo»), de los cuales dos fallecieron y los once restantes fueron dados de alta.

Nota: Haciendo un juego de palabras unidas en una sola, llamo «vitaminaDo» (con D mayúscula) a todo grupo o individuo que haya recibido vitamina D en cantidades considerables para diferenciarlo de aquellos que no la reciben.

El interés sobre la acción de la vitamina D creció aún más, y ésta se situó en el ranking de sustancias con una tasa relevante de eficacia frente a la COVID-19, fruto de recopilar los diferentes estudios llevados a cabo y analizar sus resultados. (Puedes consultarlo en tiempo real en la web <vdmeta.com>.) El nivel de eficacia de la vitamina D para prevenir complicaciones ha estado entre el 50 y 61 por ciento en la media de todos los estudios, variando según la fecha de consulta, pues se va actualizando conforme se incluyen nuevos estudios con nuevos resultados.

En una época en la que no existían vacunas se hacía más que interesante poner la atención en esta vitamina para prevenir; pero ahora, con la existencia de vacunas, también. La prevención debe ser siempre una prioridad, y debemos poner atención en las diferentes variantes.

Como era de esperar, existían estudios sobre la vitamina D que arrojaban resultados esperanzadores con un alto nivel de eficacia y otros que no tanto. Quedarnos sólo con los resultados numéricos es un error, pues hay que analizar qué dosis se aplicaba, con qué frecuencia, en qué momento de la enfermedad, cuáles eran los niveles séricos de partida y otras consideraciones que tener en cuenta. Todas las consideraciones son importantes a la hora de plantear un protocolo de intervención en según qué casos, y para ello hay que conocer muy bien las características de la vitamina D, su clan (que se compone de diferentes metabolitos) y su interacción con diferentes condiciones de la biología humana.

Saber +: Tratamiento temprano o tardío

En el caso de la COVID-19 se cree que la eficacia de la administración de vitamina D depende fundamentalmente del retraso o de la administración temprana del tratamiento. El tratamiento temprano es el que se lleva a cabo inmediatamente o poco después de que aparezcan los síntomas, mientras que el tratamiento tardío es el que se da cuando ya existen complicaciones. También tenemos aquellos casos de gravedad en que el paciente está crítico, y al parecer es cuando la vitamina D ya no reporta beneficios.

Los resultados obtenidos (consultado en julio de 2021 en <vdmeta.com>), filtrando resultados después de revisarse por pares, son:

- Un 83 por ciento de mejoras en la enfermedad para el tratamiento temprano con la vitamina en su forma original (colecalciferol).
- Un 80 por ciento de mejoras para el tratamiento tardío con calcifediol, una forma farmacológica avanzada a prehormona.
- Estos resultados, a su vez, se cree que están influenciados por las dosis o cantidades de vitamina D administradas, además de las formas empleadas.

Desde la observación de mi práctica clínica, el cien por cien de los pacientes infectados con los primeros síntomas que iniciaron un protocolo de administración de vitamina D3 de choque mejoraron rápidamente, y algunos incluso se sentían mejor que antes de tener la enfermedad (reducción de fatiga y dolencias, y mejora de la vitalidad y del estado anímico). Esto no incluye a pacientes con autoinmunidad, para quienes la administración de vitamina D funciona diferente.

Niveles séricos del día a día

En julio de 2021 se publicó el estudio poblacional más amplio hasta la fecha, respecto a niveles de vitamina D sérica previos a la infección, una vez más desde España. Éste analizaba la asociación de la suplementación, con colecalciferol o calcifediol, con los resultados de la COVID-19 a nivel poblacional. Se hizo con los datos del sistema sanitario público de Cataluña, considerando a todos los adultos residentes en Barcelona y Cataluña central desde la fecha del primer PCR positivo para el SARS-CoV-2. Los resultados encontraron que:

- Alcanzar un nivel sérico de vitamina D de al menos 30 ng/ml en los pacientes suplementados se asociaba con un riesgo reducido de infección por el SARS-CoV-2 y una menor mortalidad por la COVID-19.
- La clave parecía estar en los niveles séricos mínimos, con alguna ventaja para el colecalciferol respecto al calcifediol.

En febrero de 2022 se publicó un estudio poblacional israelí que había analizado los niveles séricos de vitamina D entre dos semanas y dos años antes de ser ingresados los pacientes por la COVID-19, lo que facilita una estimación más precisa que durante la hospitalización, en la cual los niveles pueden ser más bajos debido a la enfermedad viral. Los resultados fueron:

- En lo referente a la gravedad de la enfermedad, los pacientes con deficiencia de vitamina D (< 20 ng/ml) tenían catorce veces más probabilidades de ser un caso grave que los que tenían > 40 ng/ml.
- Respecto a la mortalidad, ésta fue del 2,3 por ciento entre los pacientes con suficiencia de vitamina D y del 25,6 por ciento en el grupo deficiente.

Con todo, por lo que has leído en los apartados «Saber +» y lo que está por llegar en la lectura, mi deseo para ti es claro: ¡Que la vitamina D te acompañe!

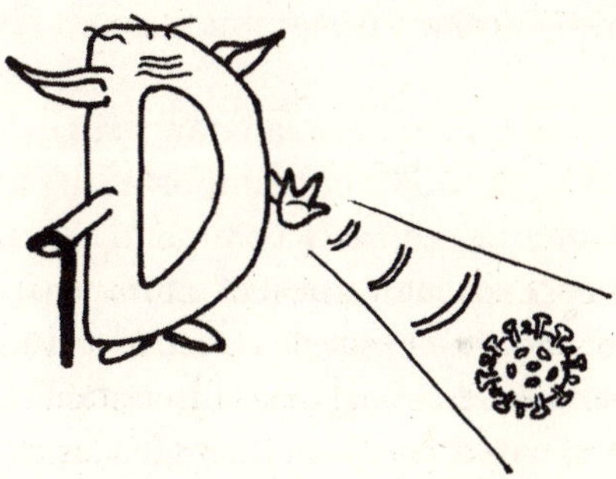

LA IMPORTANCIA DEL CONJUNTO

Un error médico y de calle es considerar un nutriente por separado, por muy prometedor que sea su uso en acción terapéutica y preventiva. La vitamina D requiere de otros nutrientes para su buen metabolismo y sus acciones, pues aumenta el requerimiento de otros nutrientes que pueden verse amenazados por escasez, y aunque mejora la absorción de elementos minerales esenciales (como calcio, magnesio, cobre, zinc, hierro y selenio), en ausencia de suficiencia mineral puede facilitar la absorción de metales tóxicos (te explicaré más sobre ello a su debido tiempo). Así que cuidado con considerar un nutriente por separado sin tener una valoración nutricional de conjunto y sin un trabajo de identificación de desequilibrios, prevención y ordenación.

Cuando compras un complemento nutricional sin ese trabajo hecho te expones a desequilibrios nutricionales y de salud. Cuando se realizan estudios para conocer la eficacia de un único nutriente como, por ejemplo, ante la COVID-19, podemos encontrarnos con resultados dispares en función del estado nutricional previo del paciente que no han sido tenidos en cuenta. ¡Qué importante es considerar la nutrición en la medicina, y qué importante es la intervención nutricional en la salud!

En este libro sobre la vitamina D me centro principalmente en este nutriente, aunque no dejaré fuera a otros que le repercuten. Considera siempre que la ciencia de la Nutrición no se reduce al conocimiento sobre un nutriente de forma aislada y estática, sino que es un continuo dinámico y en sinergias, con influencias multidireccionales.

La visión de conjunto para la vitamina D supera el universo nutricional, y es tremendamente importante para que comprendamos cómo hemos llegado a una pandemia de hipovitaminosis D y por qué vamos perdiendo nuestro equilibrio, cronificando desórdenes y enfermando a pesar de nuestros avances como sociedades modernas con acceso a higiene, alimentación y fármacos. ¡Vamos a ello!

2

Historia de la vitamina D

DESDE EL INICIO DE LA VIDA

La vitamina D ha jugado un papel importante en nuestra evolución. Para conocerla, antes de adentrarnos más en ella, te propongo retroceder en el tiempo, buscarla en la antigüedad de nuestra historia y repasar los acontecimientos que marcaron su visibilidad y, por qué no, también su retirada de los medios y las portadas hasta hace unos pocos años, en que volvimos a hablar más de ella.

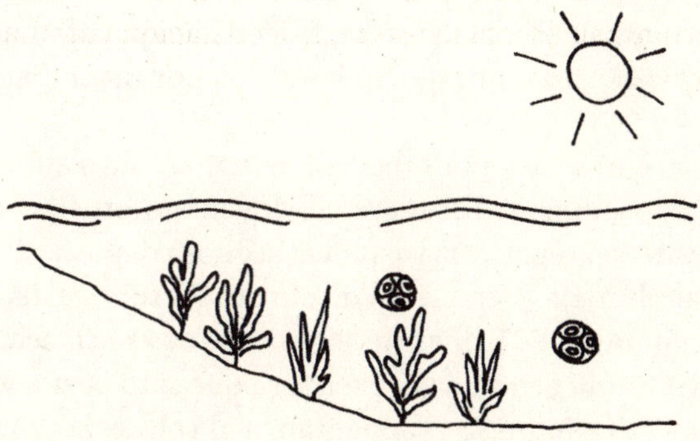

Sabemos que la vitamina D es una sustancia muy antigua presente a lo largo de la evolución de la vida. Para que te hagas una idea de cuánto, se ha encontrado en los primeros organismos vivos como el fitoplancton de la especie *Emiliania huxleyi*, el cual existe en el océano Atlántico desde hace más de setecientos cincuenta millones de años. Hay quienes piensan que la vitamina D posiblemente se generó del plancton marino y fue transferida a lo largo de la cadena de los alimentos a los peces, donde se almacenó y concentró en su grasa; de ahí el encontrar la vitamina D en aceites como el de hígado de bacalao.

Los animales, al igual que los seres humanos, necesitan de vitamina D. A principios de la década de 1920, un científico descubrió que, administrando a los perros un poco de aceite de hígado de bacalao en su alimentación, éstos no desarrollaban raquitismo. Este mismo efecto se observó también en ratas de laboratorio. Aquellos años de auge en la investigación bioquímica, en la que se competía por descubrir, fueron trazando el conocimiento actual en el campo de la nutrición y la salud.

Aunque por entonces las investigaciones usaban el aceite de hígado de bacalao como sustancia correctora del raquitismo, la vitamina D que porta se puede obtener de otras formas. Los humanos tenemos la capacidad de fabricarla por la exposición a la radiación solar, en nuestro caso dejando que la luz solar incida sobre nuestra piel sin filtros que lo obstaculicen, para que en las células de las capas cutáneas comience su fabricación a partir de una molécula de colesterol. Tanto el fitoplancton como el zooplancton, y se cree que también la mayoría de los animales que están expuestos a la luz solar, tienen la capacidad de producir vitamina D; sin embargo, lo hacemos por mecanismos diferentes.

¿Tienes curiosidad por saber cómo tu mascota o animales más cercanos la producen? En el caso de los mamíferos peludos y de las aves, éstos segregan una sustancia aceitosa depositada sobre su pelaje o su plumaje, y gracias al efecto del sol sobre ésta, se transforma en vitamina D. Y durante su proceso de aseo o acicalado recogen la vitamina generada. De manera que si tu perro, gato o pajarito domesticado no se expone nunca al sol, ¡está poniendo en peligro la fabricación de vitamina D!

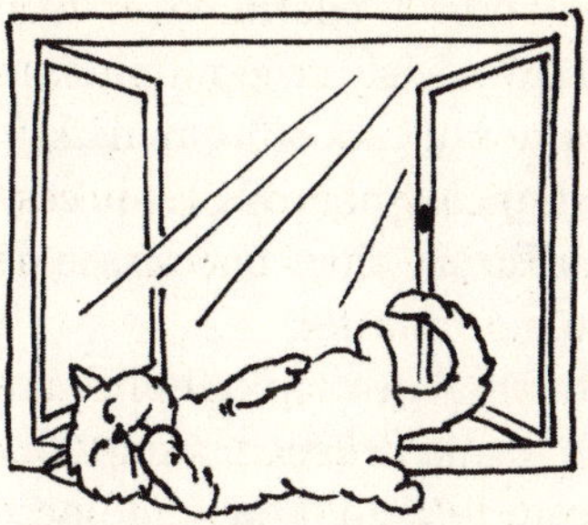

La exposición al sol es la principal forma en los seres vivos —incluidos nosotros los humanos— de conseguir la vitamina D que necesitamos para nuestro desarrollo y equilibrio orgánico, seguido de la cadena alimentaria, que por lo general queda muy alejada de las posibilidades que nos ofrece el sol directamente.

La falta de exposición solar que compromete la producción de vitamina D se ha relacionado a lo largo de la historia con trastornos o enfermedades. La primera referencia del efecto de las radiaciones solares sobre el esqueleto se atribuye a Herodoto (484-426 a. C.), un historiador griego que en sus libros registró planteamientos sobre la calidad de los huesos. Herodoto visitaba los campos de batalla y observaba con detenimiento los cráneos de los egipcios y persas caídos en la lucha. Describió que los cráneos de los persas eran más frágiles y abollonados en comparación con los de los egipcios, que eran más fuertes. Herodoto atribuyó esta diferencia a que los cráneos de los egipcios estaban al descubierto y se exponían a las radiaciones solares, mientras que los cráneos persas estaban cubiertos con turbantes.

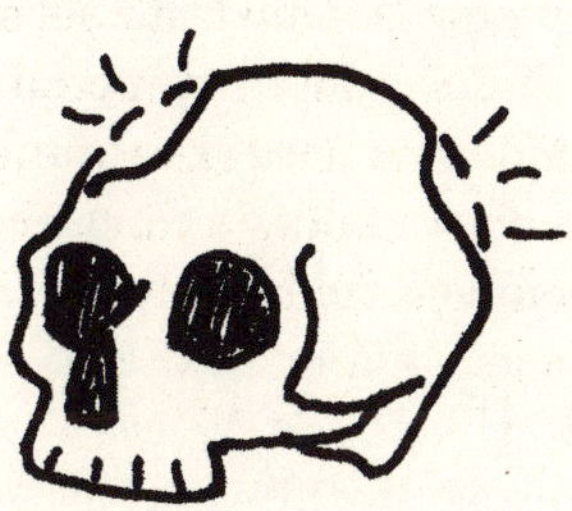

No fue hasta el año 1650 cuando el profesor británico Francis Glisson escribió un tratado sobre el raquitismo, siendo el primero en describir ampliamente esta enfermedad, pues hasta entonces sólo existía una descripción anecdótica de casos de raquitismo en la Antigua Grecia y Roma. Pero las causas de este desorden seguían sin conocerse.

Durante el siglo XIX y principios del XX, en Europa y Norteamérica aumentó de forma drástica la manifestación de enfermedades estrechamente relacionadas con la falta de vitamina D, como el raquitismo y la osteomalacia (el equivalente al raquitismo en la población adulta), debido a un cambio radical en la forma de vida. Las sociedades pasaron de vivir y trabajar en espacios rurales y abiertos como el campo, el monte y el mar, a hacerlo en ciudades y fábricas, viviendo principalmente en espacios cerrados sin suficiente luz natural y limitándose drásticamente el contacto con la radiación solar. Estas enfermedades que sufrían por la falta de sol y vitamina D afectan a los huesos y el crecimiento de los niños, manifestándose con huesos blandos y deformados, con arqueamiento en el crecimiento especialmente en las piernas, ya que sus huesos soportan el peso del cuerpo, o deformación de la pelvis en las mujeres, impidiéndoles así el parto por vía vaginal (quedando la opción de cesárea). El dolor óseo y su fragilidad, y la debilidad muscular y del estado general, son comunes en su avance, pudiendo comenzar en edades infantojuveniles (raquitismo) o adultas (osteomalacia).

En la década de 1820 el químico y médico polaco Jędrzej Śniadecki trataba a niños enfermos de la ciudad de Varsovia llevándolos al campo para que les diera el sol, ya que observó que los pequeños que vivían en la ciudad sufrían más raquitismo que los del campo, y pensó que probablemente la falta de luz solar en las calles de Varsovia podía estar afectándoles. Pero esta acción y suposición tan acertada no tuvo trascendencia para la comunidad científica, para la que era impensable que la falta de exposición a la radiación solar tuviese alguna relación con el raquitismo, el desarrollo y la salud ósea. Si en aquella época hubiese existido Twitter, probablemente Jędrzej hubiera sido el blanco de críticas hostiles y menosprecios; y, si hubiese existido Instagram, hubiera bastado una fotografía de los niños en el campo para hacer aparecer a los *heaters* sembrando el odio sistemáticamente. Por suerte, a Jędrzej lo dejaron tranquilo; simplemente no le hicieron ni caso en ese aspecto. Otros médicos, en cambio, no tuvieron la misma suerte en sus vidas por similares acciones acertadas.

Hacia el año 1900 se estimó que el 80 por ciento de los niños que vivían en las ciudades industrializadas del norte de Europa y de Estados Unidos sufrían raquitismo, y sólo después de 1921 la comunidad científica empezó a considerar la acción del sol tras demostrarse con rayos X las mejoras considerables en ocho niños con raquitismo, quienes fueron expuestos a la luz del sol en las terrazas del Hospital de Nueva York por decisión de dos médicos de la institución.

Paralelamente, en 1922 el profesor estadounidense y doctor en química Elmer Verner McCollum y sus colaboradores descubrieron una sustancia antirraquítica con la propiedad específica de regular el metabolismo de los huesos de las ratas de laboratorio (este investigador fue el primero que inició la investigación con la primera colonia de ratas, que realizó en el campo de la nutrición). La sustancia descubierta la consiguieron aislar del aceite de hígado de bacalao que la contenía, clasificándola como vitamina, de manera que, siguiendo la secuencia de las vitaminas ya descubiertas y por ser la cuarta, recibió la cuarta letra del abecedario. Es por ello que hoy la conocemos por vitamina D.

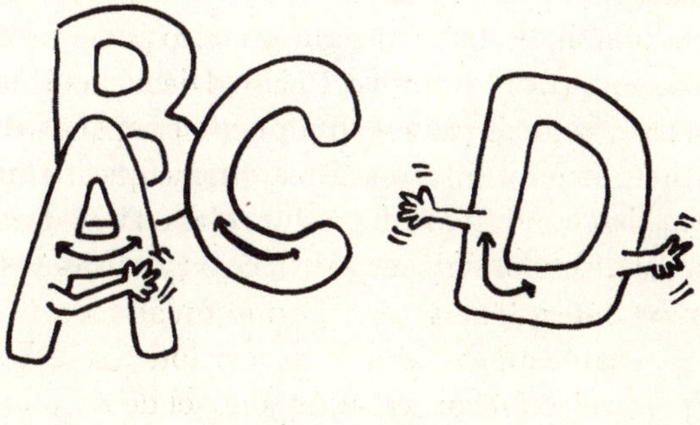

A finales de la década de 1920 se discutió sobre cuánta vitamina D ingerida sería la adecuada o la tóxica, y curiosamente cerca de un siglo después nos encontramos en la misma coyuntura. Por aquel entonces, el Gobierno estadounidense encargó realizar un estudio a la Facultad de Medicina de la Universidad de Illinois (Chicago), que duró nueve años, de seguimiento en perros y personas. Te expondré los resultados en un próximo capítulo, pero te adelanto que altas dosis de vitamina D resultaron estar lejos de la toxicidad aguda.

Durante muchos años la administración de aceite de hígado de bacalao fue la medida de prevención empleada para los niños, quienes hoy, ya mayores, aún recuerdan el desagradable sabor de la cucharada de aceite que les obligaban a tomar. Por su concentración en vitamina D, que ayudaba a la absorción del calcio de los alimentos, era una forma fácil que pretendía que los niños se desarrollasen sanos, erguidos y fuertes. Gracias al uso alimentario de este aceite se pudo prevenir y tratar la expansión del raquitismo y la osteomalacia en muchos casos, y todavía hoy es común encontrarlo en las cocinas de los países nórdicos y con climas septentrionales como un producto indispensable en la dieta diaria de niños y adultos.

Hoy sabemos que el origen del raquitismo y la osteomalacia no sólo está en una deficiente exposición al sol o falta de vitamina D por cualquier causa, sino también en una alimentación escasa en calcio o su falta por cualquier causa. Puede originarse como consecuencia de enfermedades o situaciones que afectan a la absorción intestinal como la celiaquía, la enfermedad inflamatoria intestinal o la extirpación quirúrgica de tramos concretos del tracto digestivo, también como consecuencia de una grave insuficiencia renal o de mutaciones genéticas que comprometen el metabolismo o el transporte de la vitamina D. Hoy en día, la osteomalacia y el raquitismo son desórdenes que pueden ser más difíciles de diagnosticar porque no se manifiestan de forma tan evidente como un siglo atrás, pero pueden estar en un estado leve más propio de la transición del siglo XX al XXI, como indican los reumatólogos en sus estudios.

NUESTROS TIEMPOS

El déficit de vitamina D es cada vez más común en los países soleados. La era industrial nos llevó a desarrollarnos permaneciendo en lugares sombríos, pero también nos dejó uno de los mejores inventos: la bicicleta. Ésta fue uno de los resultados más nombrados en una encuesta realizada para averiguar cuál había sido el avance tecnológico más influyente en la historia. Su uso se extendió a mujeres, hombres y niños; lo que originalmente era un juguete o capricho exclusivo para los hombres, finalmente se convirtió en la forma más democrática de transporte, llegando a declararse en 1896: «Pienso que la bicicleta ha hecho más para emancipar a la mujer que ninguna otra cosa en este mundo» (en una entrevista concedida por la sufragista Susan B. Anthony). La bicicleta permitió desplazarse largas distancias y salir de los barrios sombríos de las zonas urbanas. Con la llegada del coche y el transporte urbano (tranvía, tren, autobús, metro), la exposición al sol también se redujo en nuestros desplazamientos, y finalmente el uso del casco se hizo obligatorio para circular en motocicletas e incluso en bicicletas, recordando los densos turbantes persas que Herodoto mencionó en sus libros de historia en la Antigua Grecia.

Alejados de la naturaleza y organizados en núcleos urbanos, tuvimos que poner medidas preventivas de exposición al sol en las prisiones, hospitales y centros de internamiento, así como en las escuelas en todas las etapas educativas del menor, para exponer frecuentemente al sol a los diferentes grupos poblacionales críticos en salidas a patios descubiertos, terrazas, jardines y parques pensados para ello. Por contra, actualmente nos refugiamos del sol y nos protegemos de él como si fuese nuestro enemigo. Existen campañas de protección del sol en las escuelas, y niños y adultos son bombardeados por una información que promueve considerar el sol como una amenaza sin educar en cómo beneficiarnos de él y de su exposición.

Y es que tras la era industrial llegó la era de la información. Se impuso un estilo de vida de interior y tendente al sedentarismo. El ejercicio físico propuesto para romper el sedentarismo continuado se llevó a gimnasios, muchos de los cuales no contaban con terrazas de actividades al exterior, ni siquiera grandes ventanales para recibir luz natural; hoy todavía podemos ver pabellones y espacios deportivos en espacios sombríos, y es cada vez más común disponer de máquinas de ejercicio físico dentro del hogar o en sótanos. Los niños dejaron de jugar en las calles y pasaron a centros de actividades extraescolares de interior. Los cambios laborales y socioeconómicos nos llevaron a pasar mucho tiempo en las oficinas o en el interior de las casas, y al aumento de los turnos nocturnos. Todo esto nos sitúa en un escenario en el que el contacto con la naturaleza y el sol es ínfimo.

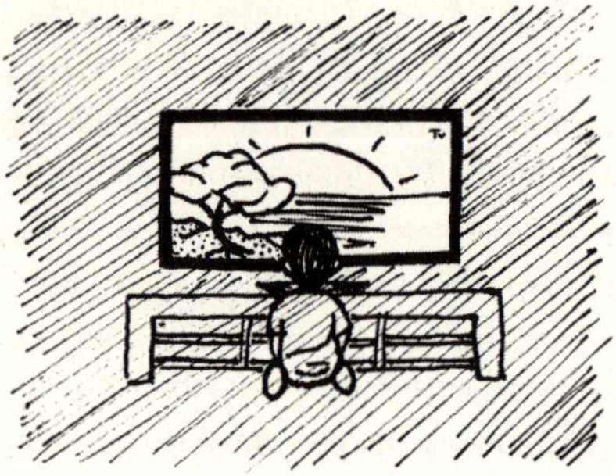

En un estudio publicado en España en 2016 se encontró que el tiempo del que disponían los niños para jugar en el exterior había descendido un 71 por ciento en tan sólo una generación, y se estimaba que pasaban un 90 por ciento del tiempo en espacios cerrados, según las encuestas realizadas. Pasaban tan poco tiempo al aire libre como los presos recluidos en las cárceles de máxima seguridad, así se mencionó en un titular impactante que salió en prensa. Por ello, familias de todo el mundo se unieron a la iniciativa del «Día de las clases al aire libre», reivindicando las ventajas de aprender y jugar al aire libre con el uso de elementos naturales (piedras, hojas, cañas, insectos, etc.).

Curiosidades: Lucentum, la ciudad de la luz

En mi ciudad, en el siglo XX surgió un fenómeno que generó interés en otras ciudades europeas. La ciudad de Alicante (llamada Lucentum en la era romana, que significa «Ciudad de la luz») se convirtió en pionera en la implantación de la primera escuela-jardín del país, un sistema pedagógico innovador y moderno que ocupó la actual plaza del Paseíto Ramiro entre 1913 y 1936, anteriormente un jardín esplendoroso donde los alumnos razonaron y construyeron aprendizajes al aire libre. Un lugar luminoso y privilegiado, entre la playa y las faldas del Castillo de Santa Bárbara, de origen árabe, donde se ubicaba el centro de la ciudad (hoy el centro histórico).

«La escuela será alegre, soleada, ventilada, pero la escuela de verdad será un jardín. La otra escuela servirá de refugio a los alumnos cuando las inclemencias del tiempo no les permitan estar a pleno aire. Allí, en el jardín, aprenderán viendo, razonando por cuenta propia mientras juegan [...]. El jardín será el laboratorio.» Así explicaba el proyecto el profesor Ricardo Villar tras viajar y conocer las escuelas más innovadoras de Europa, situadas entonces en Bélgica y Francia, y que por primera vez llegaría a España como un proyecto alternativo e innovador de la mano del historiador, jurista y pedagogo Rafael Altamira, a quien contagió su pasión por el proyecto.

Alicante es una ciudad luminosa de la costa mediterránea que, junto con su clima templado, propicia tal iniciativa. No obstante, otras ciudades españolas menos cálidas posteriormente organizaron escuelas al aire libre. La experiencia duró más de veinte años, y fue tan innovadora que incluso vinieron profesores de otros países de Europa para conocerla.

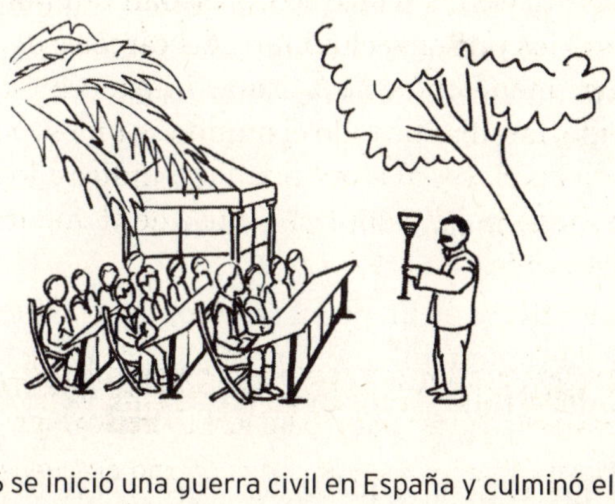

En 1936 se inició una guerra civil en España y culminó el jardín-escuela, del que sólo quedan algunos listados de los alumnos y unas pocas fotografías de archivo (en las que se puede apreciar los pupitres dispuestos en el jardín). Nada queda de aquel precioso jardín de olmos y álamos, palmeras y ficus, con caminos de tierra bordeados de parterres de flores, bancos y fuente. Se ha ido transformando y reduciendo con el paso del tiempo. En mi infancia había un discreto jardín, con palmeras y árboles centenarios, hoy completamente desaparecido y convertido en una plaza de menor dimensión que alberga la entrada a la actual biblioteca estatal, donde originalmente se ubicó el antiguo edificio de la escuela.

La exposición intensa al sol nos acelera el proceso de envejecimiento de la piel, y éste es el motivo por el que jóvenes y adultos lo rechazan cada vez más, incluso aunque se les informe de los beneficios en la salud que conlleva el contacto moderado con el sol (que, por si no lo sabías, están por encima de los riesgos). Posiblemente te desagrade la idea de tener prematuramente un aspecto envejecido, e incluso posiblemente nunca te consideres lo suficientemente mayor para que tu aspecto sí lo sea. El rechazo generalizado por la aparición de arrugas, manchas y un aspecto envejecido es tal que actualmente parece pesar más el miedo por los estragos del sol en la estética que en la salud. Y esto no pasa desapercibido para la industria cosmética, que nos ofrece nuevos productos que cubren nuestras inquietudes, de manera que hemos pasado de usar protectores solares para las estancias estivales en la playa a lociones hidratantes y maquillaje con protector solar de uso diario y en cualquier estación del año. También el fomento del miedo al cáncer de piel, en vez del fomento de hábitos saludables en contacto con el sol, suma y corona el amplio abanico de impedimentos para nuestra síntesis de vitamina D.

El uso del protector solar en la historia

Te invito a adentrarte en un pequeño trocito de historia paralela a la historia de la vitamina D que sin duda le ha repercutido negativamente: el desarrollo de los protectores solares como lociones cutáneas.

Ocurrió que, al tiempo que se descubrió el aceite de hígado de bacalao como concentrado de vitamina D y se empezó a administrar en humanos, comenzaron a desarrollarse los primeros protectores solares. Con la vitamina D concentrada en la dieta diaria parecía que quedaban cubiertas las necesidades en los países con menos sol, y con ello estaríamos protegidos de enfermedades como la osteomalacia y el raquitismo. En los países soleados, en cambio, empezaba a preocupar el exceso de sol y se buscaba protegerse de éste.

En 1933, en Alemania, apareció el primer agente fotoprotector a base de benzimidazol. Esta innovación permitió, dos años más tarde, que el 75 por ciento de las personas en las playas de Florida (Estados Unidos) usaran un preparado para evitar los efectos nocivos del sol.

En la década de 1980 se ampliaron los filtros solares, y con ello aparecieron los protectores de sol que filtraban ya no sólo la radiación ultravioleta UVB (necesaria para la síntesis de vitamina D), sino también las radiaciones UVA y UVB al 99 por ciento. Fue entonces cuando se popularizó el uso de filtros solares como medida de «protección», especialmente en los niños al acudir a las playas o piscinas.

La industria cosmética europea se convirtió en el líder mundial de los filtros de protección solar, participando activamente en la elaboración de la información que se da al consumidor. Llegada la década de 1990 transmitió el mensaje de la conveniencia de no sólo filtrar la radiación solar, sino también la de hidratar la piel. Desde entonces se extendió progresivamente hasta hoy el uso de filtros e hidratantes en todas las edades, para bañistas, para las largas horas en la playa, para deportistas al aire libre, para actividades de exposición al sol en sus horas de máxima incidencia con riesgos e incluso para cuando salimos de nuestros espacios sombríos a caminar a cualquier hora diurna. En definitiva, casi para vivir.

Hemos llegado a una extremada protección y celo por protegernos del sol, el mismo que nos permitió desarrollarnos con salud. Parece una incongruencia, ¿no crees? Muy probablemente conozcas a gente de la comunidad «sol-fóbica», pues están por todas partes y tú podrías ser uno de ellos, de los que piensan que exponerse al sol es ser un suicida por la vía lenta del cáncer de piel o un loco desaliñado que no cuida el aspecto de su piel. Pero los estudios apuntan a que quienes pasan gran parte del día en espacios de interior, como los edificios, tienen una mayor incidencia del cáncer de piel más mortífero que quienes lo pasan al aire libre expuestos al sol.

Ni el raquitismo ha sido erradicado, sufriendo un ligero aumento en los últimos años posiblemente por el menor tiempo de exposición al sol de los niños, ni la osteomalacia ha desaparecido en los adultos, sólo que hoy la escondemos bajo el diagnóstico de osteoporosis, tanto que incluso a los reumatólogos que se proponen diferenciar una de otra condición les resulta complicado en la práctica. En mi opinión, la osteomalacia o sus primeras fases es muy común y subyace en múltiples trastornos, sin ser tratada debidamente.

La nueva era de la vitamina D

A finales del siglo XX empiezan a producirse cambios en el conocimiento de la vitamina D. En la década de 1970 nadie dudaba de que esta vitamina era una molécula útil para los huesos que se podía obtener por los alimentos o la exposición al sol. Pero lo que no sabíamos es que debía activarse previamente en el hígado y los riñones a través de modificaciones en su estructura para que fuese útil. Fue entonces cuando un alumno de doctorado de la Facultad de Medicina de la Universidad de Wisconsin aisló e identificó las formas transformadas de la vitamina D, determinando la principal forma en circulación de la vitamina D tras su paso por el hígado y su forma activa tras su paso por los riñones. Para este alumno, llamado Michael F. Holick, y hoy convertido en doctor y profesor de Medicina, Fisiología y Biofísica de la Universidad de Boston, fue el comienzo de una vida dedicada al estudio de la vitamina D y sus aplicaciones prácticas (en la que no han faltado detractores). Para la mayoría de la comunidad médica su descubrimiento fue el final de la historia de la vitamina D; nada más podría averiguarse de ella, pues se consideraba que ya se sabía todo.

Entre los descubrimientos de cómo es la vitamina D, su bioquímica, fotobiología y metabolismo, el doctor Michael F. Holick nos dejó el hallazgo de los mecanismos para la síntesis de la vitamina D en la piel de los humanos, y también de las aves, los reptiles, los peces y las ballenas. Ha sido y sigue siendo un defensor de la exposición al sol inteligente, demostrando —a la vez que otros investigadores— que ésta tiene un vínculo no sólo con la salud ósea, sino también con la salud celular y de los órganos. La historia de la vitamina D parecía no sólo continuar, sino abrirse a un nuevo paradigma que trascendía los límites del metabolismo óseo. Pero como en todo cambio de era, se necesita un tiempo de adaptación (por eso estás leyendo este libro), que no sabemos cuánto durará ni cuántas personas quedarán fuera del alcance de los beneficios de unos niveles adecuados de vitamina D, si éstos no son tenidos en cuenta en la prevención, chequeos periódicos y tratamiento.

Como ya sabes, diversas enfermedades y desórdenes se han relacionado con bajos niveles de esta vitamina, pero el temor a su toxicidad —al ser una vitamina grasa que puede acumularse en el cuerpo— limitó la investigación al respecto. Por suerte, hemos recuperado la inquietud por valorar cuál es el nivel tóxico de la vitamina D, y así poder adecuar la investigación ante nuevas posibilidades terapéuticas. Durante años caló en la sociedad la teoría del potencial tóxico de la vitamina D y su fácil manifestación si se administra en dosis altamente concentradas, una teoría asumida y transmitida desde las altas instancias médicas que llegó a imponerse en los profesionales sanitarios como una premisa indiscutible. Y de aquella teoría tenemos la actual práctica clínica en vitamina D, escasa y confusa para la mayoría de los profesionales sanitarios que no investigan en el campo o que no reciben una formación avanzada y transparente al respecto, por lo que el planteamiento de la vitamina D llega a ser tratado como una amenaza.

Ha llegado el momento de que todos sepamos que la vitamina D por sí misma difícilmente es tóxica y que no se reduce a ejercer un papel en el metabolismo óseo, para el que además se quiso posicionar al calcio como la nueva estrella de portada. Nuestra protagonista, la vitamina D, tiene también efectos sobre la inmunidad innata y adquirida, la inflamación, el sistema cardiovascular, la expresión génica, el desarrollo y la función celular. Ése es el gran descubrimiento en la nueva era de la vitamina D, en la que te adentras con esta lectura para devolverle su reconocimiento. Relegarla a la función exclusiva del desarrollo óseo y musculoesquelético sería como recluirla en un espacio reducido que no le corresponde ya en el siglo XXI.

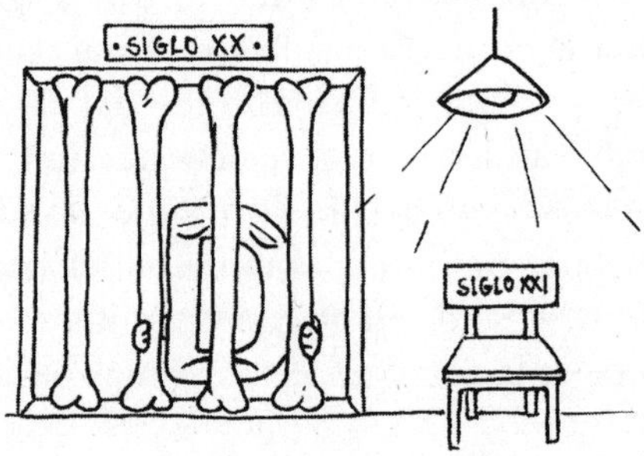

Sacarla de la sombra será nuestra aventura, pues si hay algo que le guste especialmente a la vitamina D es el sol.

¡Avancemos!

3

Dando vida a la vitamina D

EL ESTRECHO VÍNCULO ENTRE EL SOL Y LA VITAMINA D

Durante muchos años el sol ha dado vida a la vitamina D, permitiendo su nacimiento. No creas que la vitamina D es un ser vivo, ni siquiera es una célula; es una molécula grasa con acciones en nuestras biologías capaz de orquestar procesos biológicos o de mediar en situaciones que nos amenazan. En términos biológicos, el sol permite su producción o biosíntesis en diferentes organismos vivos.

Vitaminas D2 y D3

La vitamina D engloba los tipos D2 y D3. Y cada tipología nos informa de su procedencia, pudiendo ser de origen animal (D3) o vegetal (D2). Parece simple, ¿verdad?, pero hay que matizar que ese origen vegetal en realidad hace referencia a un origen que no es animal. No te líes, ahora te lo explico.

La vitamina D, que de forma natural producimos los humanos y animales por contacto directo con el sol (sin filtros como pueden ser ropas y cremas solares), se conoce como vitamina D3. Es la forma que nos corresponde por naturaleza. En cambio, los vegetales, hongos y levaduras producen vitamina D2, con excepción del liquen.

Todos tenemos en común la necesidad de radiación solar o ultravioleta para generar esta vitamina a partir de la transformación de una molécula precursora, si bien encontramos algunas diferencias:

- En el reino animal encontramos la vitamina D3 como producto de la transformación de una molécula de colesterol (7-deshidrocolesterol). De ahí el nombre que recibe la D3: colecalciferol. ¿Ves su similitud con la palabra colesterol?
- En el reino vegetal, y especialmente en el reino fungi y protozoo, encontramos la vitamina D2 como producto de la transformación de una molécula de esterol llamada ergosterol. De ahí el nombre que recibe la D2: ergocalciferol. Y, de nuevo, ¿ves su similitud con la palabra ergosterol? Los esteroles forman parte de las membranas celulares y cumplen la misma función que el colesterol realiza en las células animales, es decir, contribuye al mantenimiento de la fluidez de membrana, le aporta estabilidad, y establece interacciones con ciertas proteínas de membrana que pueden regular la actividad de éstas.
- Dentro del reino fungi encontramos la excepción de una especie de liquen llamada *Cladina* spp., que tiene la capacidad de producir la forma D3. Este liquen es más conocido como musgo de reno, porque es el alimento de invierno más importante para los renos y caribúes, y por lo general comprende del 60 al 70 por ciento de su dieta invernal. Los líquenes tienen buena capacidad de absorción de la radiación, y los animales pueden oler los líquenes a través de la nieve y patalear para alcanzarlos.

Aporte alimentario de vitamina D

Cuando ingerimos alimentos que contienen vitamina D, ya sea de origen vegetal, animal o ambos, estamos sumando vitamina D a través de la cadena alimentaria, además de la que obtenemos por el sol, mezclándose en nuestro organismo los tipos D2 y D3.

El aporte vitamínico desde la alimentación puede representar una décima parte de lo que nos aportaría el sol en el hemisferio norte si nos expusiésemos a él con frecuencia y en condiciones óptimas. Esto supone que, si obtuviésemos de media 10.000 UI/día por biosíntesis en contacto con el sol, necesitaríamos 1.000 UI/día de vitamina D alimentaria para representar una décima parte o un 10 por ciento. Para los meses de invierno en los territorios por encima de los 35° de latitud, en los que a duras penas es sintetizada la vitamina D por la piel, esas 1.000 UI alimentarias hacen de salvaguarda junto a las reservas séricas de vitamina D conseguidas por contacto con el sol durante los meses de otoño. Parece fácil, pero en el día a día ni consumimos 1.000 UI de vitamina D alimentaria ni obtenemos buenas reservas séricas de vitamina D en el otoño previo al invierno. Y más adelante veremos que tampoco lo estamos consiguiendo en primavera ni en verano.

Saber +: UI, unidad internacional

La UI es una unidad de medida de la cantidad de una sustancia con actividad biológica. Se usa para las vitaminas, hormonas, vacunas y algunas drogas o fármacos.

Cuando leemos cantidades de cientos o miles de UI, puede parecernos mucha cantidad, pero 1 UI equivale a tan sólo 0,025 mcg.

Equivalencias:

1 UI = 0,025 mcg

1 mcg = 40 UI

Nota: Los microgramos los podemos representar como mcg o µg.

Acercarnos a 1.000 UI de vitamina D alimentaria será posible siempre que consumamos a diario y en buenas cantidades alimentos con un contenido nutricional alto en vitamina D, algo que resulta complicado en los últimos años. Para que así sea, los animales, plantas y hongos que ingiramos han de haber vivido o pasado sus últimos meses o días —antes de convertirse en alimento— en contacto con el sol.

En los países idílicos para el pastoreo de las vacas, como Suiza, era habitual la estampa de vacas pastando en libertad durante largas horas del día. El trato y la alimentación de las vacas lecheras han sido siempre considerados importantes en la ganadería suiza, cuidándose al máximo la calidad de vida de estos animales. Tradicionalmente su alimentación consistía en pasto fresco de flores y hierbas de montañas y altiplanos, lo que daba lugar a una leche de calidad excelente, que a su vez se traducía en unos quesos de altísimo nivel, con texturas, sabores y matices únicos. En los últimos años el sistema de ganadería ha cambiado, y ha confinado a las vacas en recintos techados de incluso varios pisos, naves ganaderas que privan de libertad total o parcial a los animales, con un abaratamiento de los costes de producción. En una parte de Suiza se generaron revueltas vecinales, en las que se protestaba por la destrucción de la imagen tradicional de la Suiza rural y se defendía la calidad de su más preciado alimento, el lácteo. Los empresarios argumentaron que nada cambiaba para la vaca, puesto que en vez de dejar que ella vaya a por el pasto, el pasto se le facilita a ella, eligiendo un pasto de calidad convertido en forraje. Pero omitieron que el sol no se les puede llevar a las vacas que viven a la sombra, que se coarta el movimiento natural del animal, llevándolo al sedentarismo y reduciendo sus estímulos, y que el forraje no mantiene todas las propiedades del pasto fresco. Y tampoco dijeron que la leche de esas vacas ya no proporcionaría la cantidad de vitamina D a la que estábamos acostumbrados, y por tanto tampoco lo harían sus subproductos (quesos, yogures, etc.).

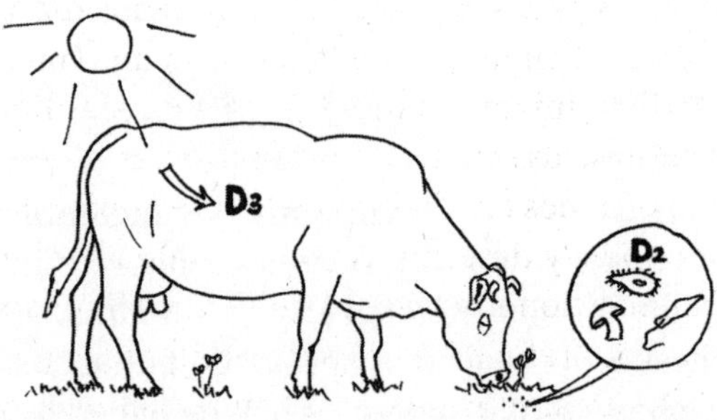

Esta situación de confinamiento de las vacas, en naves con espacios reducidos para el animal, se ha extendido por diversos países. Y en el norte de España también. Con suerte, algunas vacas tienen su tiempo de recreo reducido; no son largas horas al aire libre, pero es algo. Una alumna mía del curso «VitaminaDos –

Curso avanzado en vitamina D, salud y enfermedad» nos contó que ella había crecido rodeada de vacas en una aldea de Galicia, pero que esa imagen ya no existía. Su testimonio es un ejemplo del cambio del sistema de ganadería que en otras zonas de España nos cuesta imaginar, porque en la televisión seguimos viendo publicidad con imágenes idílicas de vacas en prados verdes.

Empobrecimiento alimentario en vitamina D

Según el Ministerio de Agricultura, Pesca y Alimentación de España, la leche entera de vaca sólo contiene 0,03 mcg (1,2 UI) de vitamina D por 100 ml, lo que equivale a 0,08 mcg (3 UI) por vaso de 250 ml. Este dato (compartido también por la Federación Nacional de Industrias Lácteas de España) se reduce más si desnatamos la leche parcial o totalmente, por lo que llega a ser inapreciable su contenido. Si comparamos una ración de leche (un vaso de 250 ml) con una ración de jurel (media pieza de 100 g) o una rodaja de salmón (de 100 g de peso), nos echaríamos las manos a la cabeza cada vez que escuchamos o leemos que la leche, junto con sus derivados, son una buena fuente de vitamina D, puesto que el jurel puede proporcionarnos alrededor de 650 UI y el salmón entre 300 y 650 UI, pero un vaso de leche entera ¡sólo 3 UI!

A pesar de estas alarmantes cifras, muchos dietistas y nutricionistas siguen afirmando que la leche es una buena fuente de vitamina D, de la misma manera que lo siguen diciendo de los huevos, las carnes, las setas o los champiñones, o de pescados, sin diferenciar los criados en libertad de los de las piscifactorías, cuya alimentación varía y determina el contenido en vitamina D. Las tablas de composición nutricional que manejan pueden estar desactualizadas y no reflejar el empobrecimiento generalizado que sufren los alimentos; representan a aquellos alimentos procedentes de formas tradicionales de ganadería y cultivo que no es lo habitual, o bien representan alimentos cuya composición ha sido trucada agregando vitamina D.

La modernidad —aunque en realidad deberíamos decir la economía— se impone sobre la salud. No me refiero sólo a tu salud, en la que te adentrarás cuando sigas avanzando en la lectura, sino también a la salud de los animales, que sufren las mismas consecuencias que los humanos por la privación del sol y por estados deficitarios de vitamina D sérica.

Por las ventajas para la salud del animal es por lo que algunos ganaderos han empezado a suplementar a sus vacas con 21.000 UI por vaca y día, que a la larga puede suponer un ahorro económico al invertir en prevención. En cambio otros, a quienes sólo les interesa el producto final para consumo del humano y el beneficio a corto plazo, agregan a la leche una pequeña cantidad de vitamina D, con una reducción significativa del coste (una práctica común en Estados Unidos). Pero ¿qué más podría hacerse para revertir el empobrecimiento en vitamina D de la leche? Pues se me ocurre que podrían ponerse lámparas de rayos UVB en las naves de ganado, al estilo de las camas bronceadoras de los humanos.

El uso de las lámparas de radiación ultravioleta ya es un hecho, pero no es necesario hacer pasar a las vacas por ellas. Cuando las levaduras son irradiadas con lámparas de rayos ultravioleta pueden producir grandes cantidades de D2, y de esta forma se puede conseguir un alimento rico en vitamina D para alimentar al ganado sin que salga de sus celdas. Las cantidades dependen de si ha recibido o no radiación, de los tiempos y de la intensidad de la radiación, bien sea por el sol o de forma industrial.

En España, al ser un país soleado (que no lo es dentro de una nave) no se considera necesaria la fortificación de alimentos con vitamina D.

Fuentes alimentarias de vitamina D2

En el reino vegetal encontramos muy poca vitamina D2, salvo que el vegetal esté recubierto por tierra con protozoos y hongos. Se dice que el aguacate es un fruto con vitamina D, pero ello depende de las fuentes consultadas, pues algunas lo afirman y otras lo niegan hasta el punto de considerar que su contenido en vitamina D2 es inexistente. Por el mero hecho de ser graso un fruto no ha de contener vitamina D, y si la contiene puede ocurrir que esté presente en cantidades ínfimas. Asociamos esta vitamina a las grasas porque es una vitamina de naturaleza grasa que llamamos liposoluble, pero no todos los alimentos grasos contienen el mismo tipo de vitaminas liposolubles, como tampoco contienen el mismo tipo de lípidos. La composición puede ser muy variada; por ejemplo, en algunos pescados destaca la vitamina D y en el aguacate la vitamina E, y ambas son vitaminas liposolubles.

El hecho de que la margarina o los cereales de desayuno envasados contengan vitamina D implica que se le ha añadido al alimento para enriquecerlo en nutrientes. (Los pongo como ejemplo por presuponerse de ellos ser fuentes vegetales de vitamina D.) No obstante, ni la margarina ni los cereales empaquetados de desayuno tipo Corn Flakes son alimentos reales ni la mejor opción para el desayuno, sino que son subproductos industriales que distan mucho de lo que la naturaleza provee como alimento, formando parte de ese grupo de comestibles procesados que deberías de consumir sólo ocasionalmente. ¡Cuidado!, ocasionalmente no es sólo para cada uno de los productos, sino para el conjunto de productos ultraprocesados que se venden en los estantes de los supermercados; y ocasionalmente tampoco es en cada ocasión del desayuno, o de la merienda, o del postre, o de entre horas, o de la visita nocturna a la nevera cada día. Si lo ocasional es en ti lo común y diario, estás muy lejos de cuidarte con respeto. Si quisieras romper con ello, puedes ayudarte de un técnico en dietética o de un nutricionista universitario graduado, quienes te ayudarán a cuidarte y a ganar en salud y bienestar. (Frena, frena. ¿Quién ha dicho que te pondrán una aburrida dieta de adelgazamiento? No, no, no. Cambia el chip.) Al respecto, también puedes obtener recursos e ideas en las redes sociales, a través de las comunidades que integran el movimiento *Realfooding*, promovido por el nutricionista español Carlos Ríos, o bien puedes ir a la promotora original, la estadounidense Nina Planck, quien escribió el libro *Real Food: What to Eat and Why* (2006) y otros posteriores en la misma línea de promoción de los alimentos tradicionales y la cocina de alimentos reales.

Cambiando a otro reino, nos encontramos con que los vegetales marinos sí contienen vitamina D2. Hablamos de las algas, las cuales no forman parte del reino vegetal propiamente, sino del reino protista.

Los hongos, además de las levaduras ya vistas, también contienen vitamina D2, y ambos forman parte del reino fungi. Para ser más exactos, «pueden contener» vitamina D2, pues ocurre como en los alimentos de origen animal, que dependerá de cómo se haya tratado previamente la fuente del alimento. En los hongos y setas será la exposición final al sol lo que condicionará su contenido en vitamina D2.

El secado al sol es uno de los métodos utilizados para deshidratar las setas en algunos países asiáticos. El análisis de la vitamina D2 llevado a cabo con treinta y cinco especies de setas secadas al sol y compradas en China reveló un elevado contenido en vitamina D2 en comparación con otras setas. En España, en un día de verano a medio día bajo el sol (sálvese quien pueda), exponer champiñones laminados durante quince minutos podría suponer un contenido de vitamina D superior a 20 mcg/100 g (800 UI). En otras estaciones el tiempo de exposición debería ser más largo para alcanzar esas cantidades de vitamina, y en invierno tendríamos que conformarnos con cantidades mucho más bajas. La estación importa, y la cantidad de superficie expuesta también. Los champiñones laminados expuestos al sol producirán mayor cantidad de vitamina D que los champiñones enteros, puesto que cuanta mayor sea el área de exposición, más vitamina se produce.

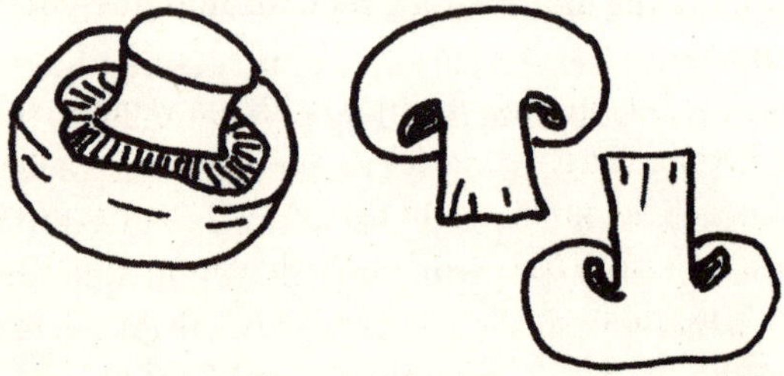

Recuerda que la radiación con lámparas ultravioleta contribuye, al igual que la radiación solar, a la producción de vitamina D. Las setas, que en vez de ser secadas al sol en su forma tradicional se irradian con lámparas, también producen vitamina D. Otra alternativa es el secado con aire seco, sin radiación, pero de esta forma el contenido en vitamina D es muy pobre.

Para los seres humanos y los animales, la superficie expuesta y el tiempo de exposición, según la estación o intensidad de radiación, también son condiciones en la síntesis de vitamina D, con la diferencia que ya conoces que en el reino animal producimos siempre D3, y no D2.

¿Ser vegetariano afecta a la vitamina D?

Según los estudios, la vitamina D3 eleva por más tiempo la concentración sérica que la D2 y presenta una mayor potencia biológica. Es por ello por lo que, a lo largo de este libro, pondremos la atención en la vitamina D3, pues también es la forma que considerar en los tratamientos clínicos.

Una persona vegana, que no consume ningún alimento o subproducto de origen animal, obtiene por la alimentación solamente vitamina D2, a menos que consuma liquen. No obstante, obtiene D3 igual que cualquier otra persona no vegana al exponerse al sol. La pregunta es... ¿se expone lo suficiente al sol?

Cuando medimos el nivel sérico, generalmente se hace con la suma de ambas formas que circulan por el torrente sanguíneo, y lo hacen en un estado avanzado de la vitamina: 25-(OH)-D2 y 25-(OH)-D3, que es una forma prehormonal que veremos en un próximo capítulo.

La vitamina D2, conocida como la forma vegetal, es la manera más económica para agregar a los alimentos empobrecidos o a los productos alimenticios para conferirles cierto interés nutricional. Es decir, es la vitamina más habitual con la que se fortifican o enriquecen los alimentos.

La lanolina y el liquen

¿De dónde procede la vitamina D3 que contienen los fármacos, nutracéuticos o complementos nutricionales? Mayoritariamente de la lanolina, que proviene de la oveja, y en menor medida del liquen, con el objetivo de conseguir un complemento nutricional apto para veganos; aunque también lo es para no veganos. (Te aseguro que no te va a crecer musgo en la piel ni puerros en las axilas por tomar la forma original del liquen.) Pero, para ambas formas, antes se ha necesitado del sol.

Hasta hace muy poco los preparados que contenían D3 del liquen eran extremadamente caros para la concentración ridícula que contenían de colecalciferol (me preocupa ver todavía estos productos en páginas y foros para veganos), pero en estos últimos años han aparecido marcas aptas para veganos que concentran la vitamina D3 en buenas cantidades por unidad de dosis a un precio que mejora incluso el de concentrados de D3 de lanolina, que hasta bien poco eran más económicos por ser lo más demandado a granel. Por ejemplo, te puedes encontrar vitamina D3 de liquen, concentrada en 5.000 o 10.000 UI por gota, en una muy buena relación cantidad-precio y con el conjunto del producto alimenticio de calidad. Algunas personas dudan de si la vitamina D3 del liquen es más floja y no resulta efectiva, pero lo cierto es que debería darnos igual de dónde provenga desde un punto de vista funcional, pues si es D3, es la misma molécula de colecalciferol venga de la lanolina, del liquen o de un toro. Eso sí, asegúrate de que lo que compras es cien por cien colecalciferol, y no sólo un reclamo de la etiqueta. Si tienes dudas o desconfías, ponte en contacto con el laboratorio y pide la información detallada, ya que algunos facilitan certificados del producto.

Pero volvamos a la forma más extendida de obtención de vitamina D3, la lanolina, una cera natural producida por las glándulas sebáceas de las ovejas y otros mamíferos. Las ovejas pasan mucho tiempo en el exterior y tienen una buena producción que queda en su cerumen, el cual constituye entre un 5 y 25 por ciento del peso total de la lana esquilada. Al contacto con el sol, gracias a la radiación UVB, transforma la molécula precursora de colesterol en vitamina D3, que se queda en su pelaje. Lo mismo pasa en los humanos, pero en nosotros la producción es intradérmica y permanece alojada bajo la piel. Por eso, si te duchas, no se te va la vitamina aunque te frotes, no te preocupes. Te lo comento porque hay personas que me lo han preguntado porque lo escucharon por ahí, y tú podrías también tener esa duda.

Del esquilado se aprovecha la lana, aunque ya no es rentable económicamente hablando, y la lanolina. Del procesamiento de la lanolina se aísla la vitamina D3 para usarla en fármacos y suplementos, y la cera se aprovecha también para otros usos y destinos. Por su lubricación y resultado sedoso, la cera de lanolina se encuentra en preparaciones tópicas como cremas médicas y de dermoestética, pulituras, anticorrosivos o tintas para impresión y papel.

¿Te has planteado alguna vez hasta dónde llega nuestro afán de consumo y explotación del medio que nos rodea? ¿Qué impacto tiene el uso de suplementos de vitamina D3 vengan del liquen o de las ovejas? Es un tema que cabría plantearse, investigar y analizar. Por ceñirme a mi profesión plantearé el dilema ético que se presenta al pautar vitamina D3 en pacientes veganos, pues es un tema que hemos de considerar respetando la elección ética (o religiosa o de cualquier índole) de nuestros pacientes.

Como dije anteriormente, hasta hace bien poco era difícil o imposible encontrar en España preparados de vitamina D3 del liquen que no fuesen extremadamente caros para ser útiles. Y, si los encontrabas, presentaban una concentración ridícula para tener algún impacto en la salud o para suponer algún beneficio para el paciente, que bien no puede tomar el sol, no lo puede hacer en horas servibles o tiene afecciones que requieren dosis altas de vitamina D. Es más, me parecía una tomadura de pelo de la que no quería participar. De forma que, en un ejercicio de transparencia, le explicaba al consumidor la procedencia de la vitamina D3 concentrada como nutracéutico, que se comercializaba original de la lanolina, y dejaba que tomase una decisión. Puede ser una difícil decisión, teniendo en cuenta que la lanolina es un producto animal, y por tanto es rechazado por veganos aunque no suponga sacrificio alguno para la oveja. Éste no es el caso de los vegetarianos que consumen productos animales si no son sacrificados (como el huevo o los lácteos).

Para reflexionar sobre el origen de lo que consumes y el dilema ético que a veces ello implica, te invito a leer el siguiente apartado de «Curiosidades». Creo que puede ser interesante, teniendo en cuenta que vivimos en sociedades que vamos restando valor a las humanidades y empobreciéndonos en un verdadero pensamiento crítico. Vivo en un país en el que no hace mucho se excluyó la asignatura de Filosofía o Ética como materia obligatoria de los planes de estudio de la etapa educativa obligatoria, de forma que un alumno puede concluir la educación obligatoria con dieciséis años sin haber cursado una sola materia de corte filosófico, que incluye la lógica y la ética. Recuerdo aquel día en que le pregunté a uno de mis primos, tras terminar la carrera de Filosofía que cursó al tiempo que trabajaba, qué sentía al culminarla. Me dijo que estaba muy contento y satisfecho, además de haberse dado cuenta de que todo ingeniero debería estudiar, si no la carrera universitaria de Filosofía, al menos algunas materias en este conocimiento a lo largo de su preparación universitaria. No te lo había dicho, ¿verdad? Mi primo, antes de cursar la carrera de Filosofía, era Ingeniero Superior Informático, y Doctor en Informática y Telecomunicaciones. Me gustó mucho su respuesta, a la vista está.

Curiosidades: La oveja Baarack

En el veganismo se rechaza cualquier producto que provenga de un animal, aunque no sea sacrificado. Sabemos que las ovejas no son sacrificadas para el aprovechamiento de la lanolina, pero ¿hasta qué punto hay un maltrato o sobreexplotación del animal? Quisiera poder responder con exactitud, pero estoy limitada en ello. Lo que haré es exponerte, a través de anécdotas, algunos datos para que juzgues por tu cuenta.

Si el ritmo de esquilado de la oveja respeta sus necesidades y las formas empleadas no amenazan su salud, además de respetar el bienestar animal, creo que la gran mayoría de la sociedad podríamos concluir que no hay maltrato animal ni práctica irrespetuosa o insostenible. Pero ¿es ésta la realidad? ¿Hay lanolina para ellas mismas y para todos los habitantes humanos de la tierra? Luego vendrán nuestros gatos y perros, para los que querremos agregar unas gotitas de vitamina D en su comida, y su uso irá en aumento.

De partida, el proceso de esquilado permite la higiene y prevención de enfermedades en la oveja. Se recomienda hacerlo al menos una vez al año, y la oveja Baarack es un ejemplo de lo que pasa de no hacerlo.

En marzo de 2021 pudimos ver en los medios de comunicación a una oveja independiente encontrada sin esquilar que pasaba por apuros, a la que llamaron Baarack. Las imágenes llegaron desde Australia. Baarack presentaba visibilidad reducida y dificultades de movimiento, con un voluminoso y pesado abrigo de vellón de nada más y nada menos que 35 kg. Según los medios que se hicieron eco, la oveja estaba en un estado lamentable e incluso enferma. Era de suponer que el exceso de peso le dificultaba el día a día y que el pelaje de delante de los ojos la llevaba a una incapacidad visual, propiciando accidentarse y limitando el defenderse. Tras valorarla y socorrerla, le hicieron un corte de pelo y pasó por cuidados. Pudimos ver la transformación del animal todo pelado y con un chaleco textil que cubría su piel. Cabe suponer que en poco tiempo se habituó a su nueva condición saludable.

El caso de Baarack sirve para plantearse qué pasaría si dejásemos de esquilar a las ovejas porque la lana ya no fuese rentable y además unos consumidores sensibles rechazasen la lanolina en cualquiera de sus subproductos, de manera que entre unas cosas y otras ya no hubiese nada de lo que sacar tajada al esquilar. En realidad, existen opciones intermedias, entre hacer o no hacer algo porque no es rentable económicamente o porque de ese modo es rechazado por la sociedad, pero nos gusta irnos a los extremos para apoyar nuestras posturas y mirar sólo en una dirección.

Al compartir el caso de Baarack en mi Facebook, mostrado por los medios de comunicación como un acto de socorro y saneamiento, una lectora protestó. Y me gustaría dar voz a sus argumentos: las ovejas acumulan kilos y kilos de pelo debido al resultado de haber estado los humanos cruzando ovejas durante muchos años, hasta encontrar aquellas que diesen la mayor cantidad de lana. Con los cruces de razas y genes se buscó «una oveja con la piel muy arrugada para que produjera más lana. Esta excesiva cantidad de arrugas provoca mayor sudoración en las ovejas y riesgo de contraer una infección en la piel por las larvas de mosca. Para combatir estas infecciones, se les infla a medicamentos o incluso se les mutila en vivo para evitar que las moscas pongan sus larvas y no perjudiquen el resto de la lana».

La lectora protestaba porque en estas prácticas de cruces no se tuvieron en cuenta los perjuicios para la salud del animal. Y digo yo, vale que no nos daba para más el coco o conciencia, y que el salvajismo está también en la condición humana, pero te planteo, querido lector, ¿qué hacemos ahora con esas ovejas hiperpeludas que generamos en su tiempo y de las que nos beneficiamos frente al frío durante mucho tiempo? Si ya no podemos cambiar el error del pasado, ¿sería conveniente abandonar el cuidado de las ovejas y dejarlas a su suerte? ¿Deberíamos abandonar cualquier práctica de explotación o de aprovechamiento de sustancias animales incluso aunque entrañe beneficios para ellos?, ¿realmente hay beneficios para ellos? Entre mutilar en vivo a las ovejas y abandonarlas o no cuidar de su higiene, ¿qué podríamos hacer?

Por favor, no caigas en la ingenuidad de creer que, cuando explotamos, aprovechamos lo que le sobra al animal. Bajo ese pensamiento simplista, sin una mirada más amplia, perpetuamos prácticas que, llevadas a humanos, equivaldrían a un hipotético caso como el que te expongo a continuación. Imagínate que, tras haberse encontrado que las heces humanas fuesen materia orgánica rica para el abono de las tierras, se buscase poner a defecar a todas horas a personas confinadas en naves. Para conseguirlo, antes se les ofrecería comer de todo, obligándolas a hincharse, con el beneficio de sacarlas de la hambruna y de vivir en la calle. Se las hincharía a comer un día tras otro, al tiempo que se les proporcionarían laxantes para no dejar de defecar, con el fin de comer y defecar, volver a comer y defecar más, una y otra vez sin pausa. Con un techo bajo el que refugiarse de la intemperie, pero sin poder dormir por los retortijones intestinales y el hedor del lugar. ¿Te lo imaginas?

¿Consideras que de esta forma expuesta habría algún problema en aprovechar las defecaciones humanas si son un producto de desecho que sobra, y si además con esta práctica damos de comer a personas hambrientas y sin techo?

Sin obviar que la explotación humana también existe, aunque algunos no la veamos, te pido disculpas por el desagradable ejemplo expuesto. Mi intención es invitarte a ampliar la mirada (un poquito más si cabe) y hacerte pensar para renovar la conciencia. ¿De qué sirve si no un libro? Para sólo informar ya tienes Google.

TIEMPO DE EXPOSICIÓN SOLAR

Somos una fábrica de vitamina D al contacto con el sol. Cuando tomamos el sol o nos exponemos a él, no «absorbemos» vitamina D, sino que la producimos. Lo de «absorber la vitamina D del sol» es una afirmación popular que escucho y leo muy a menudo. Sin embargo, el sol no nos manda vitamina D que absorbemos por la piel, sino que el sol nos irradia con rayos ultravioleta, y gracias a estos rayos en contacto directo sobre nuestra piel podemos fabricar vitamina D en la epidermis y la dermis. Del sol absorbemos los fotones, que son las partículas portadoras de la radiación solar. En cambio, la absorción de la vitamina D tiene lugar en el aparato digestivo cuando la obtenemos de forma oral, como es el caso de los alimentos.

La cantidad de vitamina D producida por la exposición al sol depende de la latitud en la que te encuentres, la estación del año, la hora del día, el color de tu piel y tu edad. Hay otros factores ambientales que también influyen, como el grado de polución atmosférica, la nubosidad, el uso de filtros y lociones llamadas protectores solares, así como los factores genéticos, por lo que tu origen podría condicionarte más allá de tu color de piel. Como ves, pueden darse muchas combinaciones que dan lugar a resultados diferentes, por ello cuando miramos los estudios en un intento de cuantificar cantidades de vitamina D por exposición solar, encontramos diferentes resultados entre unas personas y otras aun utilizando la misma técnica analítica.

Cuando sepas de un estudio que arroja resultados de cantidades de vitamina D producida al tomar el sol determinados minutos, pregúntate como mínimo ¿en qué país está hecho el estudio?, ¿en qué ciudad y latitud se produjo la exposición solar?, ¿qué color de piel tienen los participantes del estudio?, ¿usaron protectores solares?, ¿a qué horas del día se expusieron al sol?, ¿en qué mes del año lo hicieron y cuál es su equivalencia en mi ciudad? Por ejemplo, las últimas semanas de marzo en Honolulú (Hawái, Estados Unidos) equivalen en radiación solar al mes de julio en Alicante (Comunidad Valenciana, España), y el invierno hawaiano equivale a la primavera alicantina.

No podemos extrapolar los resultados de un estudio a toda la población humana, ni a cualquier geografía ni a cualquier momento del año. Es más, la mayoría de los estudios ni siquiera se basan en mediciones en humanos en condiciones reales, sino que usan técnicas de cálculo, computacionales o de laboratorio, que ni mucho menos representan las particularidades poblacionales o de etnias, ni siquiera las particularidades dinámicas del tejido humano, por lo que hoy en día están en tela de juicio. Por todo ello, quizá la forma más inteligente de acercarnos a una estimación «universal» válida para todos (en realidad, me refiero a este microtrocito de universo en la Tierra llamado población humana, pues no sabemos cómo funcionarán por ahí fuera los posibles vecinos extraterrestres) es considerar la dosis eritematógena mínima (DEM). Sin llegar al eritema o quemadura de piel, 1 DEM es la dosis mínima para enrojecer la piel de forma segura y estimular la síntesis de vitamina D permitiéndonos un buen nivel sérico.

De manera que, si te expones al sol en traje de baño occidental —ligera o ligero de ropa—, hasta el punto de que tu piel se vea levemente rosácea veinticuatro horas después, se estima el equivalente a obtener una dosis oral entre 10.000 y 20.000 UI de vitamina D. Cuanta más superficie de piel expongas, más cantidad de vitamina D obtendrás, incluso se podría llegar a 25.000 o 30.000 UI. Ten en cuenta que no es lo mismo en adultos que en niños; piensa que la superficie corporal de una persona adulta generalmente es mayor que la de un niño.

Si te pasas de tiempo de exposición o si la radiación es muy intensa, además de quemar y estropear tu piel, generas un efecto contrario en la obtención de vitamina D deteriorándose el mecanismo de síntesis, al menos por ese día. No por exponerte muchísimo tiempo, por ejemplo, cuatro horas con una piel clara o dos horas en el momento central del día, y sin protección solar, vas a producir más vitamina D. Todo lo contrario. Llegará un momento en que tu piel dejará de producir, e incluso comenzará a degradarse parte de la vitamina D que previamente ha sintetizado tu piel. Además, cuanto más tiempo de exposición sin protección, más se pigmenta la piel (si no se quema), y ese bronceado limita la síntesis de vitamina D. Esto pasa porque la piel antepone una medida de protección contra la quemadura solar y el daño de las estructuras del tejido, ya que el mensaje que recibe del ambiente es que las condiciones solares son una amenaza.

Para conseguir el grado 1 DEM unas personas necesitarán más tiempo de exposición que otras. Las personas de piel oscura necesitarán mucho más tiempo que las personas de piel clara. Debes prestar atención a las sensaciones de la piel previas al eritema (molestias, tirantez, picor, enrojecimiento, inflamación, etc.), que te advertirán del riesgo.

Incluso en una misma persona, el tiempo necesario para obtener 1 DEM variará dependiendo de la ubicación geográfica en la que se encuentre, de si es invierno o verano, de la hora del día en la que inicia la exposición y del tiempo que esté, o del grado de bronceado alcanzado en el que se encuentre.

Pongamos el caso de un mismo lugar, una misma franja horaria y la misma estación de verano para dos personas con distinto fenotipo o color de piel, en una latitud por encima de los 35° norte, como es el caso de España. Una de esas personas eres tú. Si tienes la piel oscura, puedes necesitar cuatro horas o más para conseguir la DEM, mientras que si eres de piel blanca puedes necesitar tan sólo diez o veinte minutos en verano. Parto de la condición de que ambas os exponéis al natural, sin protección solar que haga de capa y dificulte la absorción de la radiación solar.

Siendo moderados, dejando que la piel descanse tras la exposición a 1 DEM (de la que obtenemos una equivalencia cercana a las 20.000 UI) en días alternos, podemos obtener un promedio de 10.000 UI diarias. Cantidades orales de entre 10.000 y 20.000 UI/día de vitamina D podemos considerarlas dosis fisiológicas para la mayoría de las personas adultas, pues son cantidades equivalentes a lo que podemos producir de forma natural sin intoxicarnos por ello, y ni mucho menos nos mata si la exposición ha sido en condiciones óptimas y saludables. Quizá te preguntes por qué entonces se mantienen hoy por hoy recomendaciones de ingesta de 600-800 UI/día para los adultos, si sabemos que las sociedades modernas no estamos obteniendo vitamina D por acción del sol y que, por tanto, debemos obtenerla de forma oral si no nos es posible una práctica regular de exposición solar (a veces ni aun queriendo). Por ahora lo vamos a dejar como un misterio sin resolver, pero te aseguro que próximamente retomaremos esta cuestión y la resolveremos.

Terminamos este capítulo con el avance de que la pandemia de hipovitaminosis D que vivimos nos muestra que estamos fallando también en las recomendaciones que se dan sobre vitamina D, perpetuando lo inservible y caduco. Cuando analicemos la toxicidad que se le atribuye a la vitamina D, nos adentraremos más en el tema. Ahora es el momento de conocer exactamente quién es la vitamina D, a qué se dedica y cómo lo hace. ¿Y si no es una?, ¿y si son muchas conformando un clan? Sigue conmigo, que lo averiguamos.

4

El clan de la vitamina D

Cuántas veces he oído al divulgar, al atender a pacientes o al formar a estudiantes y profesionales eso de «ahora descubro que hay diferentes formas de vitamina D, y no entiendo cómo nadie me lo había dicho antes». Pues éste es el momento de saber más, de conocer cuáles son las distintas formas de vitamina D al metabolizarse, las clásicas y las nuevas conocidas. Esto supone dar un gran paso, pues si no te hablaron de las formas clásicas, imagino que menos sabrás de las nuevas.

También he escuchado muchas veces eso de «no sabía que la vitamina D hiciese tantas cosas; sabía su relación con los huesos, pero nada más». Éste también es el momento de conocer las acciones de la vitamina D, que también las hay clásicas y nuevas conocidas.

He de avisarte que este capítulo en el que nos adentramos es algo técnico, pero que no cunda el pánico, porque te ayudaré a comprenderlo con metáforas e historias animadas de la vitamina D que nos seguirán acompañando en más capítulos, y confío en que lo comprenderás poniendo de tu parte la atención necesaria. Fruto de ello tendrás a tu alcance una información muy valiosa para tu beneficio.

A lo largo de este capítulo también conocerás en qué consiste el preparado farmacológico de calcidiol —comercializado como Hidroferol en España y que de forma masiva se está pautando en la sanidad cuando se tiene el estado sérico de la vitamina D bajo—, sus beneficios y sus perjuicios. Y muchas cosas más. El acceso a este conocimiento te permitirá beneficiarte del verdadero potencial de la vitamina D para que definitivamente tomes el control en tu salud.

CARRERA DE RELEVOS

Conformando el clan

Como tú ya sabes, tenemos dos formas nativas de vitamina D, la D2 y la D3, según la forma en la que nacen en el reino animal, vegetal o fúngico, pero a lo largo de sus vidas sufren transformaciones que modifican sus características originales por otras necesarias en nuestro organismo para avanzar en rutas biológicas a nuestro favor. Estas formas de vitamina D resultantes de transformaciones se denominan metabolitos de la vitamina D.

En muchas ocasiones, cuando se habla de la vitamina D, no se hace distinción entre la forma original o nativa y la de sus metabolitos, sino que todo se engloba bajo el paraguas de «la vitamina D». Es como hablar de un clan, dando por hecho que cualquiera de los descendientes actuará bajo la autoridad del líder (patriarca o matriarca) de dicho clan, ya que cada clan tiene unas normas de conducta cerradas a su círculo.

Las transformaciones que sufre la vitamina D al ser metabolizada son las mismas tanto si proviene de la forma D2 como de la D3. No obstante, ya sabes que nos centraremos en la D3 por su mayor potencial biológico en los seres humanos y por ser nuestra forma natural de obtención a través del sol.

Recuerda que, antes incluso de originarse la vitamina D en cualquier organismo por acción del sol, se producen unas transformaciones desde otras sustancias llamadas precursoras de la vitamina D. Para el caso de los humanos, la precursora es una molécula de colesterol que, por acción de la radiación solar, se convierte en vitamina D3, y aquí comienza un nuevo ciclo conformándose su clan. Es decir, el clan de la vitamina D se inicia con la vitamina nativa D3, y sus precursores se quedan fuera.

La D3 es la matriarca, y a partir de ella se originan sus metabolitos, todos ellos integrantes del clan. Veamos los más conocidos:

- D3: colecalciferol, aunque entre nosotros prefiere que se le llame por su diminutivo, D3.
- 25-(OH)-D3: calcidiol o 25-hidroxicolecalciferol, pero para los amigos es 25D.
- 1,25-(OH)2-D3: calcitriol o 1,25-dihidroxicolecalciferol; 1,25D para los amigos.

Para situarte mejor, en la tabla 1 te dejo sus nombres de forma genérica sin diferenciar la procedencia animal, vegetal o fúngica. Recuerda que esto lo sabrás si a la letra D le sigue el número 2 o 3 (D2 o D3).

Tabla 1. Denominación de las diferentes formas de la vitamina D

PRESENTACIÓN DE LA VITAMINA	DIFERENTES FORMAS DE DENOMINACIÓN			ABREVIACIÓN PARA ESTE LIBRO
Forma inicial o nativa	vitamina D	D	colecalciferol (D3) ergocalciferol (D2)	D
Forma intermedia	25-hidroxivitamina D	25-(OH)-D	calcidiol	25D
Forma activa	1,25-dihidroxivitamina D	1,25-(OH)2-D	calcitriol	1,25D

Juegos deportivos de relevos

Todos los integrantes del clan vistos hasta ahora actúan en carreras de relevos, como en unos juegos deportivos. La carrera se inicia con la D, que le pasa el relevo a la 25D, y ésta a la 1,25D. En el dibujo te muestro la secuencia de relevos.

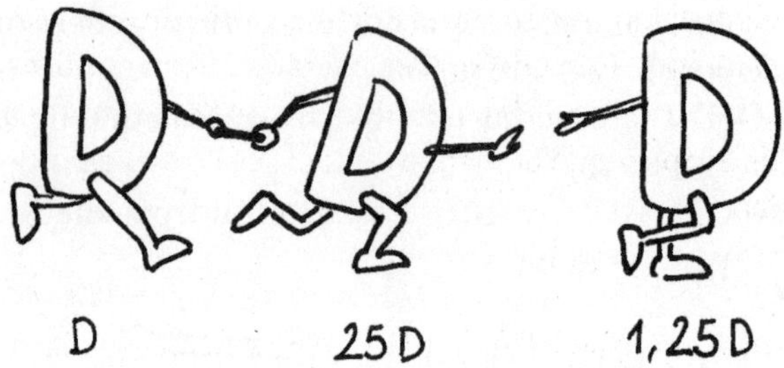

Cada relevo es una transformación que sufre la vitamina D. Es necesario que sea así para ir cambiando su naturaleza hasta convertirse en su forma hormonal, o forma más activa, capaz de actuar en diversos tejidos de nuestro organismo. Una vez se llega a la meta, nos beneficiamos de sus acciones biológicas:

- La acción clásica de intervenir en el metabolismo del calcio y el fósforo para el desarrollo y la salud ósea. Tristemente, ésta era la única acción reconocida hasta hace relativamente pocos años.
- Las acciones no clásicas, que permiten la regulación y el equilibrio intestinal (homeostasis de la microbiota, defensa antiinfecciosa, detoxificación, función barrera, regulación de la inflamación intestinal), de la piel (reparación de heridas, diferenciación de queratinocitos, protección frente al melanoma), del páncreas y otros tejidos (sensibilidad a la insulina, secreción de insulina, absorción de glucosa), del tejido adiposo (modulación de la lipogénesis y lipólisis), del sistema nervioso central (desarrollo y neuroprotección, remielinización), del sistema cardiovascular (acción antihipertensiva, protección del endotelio vascular), del sistema musculoesquelético (desarrollo, reparación, obtención de energía, envejecimiento saludable), del sistema reproductivo (salud sexual y reproductiva, protección en el embarazo de complicaciones durante la gestación, reducción de riesgos en el bebé), del sistema inmunitario (respuestas innata y adaptativa, acciones antiinflamatoria y antimicrobiana, protección contra el cáncer, etc.) y modulación de la expresión génica.

Esta separación que te muestro de las acciones en dos grupos no es mía, sino que es como se da a conocer en la actualidad al hablarse de los nuevos hallazgos. A pesar de que el segundo grupo es mucho más amplio que el primero, es el más desconocido por no ser el clásico.

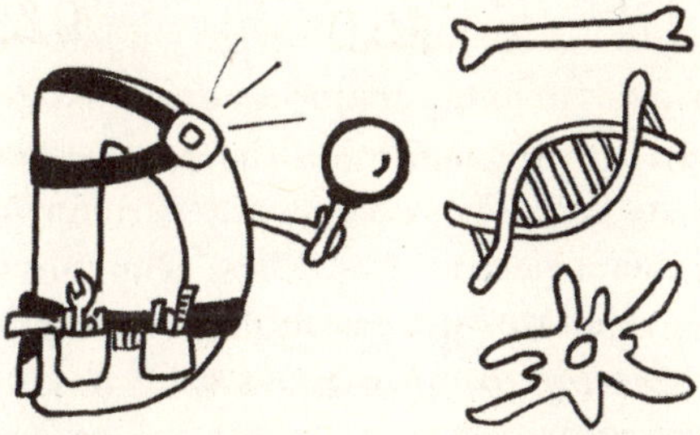

Si hablamos de clásico es porque se ha encontrado algo nuevo que relega lo consabido a un conocimiento anterior. Lo clásico da paso a un nuevo conocimiento que lo complementa, pero que generalmente es menos notorio por su corta edad. Somos más tradicionales de lo que creemos y damos larga vida a lo clásico para nuestro confort, aunque también puede ocurrir que consideremos lo nuevo como una moda de la que no queramos participar, como un globo inflado que esperamos que caiga al suelo por pérdida de aire, o que esperamos que algo lo haga explotar rápidamente.

En el caso de la vitamina D llevamos años adentrándonos en una era no clásica con peso en el saber, y esto empieza a incomodar cada vez más a quienes quisieran ver el globo en el suelo. El desconocimiento de lo no clásico suele llevarnos a sentirnos incompletos a quienes deberíamos de conocerlo, bien porque directa o indirectamente forma parte de nuestro campo profesional. Creo firmemente que, fruto de la inseguridad que produce la falta de actualización, se malemplean afirmaciones del tipo «no hay evidencia» como una sentencia cargada de saber, aunque detrás de las palabras pueda haber un gran vacío de conocimiento y análisis. Puede que incluso hayamos dejado la sentencia en manos de otros, que dicen haber analizado la materia al elaborar una guía, escribir un artículo de opinión o emitir un juicio o consenso; nos fiamos de su criterio porque nos es cómodo confiar antes que ponernos a estudiar los artículos científicos, porque la vida no nos da para más, porque ya le dedicamos mucho tiempo cuando tocaba titularse o por una mezcla de ambos motivos.

Al respecto de la evidencia existente pero desconocida, la doctora en Medicina Sari Arponen, en su libro *¡Es la microbiota, idiota!*, cuya lectura te recomiendo si te gusta cuidarte y estar al día en salud preventiva (si no lo has leído ya), dice: «No todas las personas conocen aún la evidencia científica sobre la microbiota y el eje intestino-cerebro. Es posible incluso que afirmen, ufanos, que "no hay evidencia". Sería para contestarles: "Que tú sepas"». Cambia «microbiota y el eje intestino-cerebro» por «vitamina D e infecciones del tracto respiratorio», «vitamina D y microbiota» o «vitamina D y cáncer colorrectal», u otras tantas relaciones, y valdría igualmente.

Todos tenemos lagunas de conocimiento en nuestro propio campo, y yo me pregunto si no sería más sensato, a la par que valiente, admitir que no lo sabemos todo y que alguien puede preguntarnos por algo que desconocemos. Creo que esto generaría menos frustración en los pacientes. La frustración, la distancia emocional y la comunicativa, la desconfianza y el hastío tras la atención médica son componentes que restan bienestar y, por tanto, salud. La salud no es sólo la ausencia de enfermedad, y en ello incide la Organización Mundial de la Salud al mantener su firme compromiso como principio establecido en su constitución.

En el campo de la salud, ¿de qué sirve el conocimiento (parcial, porque nadie tiene el total) en la atención sanitaria sin humildad y actitud empática? Te podría contar muchas anécdotas de mis pacientes en sus visitas médicas, aunque es bastante probable que tú ya tengas alguna que otra propia fruto de tu experiencia personal. Desde mi admiración hacia la doctora Sari Arponen y su persona, cito un nuevo extracto de su libro como ejemplo de acto de humildad: «Para mí, como médico, es muy liberador reconocer mi ignorancia y los enormes límites de mis conocimientos. Esto no siempre está bien visto y el ego quizá proteste, pero es la única forma de seguir aprendiendo».

Entre lo conocido asentado y el conocimiento «in-consciente-mente» desconocido, volvamos a ser espectadores de los juegos deportivos en los que participa la vitamina D hasta llegar a la meta. Recuerda que cuando tú y yo obtenemos vitamina D, lo hacemos en su forma original (D3), y a partir de ella se inicia en nuestro organismo una carrera de relevos.

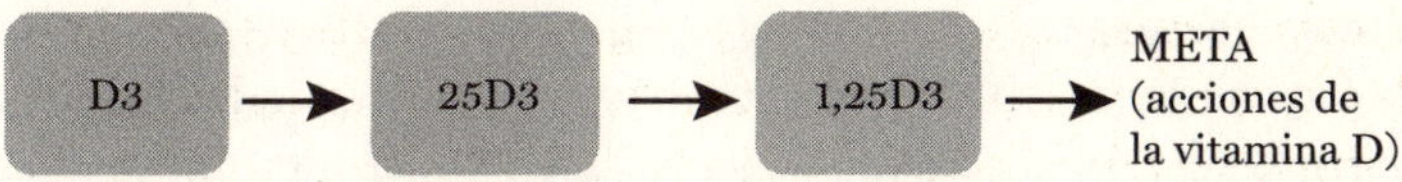

Figura 1. Ruta clásica de las secuencias de conversión de la vitamina D.

Esta carrera de dos relevos es la ruta clásica del metabolismo de la vitamina D. ¡Otra vez estamos con lo de clásico! Pues sí, y ya sabes que es porque hay algo nuevo que contar, o no tan nuevo pero con menos recorrido y menos popularidad. Así que te propongo que prestes atención a nuevos conceptos importantes. Y no es que quiera que termines este libro capacitándote en metabolismo para tener una conversación resabiada con tus amigos o tu entorno sobre la vitamina D, aunque cuidado, porque te puede pasar. Recientemente, dos exalumnas del «VitaminaDos - Curso avanzado en vitamina D, salud y enfermedad», una nutricionista y una fisioterapeuta, me comentaban con risas que creen que en su entorno empiezan a estar hasta el moño de oírlas hablar de la vitamina D. Es lo que tiene conocerla, uno se enamora y ya no puede dejar de hablar de ella. Tampoco pretendo que discutas con tu médico o farmacéutico, o con tus compañeros sanitarios, que sus esfuerzos les supuso adquirir sus conocimientos para que ahora llegues tú y les digas que son de otra manera. Lo que deseo es que comprendas la importancia de la vitamina D en su forma original (D3) y que no te creas todo lo que se dice de otras formas farmacológicas para justificar su uso de forma indiscriminada y casi impuesta. Si hablamos de tu salud, se trata de tu capacidad de decisión desde el conocimiento fundado.

Hasta hace poco se creía que las tres formas mencionadas de vitamina D (D, 25D y 1,25D) eran sus principales formas desde un punto de vista de utilidad o funcionalidad. Se fueron descubriendo otras formas, pero no se conocía qué papel jugaban. Si esas otras formas no participaban de la conocida carrera de relevos hasta la meta, ¿qué es lo que hacían?, ¿para qué servían?, ¿qué sentido tenían? Cuestiones como éstas se plantearon por aquel entonces al dar con ellas.

Hoy sabemos que existe más de una ruta metabólica de la vitamina D en la que participan nuevos metabolitos o nuevas formas útiles de vitamina D transformada (que en realidad no son nuevas, sino diferentes a las clásicas conocidas). Dicho de otro modo, hay más de un tipo de carrera de relevos en las que participan atletas diferentes, los archiconocidos con los dorsales D, 25D y 1,25D, otros menos populares o hasta hace poco desconocidos con los dorsales 20D (la 20-hidroxivitamina D) —quédate con éste, pues vamos a mencionarlo mucho en adelante—, 22D (la 22-hidroxivitamina D), 20,23D (la 20,23-dihidroxivitamina D), 20,22D (la 20,22-dihidroxivitamina D y la 20,22-trihidroxivitamina D), y otros que no estaban por estar cuando hacíamos inspección en nuestro organismo y nos los encontrábamos por allí. Todas estas rutas o carreras, con variedad de dorsales, tienen en común que la portadora del dorsal D es la molécula que inicia cada una de esas carreras y pasa el relevo sucesivamente hasta llegar a las metas que entrañan beneficios para nuestro organismo.

El descubrimiento de estas nuevas rutas con bioactividad rompe el dogma de que la vitamina D se activa únicamente a través de la secuencia D > 25D > 1,25D, y así nos encontramos con secuencias como D > 20D > 20,23D > 17,20,23D.

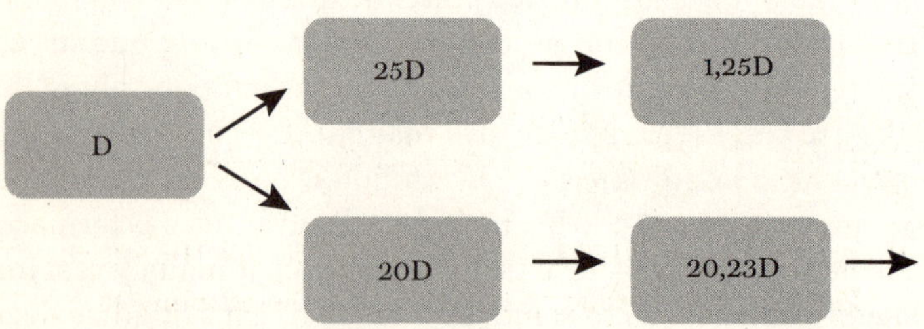

Figura 2. Diferentes rutas bioactivas de la vitamina D.

De manera que el clan de la vitamina D es más amplio de lo que creíamos y se corren varias carreras, no una sola, siempre y cuando dejemos la acción inicial en la D. Repito e insisto por su importancia: «siempre y cuando dejemos la acción inicial en la D». ¿Por qué soy tan insistente? Pues porque has de saber que cuando administramos el fármaco conocido en España como Hidroferol, basado en la 25D, estamos interfiriendo en la diversidad de carreras de relevos, impidiendo que se lleven a cabo otras rutas metabólicas alternativas a la clásica que también entrañan beneficios, forzando un único tipo de carrera y limitando el potencial de la vitamina D.

«Tome Hidroferol después de protegerse del sol», nos dicen

A pesar del protagonismo y la necesidad de la D3 para conseguir los beneficios del clan de la vitamina D, hoy muchos médicos deciden que no van a dejar participar a la D3 en los juegos de carrera de relevos. Somos modernos y nos gusta lo inmediato, siempre tenemos prisa, por lo que es mejor acortar el tiempo de carrera, ya que no estamos para perder el tiempo como espectadores ¿verdad? Cuando nuestras carreras de relevos se quedan sin atletas y la meta está vacía —como ocurre en una pandemia de hipovitaminosis D—, los médicos deciden volver a ponerlas en marcha ahorrándonos un relevo y dejando que sea la 25D la que comience la carrera. «¡Fantástico!», dijo la comunidad médica a la industria farmacéutica cuando esta última le enseñó que podía ser así, que se podían cambiar las reglas del juego y que ya no se necesitaría la D3 porque ellos habían conseguido fabricar la forma 25D3 para ser administrada.

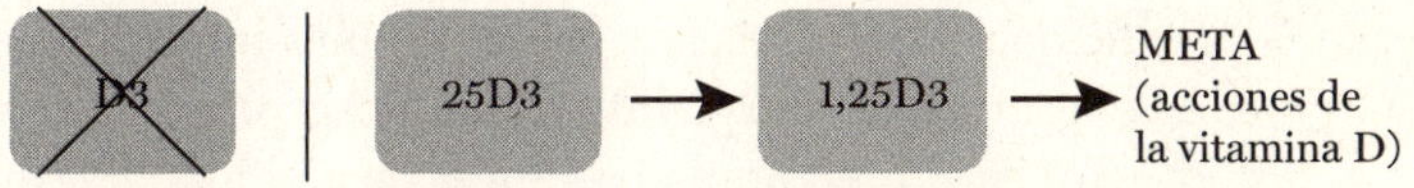

Figura 3. Ruta tras la administración de calcidiol/Hidroferol. La secuencia se reduce prescindiendo de la vitamina D3.

Vale, acortamos una carrera con el uso de Hidroferol, pero ¿qué pasa con el resto de carreras? No se juegan, fin. Puedes pensar que si no se juegan es porque alguien (que hasta ahora no fuiste tú) decidió prescindir de ellas para cuando no haya atletas suficientes o que ya no son tan necesarias correrlas. Pues nada más lejos de la realidad, lo que ocurre es que lo que no se conoce no se echa en falta.

Tabla 2. Nombres comerciales del calcidiol (25D3) según el país de comercialización

NOMBRE COMERCIAL	PAÍSES DE VENTA
Hidroferol	España, Perú, Paraguay, Chile, Marruecos
Dedrogyl	Portugal, Francia, Bélgica, Luxemburgo, Alemania, Italia, Grecia, Túnez, Marruecos
De Kai	China
Kalcyfediol	Polonia

Para valorar qué perdemos cuando nos administramos el fármaco Hidroferol, en vez de la forma nativa de la vitamina D, hay que conocer un poco más sobre otras formas del clan de la vitamina D, como el metabolito 20D.

La 20D por sí sola es biológicamente activa, ha mostrado junto a otros metabolitos nuevas rutas que actúan con propiedades antiinflamatorias, antiproliferativas, anticancerígenas y prodiferenciación, y es la forma más activa en la placenta durante el proceso de gestación.

Voy a contarte lo que hasta la fecha se sabe de la forma 20-hidroxivitamina D:

- Es producida en las células de la piel, células inmunitarias, corteza suprarrenal, cuerpo lúteo, folículos y placenta.
- Protege contra el melanoma, el cáncer de piel maligno más mortífero.
- Participa en procesos de apoptosis o muerte celular programada para aquellas células cancerígenas fuera de control.
- Participa en la regulación circadiana de la expresión génica y de nuestro ritmo biológico.
- Regula la proliferación de células B inmunitarias, que nos defienden contra virus, bacterias u otros patógenos.

- Inhibe la proliferación de sustancias inflamatorias, como la interleucina (IL) 17, aliviando o protegiendo de enfermedades autoinmunes.
- Tiene una concentración en sangre entre veinte y treinta veces menor que la 25D, pero es más potente que ésta. Es capaz de llegar a la meta de la carrera de relevos con beneficios y sin perjuicios que se conozcan.
- No conlleva riesgos de toxicidad porque no eleva los niveles de calcio, por lo que conseguimos efectos biológicos no calcémicos (a diferencia de la ruta clásica D > 25D > 1,25D).
- Se puede obtener de la forma original D, pero no de la 25D (Hidroferol).

Por todos estos beneficios es por lo que incidí que en nuestro organismo se juegan varias carreras de relevos «siempre y cuando dejemos la acción inicial en la D». A partir de ahora, tú decides qué quieres que ocurra en tu cuerpo respecto a la vitamina D.

Veamos un ejemplo de protección con la 20D: la fotoprotección. Sabemos que la radiación solar puede dañar las células de nuestra piel, pero paradójicamente su acción sobre la piel para la síntesis de vitamina D también nos protege contra el daño. Sabíamos que la 1,25D tiene un efecto protector, y a este conocimiento se añadió que la acción de la 20D tiene efectos similares a los de la 1,25D ¡con una potencia comparable y con sólo un relevo! Eso sí que es eficiencia, ya que, como puedes ver en la figura 1, para llegar a la 1,25D se necesitan dos relevos. La protección se basa en lograr la activación de la respuesta antioxidante frente al daño oxidativo y la capacitación de la reparación del ADN dañado por la radiación. ¡Nada menos!

¿No te parece extraño que para la fotoprotección nos aconsejen que nos expongamos al sol lo mínimo posible o con lociones con filtros de radiación de pantalla total? Justamente esa medida nos priva de vitamina D3 y sus consiguientes metabolitos de acción fotoprotectora, como la 20D o la 1,25D. A su vez nos priva de más beneficios en la salud, ya que si no hay atletas, no hay carreras hacia la meta que den lugar a sus múltiples acciones. Es entonces cuando entramos en hipovitaminosis, por insuficiencia o deficiencia de vitamina D. Si se te detecta esta situación en un análisis y tu médico lo quiere tratar reponiendo la vitamina D que te falta, es muy probable que te prescriba Hidroferol, pues es una tendencia en aumento. Si te paras a observar, el mensaje indirecto que nos llega con ello es el siguiente: «Tome Hidroferol después de protegerse del sol» o «Protéjase del sol y luego tome Hidroferol».

Además de existir el fármaco a base de 25D/calcidiol (Hidroferol), hay otros preparados farmacológicos a base de 1,25D/calcitriol. Estos últimos no es conveniente emplearlos salvo fallo renal o circunstancias clínicas muy concretas, ya que directamente estamos aportando la hormona-vitamina D. Esta forma tiene el más alto potencial biológico en su ruta, pero también una alta respuesta calcémica que puede llevarnos a elevación del calcio en sangre, dando lugar a efectos adversos y toxicidad. También hay preparados farmacológicos a base de D3, cada vez menos usados por prescripción médica (al menos en España), ya que su venta ha ido descendiendo para dar paso al Hidroferol, que tanto ha gustado al considerarse un avance.

Algunos médicos se niegan a prescribir cualquier forma de vitamina D y sólo recomiendan tomar el sol. Es una opción muy respetable en pro de un cambio saludable en nuestro estilo de vida, aunque cabe analizarla bien por resultar idílica para muchas personas, además de ineficaz.

Mi postura es que cuanto más próximo a lo original, mejor. Es decir, en primer lugar sol a diario, lo cual incluye sol para los animales de los que nos alimentamos, y a continuación concentrados nutricionales de D3 de uso diario, que no son fármacos, sino complementos alimenticios aunque tengan acción terapéutica (en este caso los llamamos nutracéuticos y su uso debería estar supervisado por un nutricionista para garantizar la calidad del producto y la idoneidad en formato y dosis), seguido de fármacos orales a base de vitamina D3. La D3 en forma de fármaco puede ser de la misma naturaleza que en forma de suplemento nutricional, a diferencia de que para los adultos no suele ser de administración diaria, sino en bolos semanales, quincenales o mensuales, por ello lo dejo en último lugar de preferencia. Los fármacos a base de prohormona 25D y hormona 1,25D deberían quedar para casos excepcionales debidamente justificados.

Recapitulando sobre el Hidroferol: nos encontramos ante un

preparado externo para combatir la hipovitaminosis D que directamente introduce en nuestro organismo 25D, y a su vez de ella podemos obtener 1,25D si prosigue su carrera de relevos. En cambio, no nos proporciona 20D ni otras formas también útiles que sí podríamos obtener del ingreso de la vitamina D nativa.

Seguramente, en un tiempo la industria se encargará de patentar un preparado que suministre 25D3 y 20D3 cuando se conozca bien en qué proporción deben estar. Tiempo al tiempo. Con rotundidad has de saber que no necesitas esperarlo, ya que la clave está en la D3 obtenida en la dosis adecuada. Es decir, no necesitas patentes de innovación farmacológica.

Quizá pienses, como tantos de mis pacientes, antes de obtener la dosis adecuada para una buena respuesta y mejoría en salud, que tú eres del grupo que necesita la 25D porque ya lo intentaste con la D3 y no hubo manera de salir de la hipovitaminosis. ¿Será que tu hígado no funciona bien y no transforma adecuadamente la D en 25D? Probablemente no. Incluso puede que seas del grupo que tomando Hidroferol (25D sintética) bajo la pauta médica sigues sin salir de la hipovitaminosis, y esto te descoloca más, ¿verdad? No te preocupes, se puede solucionar con una buena pauta en dosis, frecuencia, tipo de vitamina D y tipo de sustancia portadora de la vitamina. Para ser una buena pauta debe ajustarse a ti, con tus particularidades. Puede ser que tengas una malabsorción intestinal o reducida, o incluso que no metabolices bien aunque absorbas, que es el equivalente a que la carrera no se desarrolle en las buenas condiciones que permiten el resultado esperado. Pero déjame que te diga que, en la mayoría de los casos, la intervención nutricional y la ambiental —no la farmacológica— son las que permiten conseguir unas buenas condiciones en su conjunto, e incluso salvar las deficiencias o fallas metabólicas.

Resistencia a la vitamina D

Todavía hoy basamos las intervenciones de reposición de vitamina D en conseguir niveles sanguíneos de 25D alrededor de los 30 ng/ml para todos. Algunos consideran que con 20 ng/ml en sangre ya vas que chutas, a pesar de que los estudios en inmunidad consiguen mejores resultados con 40 y 50 ng/ml que con niveles de 30 o 20 ng/ml.

Pero, ¡cuidado!, porque en España vamos para atrás. En la segunda mitad de 2021, el Ministerio de Sanidad de España publicó una guía de recomendaciones de uso de pruebas y suplementos de vitamina D que plantea un cambio de directrices en la actuación médica para la atención primaria y hospitalaria. Según esta guía, hay que realizar todavía menos pruebas de determinación del nivel sérico de vitamina D de las que se están realizando, solicitar sólo a quienes presenten síntomas de raquitismo u osteomalacia (todavía atascados en la antigua era de la vitamina D) y que con niveles séricos a partir de 20 ng/ml no hay que suplementar a los usuarios del sistema sanitario (¿cómo lo van a saber si no se les mide el nivel sanguíneo?). Además, se reconoce que lo óptimo sería presentar niveles superiores a 30 ng/ml, pero sólo se llama a la actuación cuando exista deficiencia. Éste es el futuro que nos proyectan en el sistema sanitario.

Además de la importancia que le damos al nivel sérico de vitamina D, debemos tener en cuenta la posible resistencia a la vitamina D desde una perspectiva clínica. Y créeme, si poco o mal se sabe de la vitamina D en la asistencia sanitaria, menos se sabe de la resistencia a la vitamina D. Hay personas para las que unos niveles sanguíneos de vitamina D en rango de suficiencia —según la clasificación convencional— resultan ser insuficientes o deficientes para su salud. Esto ocurre por las particularidades de cada individuo en respuesta a la vitamina D sérica. Una persona puede tener una baja respuesta a la vitamina D aun en concentraciones séricas disponibles que resultan suficientes para otras personas. Si considerásemos que en la población hay personas que tienen esta condición, no daríamos por bueno el escenario actual ni el futuro que se está organizando.

Esta respuesta reducida a la vitamina D se relaciona con la resistencia a la vitamina (que en nada se parece a la resistencia a los antibióticos, como me preguntan algunos pacientes), y te voy a hablar de ambas por ser muy importantes desde mi perspectiva clínica que quiero compartirte.

Debemos remontarnos a 1937, cuando Albright, Butler y Bloomberg propusieron por primera vez la idea de la resistencia a la vitamina D. Lo hicieron desde un análisis reducido a mutaciones genéticas, que encontraron que afectaban al receptor de la vitamina D (VDR), que es la meta donde culmina la carrera de relevos. Estas mutaciones llevan a defectos genéticos que se manifiestan ya desde la infancia con raquitismo, alopecia y otras consecuencias, y son permanentes. Esta forma de resistencia es de sobra conocida en la medicina.

Para que comprendas esta forma de resistencia a la vitamina D, has de imaginar que la meta está defectuosa de forma permanente porque viene así de fábrica (en los genes, al nacer), de manera que cuando la hormona-vitamina D (1,25D) llega a la meta, no recibe el reconocimiento ni la acogida adecuada, y por ello no puede actuar biológicamente como cabe esperar de ella, aunque esté preparada. Después de toda la carrera, de todos los esfuerzos puestos y relevos llevados a cabo, es como si no existiese la llegada a la meta, pues el testigo de llegada no aparece en ningún marcador.

Más recientemente, en 2018, la resistencia a la vitamina D fue analizada de una forma más amplia por Carlberg y Haq a través del índice de respuesta personal a la vitamina D. Lo hicieron tras culminar los estudios VitDmet (2015) y VitDbol (2017), en busca de la validación clínica de biomarcadores que identificasen a las personas que no respondían por igual a la administración de la vitamina ni a los mismos niveles séricos de vitamina D. Como se sospechaba, la resistencia a la vitamina D no viene sólo por mutaciones en los genes, sino también por la interacción entre los genes y el ambiente, por lo que las respuestas pueden ser variables.

Carlberg y Haq dividieron a los participantes de los estudios en tres grupos según los resultados: participantes de alta respuesta, de mediana respuesta y de baja respuesta. Los niveles de vitamina D en sangre de los participantes no reflejaban necesariamente su respuesta a la vitamina D como se espera convencionalmente. Pudieron ver que el 25 por ciento de los participantes tenían una respuesta baja, por lo que esas personas necesitaban mayores cantidades del nutriente para obtener los mismos beneficios para la salud que aquellos con una mejor respuesta. Este hallazgo fue muy importante para el futuro de la práctica clínica y de la investigación.

Las recomendaciones convencionales sobre vitamina D no tienen en cuenta las necesidades individuales ni la capacidad de respuesta a esta vitamina por parte de cada persona. ¡Gran error!

No dejo de pensar en todas esas conclusiones extraídas de todos esos estudios mal concebidos por no considerar a aquellas personas con una baja respuesta a la vitamina D o moderadamente baja, además de haberse estado utilizando durante muchos años dosis bajas o muy bajas de vitamina D para la investigación, a mi parecer y al de algunos investigadores, como podrás descubrir en los próximos capítulos. Y como de aquellos polvos vienen estos lodos, hoy tenemos guías que afirman estar actualizadas con una visión muy pobre y limitada, y de esas guías se toman decisiones sobre tu salud.

Esta nueva comprensión de la vitamina D a la que hemos llegado desafía las pautas y las recomendaciones que se han estado utilizando, tanto para tratar como para asesorar a las personas sobre la necesidad de tomar este nutriente. El principal investigador sobre el índice de respuesta a la vitamina D, el científico finlandés Carsten Carlberg, recomienda a todos los finlandeses que tomen un complemento de vitamina D en dosis consideradas altas según los criterios convencionales. Lo hace así para garantizar que la mayoría de las personas puedan obtener suficiente vitamina D para cubrir sus necesidades básicas. Los finlandeses tienen cinco meses oscuros al año, pero a su favor tienen una genética y tipo de piel que les predispone a un mejor aprovechamiento de la radiación solar y aprovechamiento de la vitamina D.

Todo esto puede parecerte muy nuevo, aunque lo cierto es que desde el año 2005 se están utilizando protocolos de muy altas dosis de vitamina D para tratar a pacientes con enfermedades autoinmunes, en particular la esclerosis múltiple. Detrás de este tipo de intervención —iniciada por el profesor, doctor en Medicina y neurólogo Cicero Galli Coimbra— está la hipótesis de la resistencia a la vitamina D adquirida (combinando polimorfismos genéticos con el ambiente) como causa de enfermedades autoinmunes. El doctor Coimbra observó respuestas a la vitamina D reducidas, en mayor o menor grado, y procedió ajustando cantidades.

Como ves, con el tiempo se ha ido ampliando el concepto de resistencia a la vitamina D. Desde la consideración de fallos genéticos permanentes en el VDR —meta de la carrera—, que son poco comunes en la población, a considerarse otros tantos factores que engloban a una población más amplia.

La teoría en la que se desarrolla el concepto de resistencia a la vitamina D considera que cualquier fallo que se produzca en la carrera de relevos o metabolismo de la vitamina D —incluyendo sus relevos, su desplazamiento y en la propia meta— es una forma de resistencia a la vitamina D, desde una visión del conjunto de su clan. Por ello no debemos fijarnos sólo en los niveles séricos de 25D, ya que aunque éstos suban, podrían no ser útiles si no se desarrolla bien el resto de la carrera en su ruta y llegada a la meta.

Un ejemplo de resistencia adquirida (no genética) que puede ser temporal se produce cuando un virus u otro patógeno se hace con el control de la meta y la bloquea. Es algo similar a una meta genéticamente defectuosa, pero de causa diferente.

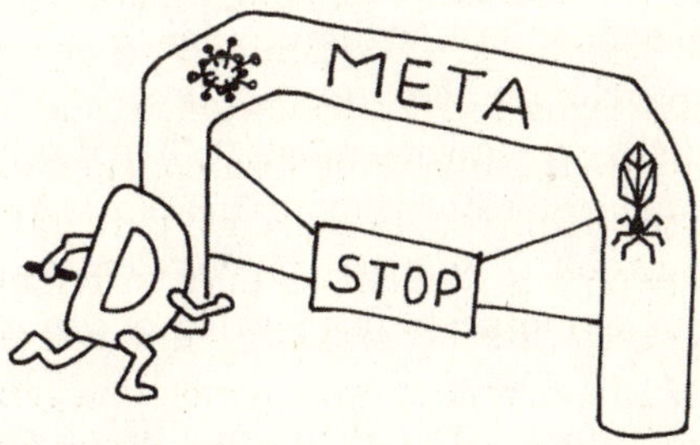

En un estudio publicado en 2017 se encontró que el citomegalovirus humano inhibía un 88 por ciento la funcionalidad de la meta en las células infectadas. Por si no lo sabías, el citomegalovirus es un virus muy común que se propaga por fluidos como la leche materna, lágrimas, saliva, semen, flujo vaginal, sangre u orina, y una vez en el cuerpo permanece de por vida. A lo largo de la vida puede estar activo o inactivo, pudiendo reactivarse en sucesivas ocasiones. Muchas personas no saben que lo tienen hasta que se pide una analítica de virología y, ¡sorpresa!, aparece este virus u otros comunes, como el Epstein-Barr, que actúa de forma similar.

En la carrera de relevos también hay otras circunstancias que considerar para que todo vaya bien, antes de llegar a la meta. Hay que asegurarse desde el inicio que las zapatillas de los atletas están en buen estado. Éstas son una especie de proteínas que les permite avanzar en cada etapa hasta la meta (zapatillas marca VDBP o DBP, que por sus siglas en inglés significan proteína de unión o ligando a la vitamina D). Si no están en buen estado y en cantidad suficiente, tenemos un problema. Y esto es otra forma de resistencia a la vitamina D.

Por otra parte tenemos los relevos, que son transformaciones enzimáticas que pueden fallar o verse reducidas, y representan otra forma de resistencia. Si nos centramos en la ruta clásica de la vitamina D (D > 25D > 1,25D), los relevos se producen en el hígado (para la 25D) y en el riñón (para la 1,25D), o eso nos han contado siempre. Lo cierto es que no son los emplazamientos exclusivos donde tienen lugar las sucesivas transformaciones desde la vitamina D original, ya que diferentes tejidos del organismo disponen del mecanismo enzimático para hacerlo de forma independiente. Si bien es en el hígado y el riñón donde se cuenta con más recursos —y es por ello que con un buen funcionamiento su aportación es mayor—, cuando hay trastornos renales o hepáticos pueden verse afectadas las transformaciones enzimáticas (relevos) que en estos órganos tienen lugar. En estos casos ha de valorarse, porque puede resultar útil la suplementación farmacológica con 25D o 1,25D de síntesis.

El Hidroferol surge para cubrir aquellos casos en los que la primera conversión o transformación de la D a 25D está dañada o reducida, y por ello no se puede llevar a cabo eficazmente el primer relevo. Ante esta situación se reemplaza por una 25D de síntesis externa para que pueda seguir su carrera hacia la 1,25D, necesaria para el metabolismo óseo, puesto que su ruta está en estrecha relación con la absorción del calcio. Es estupendo que exista un fármaco que permita salvar una tasa menor de conversión (relevo) por una deficiencia metabólica en un emplazamiento concreto. La cuestión es si se justifica pautar este fármaco a cualquier persona con hipovitaminosis D en vez de administrar la forma nativa D.

Cabría preguntarse si, incluso existiendo resistencia a la vitamina D por una tasa disminuida en el relevo hacia la 25D por daños hepáticos, a largo plazo no sería más conveniente administrar D3 en dosis mayores e individualizadas para salvar dicha resistencia o incluso corregirla. ¿Es esto posible? Puede, y a continuación lo vamos a ver. Ahora lo importante es entender que de esta forma no privamos a la persona de los beneficios de la 20D ni de otros metabolitos.

Como nutricionista, pauto nutracéuticos de D3, no fármacos de 25D ni de 1,25D, y puedo apreciar cómo los pacientes con afecciones hepáticas sí elevan sus niveles de 25D y mejoran. ¿Cómo que no es posible? Dependerá del grado de insuficiencia hepática y de la cantidad de vitamina D3 pautada el hecho de que respondan bien antes o después. La clave está en personalizar. Si los pacientes deciden comenzar con el fármaco de 25D, es respetable, y es de ayuda como primera medida a corto plazo. Pero de cara a medio y largo plazo, yo elegiría la D3.

Veamos qué nos dice la ciencia respecto a la vitamina D administrada con daño hepático. Los hallazgos apuntan a que la vitamina D, como nutriente, puede tanto proteger contra el daño hepático como revertirlo. Si salvamos el daño hepático, salvamos la resistencia en el relevo a 25D, y esto se puede conseguir con la administración de D3. Resulta interesante, pues estos resultados rompen el dogma de que el daño hepático requiere siempre de administración de 25D. Puedes encontrar más información en el siguiente apartado de «Saber +».)

Saber +: Vitamina D3 y daño hepático

¿Qué dicen los estudios recientes sobre el daño hepático, el estrés oxidativo hepático y la vitamina D? A continuación muestro unos resultados para quienes tengan interés en saber más. Al final de este libro encontrarás el compendio de estudios que he revisado y en los que me baso.

Hemos de tener en cuenta que el estrés oxidativo conduce a la lesión celular y que está implicado en el desarrollo del daño hepático por diferentes causas (virales, alcohol, obesidad central, cirrosis, etc.).

- En 2021, año en el que me encuentro escribiendo esta sección, se publicó un artículo sobre el efecto protector de la vitamina D en ratones con insuficiencia hepática aguda. Los ratones servían de cobayas en el laboratorio, y para conseguir generarles una insuficiencia hepática aguda (intensa) se utilizaron fármacos. Se encontró que la deficiencia de vitamina D (niveles séricos bajos) a largo plazo puede agravar la insuficiencia hepática aguda y reducir las tasas de supervivencia. También se observó que la administración de dosis altas de vitamina D tiene un cierto efecto hepatoprotector que puede mejorar significativamente la condición de necrosis hepática e inhibir la inflamación. El estudio concluyó que la vitamina D en dosis adecuada puede mantener el equilibrio fisiológico del hígado para resistir la lesión hepática. Por dosis adecuada se refiere a la necesidad de administrar dosis lo suficientemente altas.

- En 2020, en otros estudios se arrojó información sobre la vitamina D y el estrés oxidativo hepático. En ratones se encontró que la deficiencia de vitamina D agravaba el estrés oxidativo y la inflamación durante la lesión hepática crónica inducida por alcohol. Investigaciones con experimentos *in vivo* e *in vitro* mostraron, por una parte, que la vitamina D puede tener un papel protector contra el estrés oxidativo hepático y, por otra, que la deficiencia de vitamina D aumenta la lesión hepática en pacientes con el virus de la hepatitis C, en parte debido al aumento del estrés oxidativo. En varios informes se indicó el efecto protector de la vitamina D3 contra el estrés oxidativo, que se asoció con la regulación de la acción de moléculas llamadas NADPH oxidasas y enzimas antioxidantes, y que el tratamiento con vitamina D3 alivia el estrés oxidativo real inducido por lipopolisacáridos (unas toxinas formadas por grasas y azúcares) mediante la regulación de genes de enzimas oxidantes y antioxidantes.
- En 2019 se publicó un estudio sobre el efecto protector de la vitamina D3 frente a la hepatotoxicidad, el estrés oxidativo y los trastornos inmunosupresores y del estado de equilibrio del calcio en ratas. Se observó que la suplementación con D3 propició efectos protectores contra el daño hepático inducido por plomo a través de sus acciones antiinflamatorias y antioxidantes, así como al modular las moléculas homeostáticas de calcio de las células del hígado (hepatocitos). La suplementación con D3 también inhibió el estrés oxidativo y las moléculas proinflamatorias, incrementó los marcadores antioxidantes y antiinflamatorios, y restauró la expresión de las moléculas reguladoras del metabolismo del calcio a través de la vitamina D en comparación con el grupo de control, que no recibió suplementación de D3.

Por suerte, cualquier forma de resistencia a la vitamina D rara vez es total; generalmente es parcial. Por ello el juego de relevos con la llegada a la meta es funcional en mayor o menor grado, aunque se reduzca su eficacia. Es decir, las carreras se corren mejor o peor, con mejores o peores resultados, pero se llevan a cabo, en unas pistas u otras, y con mejores o peores condiciones. ¿Me sigues? Bien, pues según esta reducción de eficacia existen los protocolos clínicos de administración de la vitamina D3 que compensan la resistencia parcial aplicando dosis más altas. Se trata de algo parecido a la terapia de resistencia a la insulina en la DM2. La dosis estimada en vitamina D requerida depende del grado de resistencia a la vitamina D.

De igual manera que ocurriría con la administración diaria de insulina, que podría ser tóxica si se administrara en ausencia de resistencia a la insulina por diabetes o si no se ajustaran las dosis a cada persona para evitar la sobredosis, sucedería lo mismo con la vitamina D, si bien es cierto que las inyecciones de insulina en dosis altas causan comparativamente más efectos secundarios que las inyecciones de vitamina D3 en dosis altas. Además, hemos de considerar como protección frente a la toxicidad que la propia resistencia a la vitamina D parece proteger de la hipercalcemia (elevación de calcio en sangre como efecto adverso derivado).

También hay factores ambientales que pueden interferir en el metabolismo de la vitamina D, generando cierto grado de resistencia o intensificándolo, como el estrés, las toxinas, los contaminantes, los disruptores endocrinos, el uso de medicamentos u otros.

La obesidad y el sobrepeso tienen en común un excedente de grasa corporal, y éste es uno de los factores que también lleva a la resistencia de la vitamina D. Lo hace a través de tu propia grasa excedente, secuestrando la vitamina que es de naturaleza grasa. Ambas tienden a unirse, y así la vitamina queda retenida en la masa grasa impidiendo que pueda ser metabolizada. De esto se aprovecha la industria del Hidroferol para promover su producto a base de 25D, lo hace sobre la base de que la D es una molécula más liposoluble que la 25D, le gusta más lo grasoso y por ello es más fácilmente retenida, pudiendo limitar el que acontezcan las carreras de relevos. Por ello podría defender el uso de la 25D en pacientes con obesidad, pero no lo hago porque, salvo los casos que requieran urgentemente elevar los niveles séricos de 25D, podemos y debemos ajustar la dosis de vitamina D3 a cada persona según su peso, a la par que hemos de promover un estilo de vida saludable que favorezca un peso adecuado. En definitiva, si ajustamos bien la dosis al peso, obtenemos buenos resultados en el estado sérico de la vitamina D. No hay excusas.

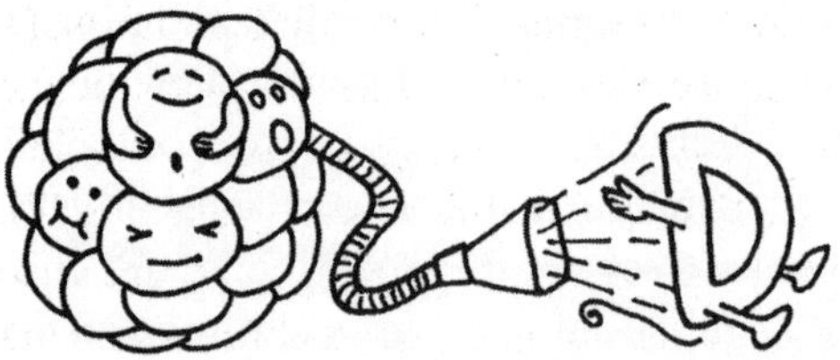

Para el caso de malabsorción de grasas, inflamación intestinal o falta de algún tramo intestinal por cirugía (motivos por los que también se pretende convencer del uso directo de la 25D oral) tenemos opciones nutricionales de adaptación a base de vitamina D3. Tu nutricionista o médico tiene que conocerlas, pero si no las conoce y no sabe cómo adaptar el uso de la vitamina D3 a las particularidades de cada individuo, lo fácil es tender a la prescripción de un fármaco a base de 25D, que «dicen» ser mejor o más efectivo, aprovechándose del desconocimiento del manejo de la vitamina D3 en la práctica clínica. Aunque sin duda el uso de calcidiol (25D) es mucho mejor que no hacer nada ante una hipovitaminosis D.

Un universo por descubrir

Cuanto más sé de la vitamina D, más me impresiona y no deja de sorprenderme. Me da la perspectiva para darme cuenta de lo poco que sabía hasta ayer, e intuir que hoy sé muy poco con respecto a lo que pueda y podamos saber mañana.

El clan de la vitamina D, con sus muchos metabolitos hasta

hace poco desconocidos, su metabolismo, sus acciones, su respuesta frente a los factores ambientales y genéticos, y su interacción con el estatus de varios nutrientes, nos lleva a un universo mucho más amplio de lo que imaginábamos, y eso lo vuelve complejo. Puede ser que estemos todavía en pañales descubriendo el universo de la vitamina D, pero confío en que poco a poco iremos descifrando los mecanismos de acción en nuestro entramado biológico de esos metabolitos todavía hoy poco conocidos.

No me cabe duda de que si la 20D ya no es extraña para ti, aun siendo uno de los integrantes del clan de la vitamina D nada popular, te empiezas a convertir en un conocedor actualizado de la vitamina D, y eso es un gran paso para empoderarte en salud. ¡Felicidades!

En la tabla 3 te dejo la amplitud de rutas metabólicas y metabolitos de la vitamina D, para que te hagas una idea de las nuevas rutas o carreras de relevos encontradas. Contiene más metabolitos de los que mencioné anteriormente en el texto, por no hacer más densa la lectura (tratándose de un libro de divulgación). ¡Y estamos hablando de los metabolitos de vías activas! Imagínate si nos diéramos una vuelta por la galaxia de metabolitos inactivos para la excreción. Por supuesto que lo haremos, si no nunca comprenderás por qué la vitamina D no es tan tóxica como te la pintaron.

Tabla 3. Vías para el metabolismo de la vitamina D3

RUTA CLÁSICA
D3 → 25(OH)$_2$D3 → 1,25(OH)$_3$D3
NUEVAS RUTAS ALTERNATIVAS

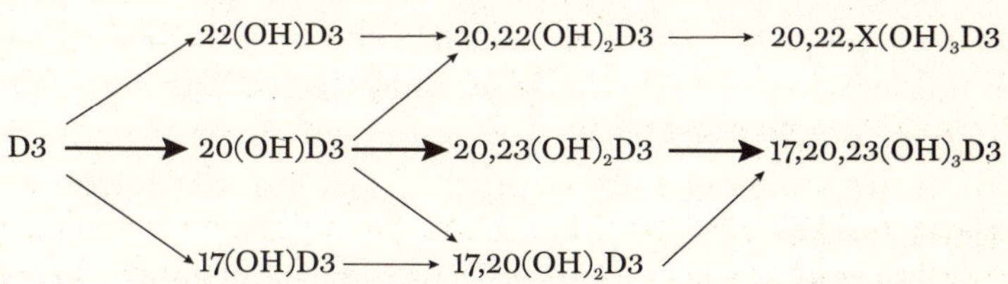

(En las rutas alternativas, la vía principal se muestra con flechas más gruesas. La X representa un sitio de hidroxilación desconocido.)

SIMPLIFICANDO Y OMITIENDO

Al inicio del capítulo te advertí de que entrábamos en materia algo técnica. Era necesario.

Simplificar el metabolismo de la vitamina D en sus metabolitos 25D y 1,25D es un error de base e incluso perverso para el manejo terapéutico de la vitamina D. Por ello no he querido simplificar este tema, sino tratar de hacerlo más sencillo para poder trasladártelo a ti, para que tengas en tu poder el conocimiento. Discúlpame si no conseguí hacer más sencillo lo complejo.

Hoy por hoy, cuando de nuestra biología y salud se trata, todo se reduce a la medición del nivel de 25D en sangre. Es la mejor forma que tenemos de valorar el estado sérico de la vitamina D hasta la fecha, pero no por ello has de reducirlo todo a conocer cuál es tu nivel sérico alcanzado de 25D, sino que has de garantizar que su origen sea preferentemente de la D3, permitiendo así abrir otras rutas metabólicas, y buscar un profesional adecuado que atienda tus características particulares y personalice la pauta.

Los terapeutas clínicos que te atiendan han de considerar tu índice de respuesta a la vitamina D y las posibles situaciones que te lleven a la resistencia a la vitamina D, así como las situaciones de hipersensibilidad, que las hay (el extremo opuesto), planteándose de partida que quizá no sirva para todos una única clasificación de niveles séricos entre suficiencia, insuficiencia o deficiencia. Si se centran sólo en subir tus niveles séricos de 25D para que salgas de la insuficiencia o deficiencia, se quedan en un nivel de prevención que podría no ser efectivo.

Pero ¿una persona con niveles clasificados convencionalmente de suficiencia puede tener en realidad insuficiente vitamina D? Ya vimos que sí, si tiene resistencia a la vitamina D. Y ¿podría tener una suficiencia no tóxica alcanzando niveles sanguíneos altos o suprafisiológicos de más de 100 ng/ml? En estudios y trabajos clínicos se apunta a que sí; y en pruebas analíticas de control, también. Te muestro un caso.

Recientemente contactó conmigo la mamá de un niño pautado con altas dosis de vitamina D3 que había alcanzado niveles séricos de 759 ng/ml (¡uau!). Como era de esperar, saltaron todas las alarmas. En el laboratorio repitieron la analítica, pero los resultados se confirmaban. ¡La vitamina D estaba por las nubes! El médico contactó rápidamente con la madre, y ésta le explicó que el niño seguía un tratamiento por patología autoinmune con altas dosis de vitamina D pautadas por un médico especializado en terapéutica con vitamina D, bajo supervisión y control continuo. No está de más que te diga que, tras unos meses desde el inicio del tratamiento, por primera vez en años el niño había alcanzado un alto grado de mejoría con remisión de manifestaciones clínicas, no alcanzado anteriormente con otros tratamientos a falta de probar con inmunosupresores. Para sorpresa del médico no prescriptor y del laboratorio, no se encontró ningún signo de toxicidad: su calcio en orina y sangre estaban en orden, su parathormona (PTH) estaba conservada, y también tenía dentro del rango el fósforo, la creatinina y otros parámetros que considerar. Esta madre me comentó el caso porque había sido alumna mía, conocía el metabolismo de la vitamina D y los estados de resistencia, y sabía que los niveles séricos podían subir sin toxicidad en casos como el de su hijo, pero no imaginaba que tanto. Le informé que hay casos de niveles superiores a 1.000 ng/ml sin toxicidad alguna. No son los casos que yo atiendo, porque no trabajo con dosis tan elevadas de vitamina D como la que se pautó en este caso, pero en ocasiones sí acompaño o superviso casos de pacientes con alto grado de resistencia a la vitamina D que se están tratando con médicos que utilizan protocolos de muy altas dosis.

La toxicidad de la vitamina D es uno de los asuntos más controvertidos al respecto de esta sustancia. Imagino que, de tanto oírlo, es un tema que te preocupa y del que te gustaría que te contase, y así va a ser.

5

Toxicidad

ÉRASE UNA VEZ

Ésta es la historia de un pueblo que tenía miedo al agua que bebían sus habitantes. Sabían que era necesaria para sus vidas, pero en su justa medida. Se había extendido la idea de que un exceso de agua podía matarte, pero no tenían esa percepción del alcohol, la sal, el tabaco, los azúcares o la comida desnaturalizada por procesamiento industrial.

Incluso llegaron a popularizar la expresión «ni a mi peor enemigo le deseo agua». (No te equivoques con el refrán «al enemigo ni agua».)

Entre los sabios del pueblo se hablaba sobre algún caso anterior de niños con biberones de agua en casi su totalidad que murieron por hiperhidratación y desequilibrio electrolítico, incluso de adultos especialmente ancianos que bebían mucho creyendo que así sus huesos no se resecarían ni fracturarían.

De todos era sabido que si tragabas agua en una poza o en el mar tenías más posibilidades de morir ahogado. Y aunque tuvieses la suerte de no accidentarte, se sabía del efecto de arrugarse la piel si pasabas mucho tiempo dentro del agua.

Con este panorama resultó que, cuando los sabios y chamanes consensuaron que había que beber poca agua y mantenerse alejados de las pozas y el mar, la población local lo aceptó rápidamente.

Un turismo imparable e incontrolable se acercaba a las pozas y las playas como lugar de ocio desoyendo las recomendaciones del lugar. Por ello se decretó que los baños eran tremendamente peligrosos y que no se debían realizar sin trajes de buzo o sin unos filtros hidrófobos que se inventaron a modo de lociones cutáneas que repelen el agua. Y así los habitantes retomaron sus baños con precauciones, imitando a los turistas.

Algunos chamanes se atrevieron a decir que si no se bebía agua no pasaba nada, puesto que los alimentos ya proporcionaban agua y no se necesitaba más hidratación.

Un comité de alimentación resolvió que la población sana necesitaba beber entre 40 y 80 ml de agua diaria, y que sólo en algunos casos se podía considerar el aporte de 100 ml/día. Los vasos de 250 ml se reservaban para el alcohol de alta graduación, y los minivasos que llamaban «chupitos», para el agua. Hay que señalar que el mencionado comité era parte de un prestigioso instituto de medicina chamánica que nadie se atrevía a poner en duda.

Años después alguien se atrevió a revisar las bases que llevaron a dichas recomendaciones para la población, y resolvió que no era la media de 60 ml, sino de al menos 900 ml, lo que se necesitaba para preservar la salud en los adultos y para «que los huesos no se secasen», como decían los habitantes de este pueblo. Se tuvo que identificar los errores que llevaron a los resultados anteriormente arrojados y aceptados, y dicha revisión (repetida por terceros para más seguridad) fue puesta en comunicación para el conocimiento de todos, llamando a la acción para modificar las recomendaciones, pero cayó en un cajón poco visible. Demasiado tarde, pues la población, los chamanes y los sabios ya tenían una idea preconcebida, su mundo giraba en torno a esa idea y no era momento de cambiar nada.

Es más, durante años los sabios realizaron estudios sobre el agua. No se demostró que beber más de 60 ml/día fuese beneficioso para la salud: en una comparativa entre beber 60 u 80 ml no se apreciaban diferencias sustanciales, y con 100 ml existían resultados dispares y contradictorios. Así pues, en las revisiones y los análisis del conjunto de estudios existentes, llamados metaanálisis, se concluyó que no había evidencia alguna para recomendar beber más agua. Por ejemplo, al estudiar a personas con cálculos renales de sedimentos en la orina, encontraron que tomar 100 ml de agua al día (unos dos dedos de un vaso corriente de agua) durante dos meses no reportaba cambios significativos con respecto a quienes tomaban 80 ml, y sólo se observó una pequeña ventaja insignificante sobre los que tomaban 60 ml.

Algunos atrevidos del grupo que ambicionaban ser sabios consagrados, realizaron estudios con 200 ml (el límite máximo permitido que se estableció en aquel pueblo). ¡Casi un vaso de agua, qué locura! Fue todo un atrevimiento, pues se consideraba que tomar más cantidad que la de un vaso corriente (250 ml) lleno de agua podía causar graves problemas de salud, especialmente si lo hacían de forma repetida un día tras otro. Incluso se llegó a testar con 400 ml alegando que los deportistas podían necesitar más agua, por lo que era justificable analizar una dosis mayor en estas personas. Bien, pues nada malo ocurrió, y en cuanto a los beneficios, los resultados seguían siendo ambiguos, aunque presentaban resultados alentadores para seguir investigando en ese camino. Otros valientes lo intentaron en repetidas ocasiones con más de un litro, pero tales estudios fueron denegados por comités de ética médica chamánica, alegando que se ponía en riesgo la salud de la población estudiada. Eso no frenó el investigar con más de un litro de agua en pacientes enfermos que presentaban grandes mejoras en su salud tras la ingesta de este líquido en abundancia, pero la recopilación de los datos para su análisis y publicación en las revistas de una colección llamada *Ciencia y ética chamánica* fue rechazada. La investigación y el saber quedaron limitados.

Mientras que los comités de sabios y chamanes sentaban cátedra e impedían que se cambiase el dogma del agua, los habitantes enfermaban, incluso aquellos que se abstenían de beber alcohol, fumar y comer comida industrial, y cumplían a rajatabla las recomendaciones de tomar uno o dos chupitos de agua al día.

Un día llegó a las manos de aquellos habitantes un libro titulado *HidrataDos*, y algunos entendieron que quizá habían estado equivocados por mucho tiempo.

TOXICIDAD

La toxicidad aguda por vitamina D es una condición rara. Hoy por hoy se desconoce qué dosis de esta vitamina es tóxica. Incluso se ha llegado a afirmar que la vitamina D es posiblemente la menos tóxica de las vitaminas de naturaleza grasa (llamadas liposolubles), y concretamente es mucho menos tóxica que la vitamina A, según los estudios de toxicidad. Sin embargo, es una de las vitaminas más temidas.

La idea que se conserva sobre la vitamina D es que, al ser una molécula grasa, clasificada dentro del grupo de vitaminas liposolubles, tiene un alto potencial tóxico, puesto que se acumula en el organismo junto con otras grasas, pudiendo dar lugar a una hipervitaminosis con elevación de calcio, dado que la vitamina D facilita la absorción intestinal de calcio. En cambio, no es el destino que se espera de las vitaminas hidrosolubles (tipo la C o las del grupo B), porque al ser solubles en agua se pueden excretar por la orina y no se acumulan en el cuerpo. Por esta creencia de que se acumula en el organismo en tiempo indefinido y de que no se puede excretar se sostiene el miedo a su toxicidad.

Dejemos atrás las creencias y cambiemos por los hechos. ¿Sabías qué? Los excesos de vitamina D pueden ser evacuados cambiando su naturaleza liposoluble a hidrosoluble.

Así es. La vitamina D puede ser transformada en sustancias que, si no son totalmente hidrosolubles, sí lo son parcialmente, lo suficiente para que puedan ser excretadas por la bilis hacia las heces y por la orina en menor medida. Sólo hay que hacer unos pequeños cambios y listo. Es algo básico en química y metabolismo de la vitamina D, y pese a ello sé que en este momento algunas personas estarán murmurando que qué barbaridad estoy diciendo y que desde cuándo la vitamina D se puede excretar.

En realidad no es exactamente la vitamina D lo que excretamos, sino una forma transformada de la vitamina D que permite que así sí pueda ser evacuada.

¿Te acuerdas del clan de la vitamina D y de sus miembros que vimos que actuaban como atletas en juegos de carreras de relevos? Pues bien, cuando estos atletas se retiran, ya sea porque son muchos, se cansan, se lesionan, envejecen o porque deciden no continuar (como hizo Simone Biles en los Juegos Olímpicos de Tokio), o incluso cuando llegan a la meta pero ya no son útiles, se les cambia el dorsal para identificarlos y así permitirles el paso para salir del juego. Pasan a llevar el número 24 junto al resto de su código o nombre. Luego son transportados hacia las estaciones de salida, rumbo a un retrete (o donde guste) a través de la orina y las heces.

A estos atletas retirados los llamamos metabolitos inactivos de la vitamina D, y podemos identificarlos de una forma muy sencilla sabiendo qué papel jugaban antes de retirarse; es decir, mirando la nueva numeración de su dorsal, que conserva su identidad anterior con ese añadido del número 24. Por ejemplo, el atleta 25D llevará un nuevo dorsal que pondrá 24,25D cuando se retire, y el atleta 1,25D llevará escrito 1,24,25D en el nuevo dorsal.

¿Cómo lo conseguimos? Disponemos de unos talleres con una tecnología llamada sistema enzimático CYP, que es la encargada de modificar la naturaleza lipófila de la vitamina D en formas más hidrofílicas mediante hidroxilaciones, es decir, restando afinidad por la grasa para ganar afinidad por el agua. Esto significa que una sustancia que originalmente tiene afinidad absoluta por las grasas va restándola progresivamente. Gracias a ello los excesos del clan de la vitamina D pueden ser contrarrestados por evacuación, vía las heces y la orina.

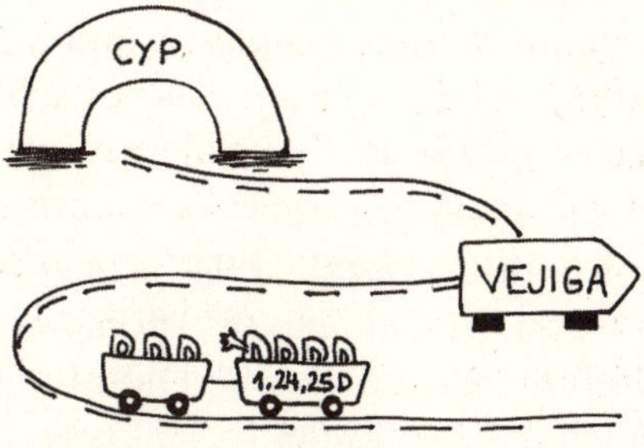

Llegados a este punto es muy importante que te diga que no te suplementes alegremente la vitamina D sin ser pautada por un profesional que te la pueda ajustar a tu perfil. Y, si lo haces, que sea de forma muy prudente, no vayas ahora a tomar vitamina D como si no hubiese un mañana, lo cual sería una mala decisión, y te iré explicando el porqué.

Signos de toxicidad aguda

Los talleres en los que hemos visto que se hacen los pequeños cambios reciben a los metabolitos de la vía activa que se retiran para convertirlos en metabolitos inactivos que abandonan el juego. Si bien, pese a su tecnología (sistema enzimático CYP), tienen sus limitaciones instrumentales. Imagínate que por una sobredosis empiezan a llegar muchísimos atletas que no tienen cabida ni son necesarios, los cuales serían enviados a los talleres para permitir su evacuación, pero por la alta demanda para ser atendidos se formarían grandes colas de espera, con el riesgo de hipervitaminosis.

Si la tasa de vitamina D activa es mucho mayor a tu capacidad de conversión para su excreción, puedes empezar a tener problemas relacionados con los signos de toxicidad aguda, que son:

- Pérdida de apetito.
- Dolor de cabeza.
- Desorientación.
- Vómitos o náuseas.
- Incremento anormal en el caudal de orina.
- Sed continua.
- Arritmias.

Esta situación es más probable en los primeros días tras la dosificación de altas dosis de vitamina D, especialmente en su forma 25D (comercializada con el nombre de Hidroferol) y administrada en bolos altamente concentrados con el fin de servir de reservorio para varias semanas. En estas condiciones las concentraciones plasmáticas de 25D suben rápidamente favoreciendo la toxicidad, ya que también va a resultar incrementada la 1,25D, que tiene un potencial mayor de toxicidad. Para los estudiosos del metabolismo de la vitamina D he de aclarar que es la fracción libre de la 1,25D la que causará el mayor potencial tóxico, considerando que tenemos una fracción libre (en proporción menor) y otra ligada (en proporción mayor). Es por ello por lo que nuestra capacidad de ligar la vitamina D a proteínas será determinante también en el desarrollo de la toxicidad frente a concentraciones elevadas.

Volvamos al caso de administrar una gran dosis de vitamina D de una vez en un bolo o dosis muy altas un día tras otro. Las concentraciones plasmáticas alcanzadas tras una acumulación excesiva pueden causar síntomas agudos de toxicidad, y se ha estimado que cuando superan al menos los 240 ng/ml es cuando se puede producir la toxicidad por hipercalcemia.

¡Stop! Paremos aquí un momento. Te recomiendo que acudas a alguna de esas analíticas en las que te midieron la vitamina 25D y mires la concentración sérica de referencia que consideran como tóxica. Hoy por hoy me apuesto lo que sea a que no pondrá 240 ng/ml, sino 150, 100 o incluso 60 ng/ml. Me cuesta comprender cómo es que algunos laboratorios utilizan el límite de 60 ng/ml cuando de forma natural podemos superar esos niveles acercándonos a 100 ng/ml, como así se confirma en estudios de medición de diferentes países, a hombres y mujeres con exposición solar por su dedicación agrícola, pesquera, socorrismo náutico o de costas, construcción o simplemente por vivir en una zona rural o de forma tradicional. En cualquier caso, el máximo obtenido por exposición al sol no marca el límite entre lo que es tóxico y lo que no lo es, sino que sólo se refiere a lo que es naturalmente fisiológico para esa persona o grupo poblacional.

Entonces, ¿de dónde viene ese límite marcado en 60 ng/ml por algunos laboratorios? Si tienes curiosidad, te recomiendo que leas el siguiente apartado, «Curiosidades. Nunca te lo creas todo». Además, en él vas a encontrar ejemplos de tergiversación de la información.

Curiosidades: Nunca te lo creas todo

Cuando algo no me cuadra, me gusta averiguar más sobre ello; no me conformo con lo que se anuncia o afirma, como es el caso de situar más de 60 ng/ml de 25D en un rango tóxico por parte de algunos laboratorios o la afirmación de algunos autores de artículos de crítica —supuestamente reflexiva— sobre el hecho de actuar y considerar al respecto de la idoneidad de subir los niveles de vitamina D en la población. ¿De dónde vendrá esto?, me pregunto.

La Sociedad Española de Investigación Ósea y del Metabolismo Mineral (SEIOMM) ha sido más prudente en su informe de recomendaciones en la prevención y el tratamiento del déficit de vitamina D, tras una de sus revisiones más actuales (2021) de la literatura biomédica al respecto. Lo considero prudente porque, aunque esta sociedad se ha hecho eco de ese nivel de 60 ng/ml, no lo ha hecho afirmando sobre toxicidad, sino de este modo: «No parece fisiológico sobrepasar los 60 ng/ml, que son los niveles máximos de 25-hidroxivitamina D que se suelen alcanzar tras una exposición solar intensa». Y a pesar de su revisión de la literatura científica, se han basado sólo en un estudio realizado en 2005, que referencian.

Si eres una persona curiosa como yo, te invito a descubrir más sobre ese estudio yendo a sus entrañas. Fue realizado en Honolulú (Hawái), una ciudad de clima templado todo el año, ideal para pasar el ocio y tiempo libre al exterior, como es el caso de los patinadores. Se dejaron anuncios en una tienda de patinetes y en el campus de la Universidad de Hawái, con el ánimo de reclutar a jóvenes que pasasen tiempo al aire libre exponiéndose al sol de forma habitual, o mejor dicho, que hubiesen pasado tiempo en el pasado (valga la redundancia). Era un estudio en retrospectiva y los voluntarios sólo tenían que acudir a dar muestras de su sangre para medir sus niveles sanguíneos. Las condiciones: haberse expuesto al sol al menos tres horas diarias (considerando el color de la piel, pues a más oscura, más tiempo de exposición se requiere) durante cinco días o más a la semana en los últimos tres meses. A los jóvenes voluntarios se les reembolsaba un dinero por participar en el estudio, algo muy goloso creo yo para los jóvenes, sin tener garantías de que cumpliesen con las condiciones que el estudio pedía. El estudio no especificaba la franja horaria de la exposición a la luz solar, que podría ser en un horario en el que la síntesis de vitamina D decae.

Los voluntarios fueron reclutados a finales de marzo de 2005, lo que supone que desde finales de diciembre de 2004 debían haber tenido el hábito de exponerse al sol con las condiciones de tiempo y frecuencia mencionadas. En la península Ibérica (España y Portugal) estos meses de invierno son los peores para poder sintetizar la vitamina D, pero no es el caso en Hawái, cuya latitud es de 21º norte, más próxima al ecuador, y por tanto con un índice de radiación ultravioleta mayor. La radiación de los meses de diciembre a febrero en Hawái equivale a la primavera de una ciudad mediterránea como Alicante. Sólo las últimas semanas previas a la recogida de muestras de sangre de los voluntarios, en marzo de 2005, la radiación de Honolulú fue equivalente a la radiación de julio de 2005 en

Alicante (con un índice UV entre 8,5 y 10,5 registrado en Honolulú, y entre 8,5 y 10 registrados en Alicante). Las condiciones de exposición al sol fueron por tanto primaverales, si lo comparamos con el clima mediterráneo de España. Lo cierto es que con los años la radiación ha subido, el índice UV ha sido mayor en 2021 que en 2005 para aquellos meses en ambas regiones, por lo que los resultados podrían ser diferentes en la actualidad.

Los resultados obtenidos entre los jóvenes hawaianos fueron muy variados; de hecho, la mitad tenía insuficiencia en vitamina D. Las concentraciones máximas de vitamina D sérica fueron de aproximadamente 62 ng/ml (66,3 ng/ml de media en la población blanca, 62,2 ng/ml de media en los asiáticos y 62,3 ng/ml de media en la población interracial). Y de este resultado de este estudio algunos extraen conclusiones de la no idoneidad de tener niveles séricos superiores a 60 ng/ml. Es, cuanto menos, curioso.

En el artículo en el que se publican los resultados de este estudio se mencionan también los resultados de otro estudio anterior realizado entre trabajadores al aire libre de Nebraska, en el que se encontraron que los tres valores más altos reportados estuvieron entre 81 y 84 ng/ml. Vaya, ya tenemos una muestra que difiere, y en una latitud de 40,67° norte en la que la radiación es menos intensa que en Hawái, siendo muy similar a la latitud de Madrid como ejemplo de ciudad española.

El estudio con jóvenes patinadores y universitarios hawaianos tiene a favor que sus resultados analíticos se obtuvieron por una técnica mucho más precisa que la empleada en los trabajadores de Nebraska. La técnica fue capaz de distinguir metabolitos muy similares a la 25D, como puede ser la 24,25D, y desecharlos en la medición para no enturbiar los resultados, por ello resulta más exacto. Comparando con una técnica menos precisa, obtuvieron resultados de aproximadamente 6,8 ng/ml más bajos. Pero, querido lector, siento decirte que la gran mayoría de los laboratorios en la actualidad no usa técnicas tan precisas, de forma que emplear como referencia límite los 60 ng/ml no se justifica si el sistema de medición no es el mismo.

Si aplicamos aumentar 6,8 ng/ml a los resultados obtenidos en el estudio hawaiano, para comparar con los resultados obtenidos en otros estudios de medición y en nuestras analíticas, nos encontramos con que el nivel sérico de 62 ng/ml se convierte en 68,8 ng/ml, y el nivel medio en población blanca de 66,3 ng/ml se convierte en 73,1 ng/ml. Vaya, vaya, ya nos vamos acercando a los resultados de Nebraska y los de otras tantas mediciones en otros países.

Creo que sería más adecuado por parte de la SEIOMM mencionar techos fisiológicos cercanos a 90 ng/ml si tiene en cuenta la realidad del mundo y la de su país en técnicas analíticas de cara a un documento actualizado tras revisar la literatura científica existente, o bien analizar y matizar lo que expone.

Otra afirmación que no me cuadra y que expone la SEIOMM en su documento especial de recomendaciones tras revisar la actualidad es el hecho de que «un reciente metaanálisis respaldaría que las concentraciones máximas deberían situarse en el rango bajo, al observarse que el riesgo de mortalidad, aunque muy discretamente, tiende a aumentar a partir de niveles de 25-hidroxivitamina D superiores a 50 ng/ml», y con base en ello recomienda niveles séricos de vitamina D entre 30 y 50 ng/ml.

Si leemos el metaanálisis, podemos encontrar que la población con la que contaron con concentraciones séricas de al menos 50 ng/ml era muy baja, y por tanto no sirve de muestra para sacar conclusiones, ya que su poder estadístico es limitado, como indican los autores. No obstante, según los resultados los investigadores afirman que «en ese grupo no hubo un exceso aparente de mortalidad y, por lo tanto, no hubo una indicación clara de toxicidad de la vitamina D que condujera a una supervivencia reducida». Vaya, qué giro da leer la fuente original en la que se basan otros para hacer afirmaciones que pretenden situarse como recomendaciones de referencia.

Lo que sí se confirma en dicho metaanálisis es que aquellos individuos con concentraciones séricas bajas tienen un riesgo de mortalidad significativamente mayor por cualquier causa, considerando la deficiencia de vitamina D como un problema importante de salud pública. Se analizaron 26.916 individuos durante una mediana de seguimiento de 10,5 años. Los resultados fueron publicados en el año 2017.

En el laboratorio de uno de los hospitales de referencia de mi provincia (Hospital General Universitario de Alicante) consideran la toxicidad a partir de 150 ng/ml, y poco a poco voy viendo esto en más laboratorios, aunque todavía son muy pocos. Estoy acostumbrada a ver analíticas de todo el territorio español y algunas pocas de otros países. Me parece un avance ver el umbral de 150 ng/ml frente a los tradicionales niveles de 100 ng/ml. He de confesar que es una alegría para mis ojos, aunque echo en falta matizarlo un poco más considerándolo un rango de «posible» toxicidad.

Así pues, nunca des por segura una toxicidad sólo por la concentración de vitamina D sérica.

Si las estimaciones de 240 ng/ml son correctas, lo son para la mayoría de la población, pero habrá casos que no se correspondan con estas cifras, bien porque con concentraciones menores ya presenten signos de toxicidad o bien porque con concentraciones mucho mayores no las presenten. En un informe de 2011 sobre la toxicidad de la vitamina D se mostró que la hipercalcemia en los sujetos estudiados se resolvía cuando los niveles séricos caían por debajo de 400 ng/ml. Recuerda por un capítulo anterior que hay casos de más de 1.000 ng/ml de 25D, incluso de más de 2.000 ng/ml, que no tienen signos de toxicidad ni parámetros bioquímicos que apunten a ello, aunque en estos casos detrás suele haber una intervención con estrategia de prevención de hipercalcemia por restricción de calcio dietético o de cualquier otra forma de presentación. Lo que pretendo decirte con esto es que hay diferentes situaciones que considerar —que sobrepasan las posibilidades de exposición en este libro—, y que la vitamina D por sí misma nunca marca la toxicidad, sino que son otros los parámetros analíticos que nos la indicarán, como mínimo el calcio en orina y en sangre.

El calcio en orina es un marcador más temprano para el control de la toxicidad, puesto que su concentración aumenta mucho antes que el calcio circulante en sangre, y nos ayuda a prevenir daños a medio y largo plazo; daños silenciosos que pueden quedar ocultos tras un calcio sanguíneo en rango adecuado, en forma de depósitos de calcio en los riñones, arterias y tejidos blandos, cálculos renales, rigidez y obstrucción arterial, entre otros. Para llegar a los signos de toxicidad aguda antes mencionados, has de elevar el calcio en la sangre por encima del rango considerado como normal, lo que llamamos hipercalcemia. Yo soy exigente con ese rango. Considero, basándome en el conocimiento existente, que por encima de los treinta años no debemos de normalizar niveles de más de 10,2 mg/dl de calcio (y lo habitual es aceptar niveles de hasta 10,4 mg/dl). Aunque hay formas de precisar qué calcio es tóxico del nivel de calcio total medido, hay que evitar acercarse a niveles altos. Yo les digo a mis pacientes que no sólo buscamos la no toxicidad, sino que la queremos lo más lejos posible. No comprendo cómo los médicos reciben resultados analíticos de más de 10,4 mg/dl de calcio en sangre y no le dan importancia, no buscan la causa, no descartan afecciones que lleven a esos niveles, no analizan el calcio en orina de veinticuatro horas ni realizan ecografías renales cuando durante años se arrastra una hipercalcemia o una hipercalciuria (calcio elevado en orina). Entiendo que estamos frente a una medicina que espera a que el paciente esté muy mal para mirar qué está ocurriendo, aunque ya se manifestasen síntomas años atrás.

Toxicidad «por calcio», dicho sea

Ya te habrás dado cuenta de que el calcio es el que genera la toxicidad, pues hemos hablado de elevación del calcio en sangre y en orina.

Las moléculas del clan de la vitamina D por sí mismas no producen toxicidad, que sepamos hasta la fecha, sino que es el calcio el que produce los signos de toxicidad aguda o crónica en modalidad silenciosa. Siento si te desmonto la idea de que el calcio es un mineral maravilloso para tu salud, ya que ni siquiera lo es para la salud ósea si no se acompaña de otros nutrientes importantes para poder depositarse en la matriz ósea, y no en otros lugares indeseados. Como no prestamos atención a esos otros nutrientes, nos encontramos con un aumento de depósitos de calcio en los tejidos blandos (donde no corresponde) de los humanos de sociedades modernas. ¡Qué importante es considerar la nutrición en la salud humana! ¿Lo he dicho ya alguna vez?, pues disculpa que me repita.

Un depósito peligroso es el calcio coronario, que es la cantidad de calcio acumulado en forma de placa en las arterias coronarias que suministran sangre, oxígeno y nutrientes al corazón, algo similar a lo que ocurre con las tuberías de nuestro hogar por las que circula agua y se acumulan depósitos de cal. Las arterias pierden la elasticidad que necesitan para contraerse y relajarse al transmitir el pulso, lo que está asociado a procesos de hipertensión y otras disfunciones cardiovasculares. Sabemos que el calcio coronario es el mejor marcador de riesgo coronario y que en las sociedades modernas está elevado.

¿Y qué tiene que ver la vitamina D con el calcio? Pues que la vitamina en su forma 25D, y en especial en la forma 1,25D, favorece la absorción del calcio intestinal tanto si éste procede de alimentos como de suplementos o fármacos. ¡Cuidado!, porque hay fármacos que son suplementos de calcio de venta en farmacia y se prescriben muy alegremente. Mi criterio como nutricionista clínica es claro: menos calcio y más vitamina D.

Sin vitamina D también podemos absorber calcio, lo hacemos por difusión simple, una forma pasiva a través de la membrana permeable del intestino, sin necesitar de ningún mediador, como podría ser la vitamina D. Con este sistema de absorción el porcentaje de calcio intestinal aprovechable es bajo; no obstante, si aumentamos el aporte de calcio, conseguimos que ingrese más calcio en nuestro organismo. De ahí esa idea de la necesidad de comer o beber muchos alimentos ricos en calcio.

La vitamina D activa un sistema de transporte intestinal de calcio que optimiza su aprovechamiento, siendo más efectivo que el anterior. El porcentaje de calcio absorbido que pasa por nuestro intestino no es el mismo si tenemos déficit o suficiencia de vitamina D. La tasa de absorción es de entre un 10 y 15 por ciento con déficit, menos de un 30 por ciento con insuficiencia de vitamina D y entre un 30 y 40 por ciento con suficiencia moderada de vitamina D. Si te fijas, el calcio absorbido llega a triplicarse en presencia de suficiente vitamina D en la sangre, y por tanto no necesitas comprar alimentos fortificados en calcio, ni siquiera hincharte a lácteos. Con niveles suficientes de vitamina D podrías obtener de un único vaso de leche el calcio que obtendrías de tres vasos si presentaras hipovitaminosis D. Y además la vitamina D prepara a la matriz ósea para poder recibir el calcio absorbido, aunque necesita de otra vitamina (la K2) para culminar el proceso.

¡Qué fácil es aprovechar el calcio dietético que está en multitud de alimentos —y no sólo en los lácteos— cuando garantizamos unos niveles séricos de vitamina D dentro de un rango adecuado! Pero si hemos de suplementar, mejor hacerlo con concentrados de vitamina D, en vez de calcio, ya que la vitamina D tiene muchos más beneficios que el exclusivo de asegurar el aprovechamiento del calcio.

¿Y qué pasa si aumentamos nuestros niveles séricos de vitamina D a niveles óptimos por encima de 50 ng/ml (y no nos conformamos con la suficiencia mínima de 30-40 ng/ml)? Pues que aumenta todavía más el calcio absorbido, en la medida que aumentan las concentraciones séricas de vitamina D. Podemos aumentar la biodisponibilidad del calcio a un 50 por ciento o más. Esto es estupendo si va acompañado de una alimentación equilibrada, y siempre y cuando no te suplementes con calcio. Sería absurdo e innecesario en la mayoría de los casos, salvo si existiese riesgo de desnutrición o malnutrición muy concreta.

No cabe duda de que la vitamina D debe metabolizarse a 1,25D para el aprovechamiento de su máximo potencial, siendo ésta la forma más activa conocida y estudiada, pero también la que más respuesta hipercalcemiante tiene por su capacidad de elevar los niveles de calcio (y, por tanto, la que más potencial tiene de inducir una intoxicación o sobreexposición al calcio), ya que antes ha favorecido la absorción intestinal de este mineral. Sin embargo, recuerda que ya conocemos sobre la forma 20D con una potencia similar a la 1,25D y que, por el contrario, no tiene respuesta hipercalcemiante. Recuerda también que, si administramos vitamina D en su forma original nativa (D3), favorecemos la presencia tanto de 20D como de 1,25D, reduciendo riesgos al tiempo que obtenemos beneficios en comparación con suministrar directamente la 25D.

Un hueso desmineralizado no necesariamente es un signo de bajo consumo de calcio, pero existe un pensamiento mágico —incluso en los ejercientes de la medicina— de que más calcio alimentario llevará a más calcio en los huesos, o que aumentando la ingesta de calcio combatimos la osteoporosis. Tenemos tasas altas de baja mineralización ósea en las poblaciones modernas aun consumiendo más calcio que otras sociedades, y en cambio presentamos altos depósitos de calcio coronario frente a las sociedades ancestrales, que presentan bajos. Esto refleja que parte del calcio que estamos ingiriendo se deposita en los tejidos blandos, endureciéndolos, en vez de en el tejido óseo duro; y aquí la falta de ejercicio físico y la nutrición (más allá del calcio y la vitamina D) tienen mucho que ver.

La baja presencia de la vitamina K2 en nuestras dietas, por el abandono de los productos fermentados que la contienen, lleva a que el calcio no sea aprovechado para fijarse en nuestro cemento óseo y quede pululando por nuestro organismo, para acabar depositándose en otros tejidos blandos donde no corresponde. El déficit de magnesio que sufren las tierras de cultivo y nuestra dieta contribuye en nuestras biologías a conservar los depósitos inapropiados de calcio. Una vez se ha producido el mal, sabemos que ambos nutrientes en dosis controladas son capaces de movilizar depósitos de calcio arterial y renal, como así se ha demostrado en ensayos clínicos. Una muestra más de la utilidad de la nutrición para tratar complicaciones, además de su necesidad para prevenirlas.

Ni mucho menos quiero trasladarte la idea de que el calcio es un mineral temible que hay que demonizar, sólo que algunas veces hace gamberradas y se excede. Se le ha querido poner tan buena reputación, que ante sus fechorías tendemos a desviar la mirada y a buscar otros culpables, como la vitamina D, que se creía la mala de la película.

Si te suplementas con vitamina D, cuando el calcio sea detenido e interrogado por la policía por sus actos vandálicos, tenderá a echarle la culpa de todo a esta vitamina, incluso las cámaras de seguridad verificarán que la vitamina D estuvo colaborando para que entrase más calcio de la digestión antes de que éste hiciese sus fechorías ya en el torrente sanguíneo. La vitamina D es el blanco fácil al que culpabilizar, pero has de saber que difícilmente ésta colaborará en el vandalismo del calcio. Una falta de vitamina K2 y magnesio sí vuelve más vandálico al calcio.

Tras todo lo expuesto puedes pensar: «Entonces, ¿si tomo vitamina D con vitamina K2 y además tengo por costumbre tomar magnesio, ya me puedo suplementar alegremente la vitamina D?». Mi respuesta es que no lo hagas alegremente, en el sentido de que no basta con tomar algo de una sustancia. Pero ¿cuánto es algo?, ¿cuánto necesitas en realidad?, ¿qué procedencia tiene?, ¿cuánto aprovechas de lo que tomas?

Otros signos de toxicidad por hipercalcemia

Además de tu estado nutricional y de la frecuencia de estímulo osteogénico que obtienes por el movimiento y ejercicio físico, que deben ser valorados para que la suplementación con vitamina D se haga de forma equilibrada y beneficiosa para ti, hay diferentes circunstancias no relacionadas con la vitamina D que pueden llevar a toxicidad por calcio, y que puedes tener sin saberlo. Te explico al proseguir la lectura.

Cuando se eleva el calcio en sangre, sin ayuda de la vitamina D, genera unos signos nuevos, anteriormente no descritos, que podemos añadir a la lista:

- Malestar y dolor óseo difuso.
- Debilidad muscular.
- Fatiga.

Estos signos se producen cuando el exceso de calcio proviene del esqueleto, y no de la dieta.

Nuestros huesos están preparados para ser nuestro principal almacén de calcio a lo largo de la vida. De ellos obtenemos calcio en sangre para los requerimientos celulares, cuando no nos lo proporciona la digestión de los alimentos en cantidad suficiente. Esto puede ocurrir porque hemos ingerido poco calcio, porque en algún momento tenemos mayores requerimientos o porque tenemos circunstancias que impiden que lo absorbamos bien. Una de esas circunstancias puede ser la escasez de vitamina D, que lleva a una tasa de absorción baja en calcio. Para compensar los episodios de bajo ingreso de calcio intestinal, nuestros huesos liberan calcio al torrente sanguíneo obedeciendo órdenes que reciben a través de una mensajera llamada parathormona (PTH).

La mensajera PTH traslada y lleva una orden al hueso desde las glándulas paratiroideas. Estas glándulas son cuatro centros de control ubicados en nuestro cuello. En esos centros de control se decide inteligentemente cuántas mensajeras PTH enviar, en qué momento y qué volumen de órdenes hacer llegar al hueso. Con ello se pretende conseguir un fino equilibrio que permite el remodelado óseo a lo largo de nuestras vidas, un proceso a través del cual nuestros huesos se desprenden de calcio y antiguo cemento óseo para renovarse y conformar nuevo cemento óseo de calidad si las circunstancias se lo permiten. Estas circunstancias son propiciadas por una nutrición equilibrada y por el estímulo osteogénico que obtenemos al movernos y ejercitarnos.

Ocurre que, en ocasiones, alguno de estos centros de control pierde el timón y empieza a enviar mensajeras de forma descontrolada, sin control ni rigor. Esto desemboca en una liberación continua y desmedida de calcio al torrente sanguíneo. Si esta forma de liberación de calcio se da en ti, y si además es superior al calcio que se repone en tus huesos, irás desmineralizando tu esqueleto progresivamente, acompañado de un debilitamiento musculoesquelético con molestias, dolor y fatiga (que son los nuevos signos que hemos incluido en este apartado). Además, si la cantidad de calcio que liberan tus huesos al torrente sanguíneo es excesivamente alta, tendrás más predisposición a depósitos de calcio en los tejidos blandos, e incluso podrá acompañar de signos de toxicidad aguda por calcio, que listé al inicio del capítulo. La paradoja está en que, aunque tus huesos se van descalcificando, otros tejidos se pueden ir calcificando.

Los niveles de PTH en sangre nos orientan sobre el grado de actividad del hueso en liberar calcio de sus almacenes, más que el propio nivel de calcio en sangre, que nos puede despistar e incluso hacer pasar desapercibida la pérdida de control de las glándulas. Por eso hay que medir la PTH.

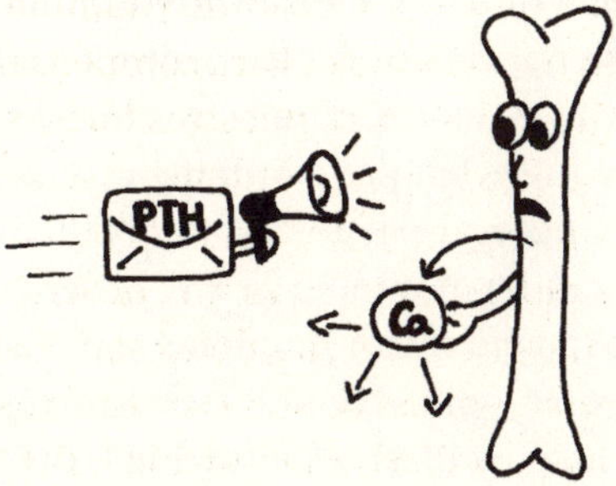

Pero ¿qué nivel de PTH tienes en sangre? Deberías saberlo antes de suplementarte con vitamina D. A menudo, algunas personas interesadas en ser mis pacientes me escriben para pedirme que inicie un estudio de su caso, de sus desórdenes y complicaciones, al tiempo que les ayudo a poner en orden su nivel sérico de vitamina D, y lo hacen contentos porque ya por fin tienen una analítica reciente con la medición sérica de vitamina D. Pero si la PTH no está medida, entonces no me sirve. Toca volver a realizar una analítica por no haber esperado a consultar antes conmigo qué parámetros necesito imprescindibles para el manejo clínico con vitamina D, además de otros parámetros complementarios que ayudan para valorar su perfil según el caso.

Algunos pacientes que llegan ya informados no comprenden por qué es tan importante disponer o no de la PTH, puesto que si ésta saliese elevada, saben que la vitamina D ayudaría a bajarla y a ponerla en orden, lo cual implicaría dejar de verterse altas proporciones de calcio de los huesos al torrente sanguíneo, y en parte por este motivo desaparecerían las molestias, los dolores, la debilidad y la fatiga asociados. Esto es cierto si la PTH está elevada como consecuencia de una baja absorción de calcio, por una vitamina D baja o ineficiente. Pero si la PTH está elevada por la pérdida de timón de alguno de los centros de control, la vitamina D no influirá tanto. Así pues, hay circunstancias que llevan a un aumento de PTH que no se corrige aumentando la vitamina D en el organismo. Incluso la vitamina D podría contribuir a colaborar en la hipercalcemia si ya hay predisposición, porque las glándulas se han vuelto incontrolables.

Otra circunstancia que hay que considerar al conocer el nivel de la PTH es que ésta podría quedar anulada o muy reducida si se elevan mucho los niveles de vitamina D, situación que no es conveniente puesto que juega un papel importante en la remodelación ósea. Por ello es necesario valorar cada caso, informar al paciente de cada situación y mantener la PTH conservada pero no elevada, e incluso es mucho mejor mantenerla en niveles óptimos, que no son los que corresponden a la totalidad de la amplitud del rango que los laboratorios ofrecen, sino que hay que afinar más dentro del rango.

Para empezar, antes de valorar la pauta de vitamina D el paciente debería disponer de una analítica reciente como mínimo con sus niveles séricos de vitamina 25D, PTH intacta (si no es posible la intacta, podría servir la basal), albúmina y calcio. Y a ser posible que incluya también fósforo y magnesio, creatinina, urea y estimación de filtrado glomerular. Soy consciente de que si el médico de tu seguro de salud no es partidario de solicitarte la vitamina D, difícilmente aceptará pedirte la PTH, pero hay otras vías para realizarte una analítica. Existen laboratorios de análisis clínicos que te dan el servicio directo, y seguro que hay uno o varios en tu localidad o en alguna cercana. Es cierto que los precios pueden resultar realmente dispares entre unas ciudades y otras, por lo que lo mejor es pedir un presupuesto. Algunos profesionales contamos con un servicio de análisis clínico en colaboración con algún laboratorio a un precio muy reducido, al menos en mi caso, con el objetivo de facilitar el acceso del paciente a unas analíticas completas y adecuadas para su caso, y asegurando el mismo precio en todo el territorio español.

No debemos confundir la PTHrP (llamada «proteína relacionada con la hormona paratiroidea») con la PTH, aunque compartan receptor y se relacionen. Esta nueva sustancia que te traigo aquí es capaz de inducir hipercalcemias que están relacionadas con enfermedades malignas, sin intervenir la vitamina D. En condiciones fisiológicas normales (las de una persona sana) es prácticamente indetectable en sangre, pero en algunos tumores pasa a elevarse y es responsable de la hipercalcemia que presentan algunos cánceres.

Como ves, hay diferentes causas de la hipercalcemia que pueden llevar a la toxicidad que no se relacionan con la vitamina D. Es importante que las conozca y las tenga en cuenta el profesional clínico que te atienda, te paute y te haga el control y seguimiento, pues pueden estar de antemano o pueden aparecer en el transcurso de la suplementación cruzándose en el camino.

Hay otras circunstancias clínicas no mencionadas que pueden dar lugar a una sensibilidad mayor al uso de la vitamina D y favorecer la hipercalcemia. También hay que considerar los fármacos que por sí solos favorecen la hipercalcemia, interacciones con sustancias y contaminantes que pueden alterar el metabolismo, o en combinación, producir síntomas desagradables. Es importante conocer la historia clínica del paciente y sus hábitos de vida, fármacos, suplementos, hidratación, nutrición y entorno.

Para terminar, si ya te estás suplementando por tu cuenta, me gustaría que a favor de tu salud consideres a modo de resumen que existen ciertas condiciones de riesgo adicionales para la toxicidad por vitamina D (o mejor dicho de calcio) que no controlas o que incluso desconoces, o que ahora no están pero que podrían aparecer en un futuro. Puede que provengan de factores externos a la propia naturaleza de la vitamina D, pero que al interaccionar con el metabolismo de ésta entrañan algún riesgo menor o mayor para la salud. Por eso la vitamina D deber pautarse de forma individualizada, aunque desees que te indique una cantidad apta para ti sin conocerte.

Conforme avancemos en este capítulo nos acercaremos a una posible recomendación general, a modo preventivo, que sea segura para la población sana.

MEGADOSIS

Para tener un punto de partida de referencia, vamos a utilizar las recomendaciones que el Instituto Americano de Medicina dio sobre la cantidad máxima admisible de vitamina D, establecida en 4.000 UI para los adultos. Bueno, en realidad se estableció en 2.000 UI, pero un tiempo después se cambió. Mucho menor es la cantidad diaria recomendada (RDA) por ese mismo organismo, establecida en 600 UI, así que 4.000 UI es ese «tope de mucho» que puedes tomar.

Te adelanto que todo esto quedó obsoleto, pero todavía hoy muchas guías y profesionales se siguen guiando por estas cifras, y así nos va.

Según las mencionadas cifras establecidas, todo lo que esté por encima de 4.000 UI podría considerarse megadosis y ser inadmisible, pero tranquilízate si en tu caso lo superas porque en absoluto es así. De paso, puedes beber agua para hidratarte bien mientras prosigues con la lectura, no hay problema con que te tomes más de un vaso de agua al día (no te acecha la muerte después).

Si todo lo que supere ese «tope de mucho» es considerado megadosis, veamos casos que las tomaron, o incluso en supermegadosis.

De la década de 1920 a la de 1960

Vamos a remontarnos a 1937, año en que se publicó un estudio que el Gobierno estadounidense encargó una década antes a la Facultad de Medicina de la Universidad de Illinois (Chicago) para conocer qué cantidades de vitamina D resultaban tóxicas. A la prueba se sometieron 63 perros y 733 personas, a los que se suministraron dosis diarias de 200.000 UI en períodos comprendidos entre siete días y cinco años. E incluso uno de los autores del estudio decidió consumir por su cuenta 3.000.000 UI/día durante un período corto de quince días. El resultado fue que no se produjo ninguna muerte. Pues menos mal, ¿no? Pero, espera, los animales tratados experimentalmente con las megadosis de vitamina D durante largos períodos de tiempo mostraron extensos depósitos de calcio en varios tejidos con cambios patológicos. Por tanto, se consideró extensible a los seres humanos el peligro de lesiones permanentes.

Jett T. Bowles cuenta, en su libro sobre altas dosis de vitamina D, la historia de un grupo de mujeres embarazadas que en 1966 tomaron una dosis diaria de 100.000 UI durante los nueve meses de embarazo, sin consecuencias negativas detectadas para las madres ni para los bebés. No sé cuánto hay de cierto en ello, pues no he encontrado que haya quedado registrado en ninguna publicación con criterios formales. En cualquier caso, hemos de considerar que en los experimentos que se realizaban por entonces se utilizaba la vitamina D2, que se considera de menor efectividad que la D3 y tiene un tiempo de vida más corto.

Los superyayos

Más recientemente, en el año 2014, se publicó el caso de dos ancianos de raza caucásica que tomaron una sobredosis oral única de 2.000.000 UI de vitamina D3 de forma accidental en un hogar de ancianos de los Países Bajos. Se trataba de un hombre y una mujer de noventa y noventa y cinco años, respectivamente, que tomaron de golpe todo el contenido de un frasco que debía durarles meses. Antes de la ingesta de la supermegadosis ambos tenían una buena función renal y no se les conocía ninguna patología significativa. Tras el accidente, ambos fueron monitorizados desde la primera hora hasta tres meses después de la ingesta para detectar signos clínicos y bioquímicos de intoxicación por vitamina D. Pero, ¡sorpresa!, ambos estaban más frescos que una rosa.

Las concentraciones de vitamina D3 en sangre mostraron un rápido aumento, con el pico más alto unas horas después de la dosis. Imagino los nervios y la tensión del equipo sanitario preparándose para los peores resultados en los siguientes días, como si estuviesen observando el despegue de un cohete espacial que avisa de un fallo y se espera lo peor una vez esté en órbita.

Las concentraciones séricas máximas de 25D se observaron ocho días después de la ingesta: 210,8 ng/ml para él y 168,8 ng/ml para ella. La sorpresa fue encontrar que los niveles de calcio plasmático aumentaron sólo «ligeramente» (según los autores que reportan el caso) y en las dos primeras semanas después de la ingesta: hasta 10,74 mg/dl para él y 10,94 mg/dl para ella, para luego descender hacia la normalidad. Los niveles de fosfato y creatinina se mantuvieron dentro del rango de referencia. No se observó ningún síntoma clínico adverso. Bueno, por suerte al final todo quedó en un susto sin más.

Tras este caso accidental se llegó a la conclusión de que una sola dosis oral masiva de 2.000.000 UI de vitamina D3 no causa una toxicidad aparente, al menos que requiera de hospitalización ni que conlleve efectos adversos observables. Los autores reconocen el infortunio de no haber medido el calcio excretado por la orina, que como ya te indiqué antes es un indicador más sensible de exceso de calcio que en la sangre. No obstante, en su conclusión hicieron constar que no se puede excluir la toxicidad a largo plazo de una megadosis de dos millones aunque sea única y anual, ya que anteriormente dosis únicas de 500.000 UI de vitamina D3 administradas durante varios años habían mostrado un aumento en el riesgo de fracturas como efecto adverso.

No dejar al alcance de los niños ni de las mascotas

El caso de los superyayos me recuerda a un episodio accidental que sufrió un perro. La paciente de una de mis alumnas del curso

«VitaminaDos – Curso avanzado en vitamina D, salud y enfermedad», al llegar a su casa encontró que su perro se había tomado todas las cápsulas blandas de vitamina D3 de un bote que había adquirido con 10.000 UI por unidad o cápsula. Al parecer el bote cayó, y al desparramarse su contenido el perro aprovechó para tomárselo todo. El bote contenía en ese momento alrededor de 200 cápsulas, por lo que el perro ingirió de forma accidental 2.000.000 UI como dosis única. En el hogar del perro se pusieron muy nerviosos y consultaron rápidamente a mi alumna, que a su vez también se puso nerviosa y me consultó a mí.

En ese momento había que observar al perro en busca de cualquier síntoma de toxicidad aguda por calcio. Quizá empezase a tener más sed y demandase más agua, quizá sintiese la necesidad de orinar más, quizá vomitase, estuviese desorientado o con un comportamiento extraño. Hablamos de medidas para actuar en previsión de la toxicidad si fuese necesario, que debía compartir con su veterinario. Pero nada de lo previsto como adverso ocurrió. El animal se comportó como de costumbre y el susto pasó.

Se le podía haber realizado una ecografía renal, pero de poco hubiese servido si no se contaba con una prueba previa anterior a la ingesta accidental para comparar. Al fin y al cabo fue una dosis única, aunque megadosis, como la de los superyayos, no recurrente.

Cuando finalmente supe que todo había transcurrido con normalidad, pensé para mis adentros que quizá hasta le hizo un favor aquel accidente al animal, pues tal vez se redujeron dolores, estados inflamatorios, ajustes en primeros estadios de un cáncer no detectado todavía, prevención en enfermedades autoinmunes, etc. No lo sabemos, ni el caso estuvo monitorizado al menos en su bioquímica para conocer más detalles.

La lechería de Boston

En la historia también hay episodios que sí llevaron a toxicidad aguda. Lamentablemente fueron todos accidentales sin buscarse en un contexto experimental controlado, lo que en algunos casos llevó a la muerte.

Entre octubre de 1988 y enero de 1991, endocrinólogos del área de Boston diagnosticaron a nueve pacientes con hipervitaminosis D de causa incierta. En Estados Unidos es una práctica común enriquecer la leche con vitamina D, y consideraron que la leche de una lechería local que entregaba a domicilio podía ser la probable fuente de exceso de vitamina D para ocho de los nueve pacientes. En abril de 1991, el Departamento de Salud Pública de Massachusetts recolectó muestras de leche de dicha lechería para medir sus concentraciones en vitamina D. Los resultados revelaron la presencia de vitamina D en una cantidad entre 70 y 600 veces mayor al límite legal.

Investigando un poco más sobre este caso encontré que el límite legal por aquel entonces en Estados Unidos estaba en 400 UI por un cuarto de galón de leche, que es casi un litro de leche (concretamente 0,9463525 l), lo que supone un límite legal de 105,7 UI por un vaso de leche de 250 ml. Si aumentamos este límite 70 y 600 veces, corresponde a una franja de 7.400 y 63.420 UI/vaso, respectivamente. Imagínate tomar de dos a cuatro vasos de esta leche al día. Siguiendo algunas recomendaciones dietéticas que todavía se hacen, las cifras pueden llegar a ser desorbitadas. Se me niebla la mente sólo de imaginarlo.

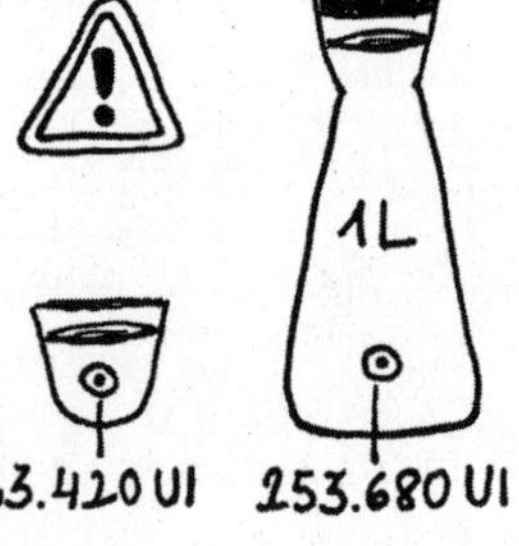

Actualmente casi todo el suministro de leche de Estados Unidos está fortificado con alrededor de 120 UI de vitamina D por vaso. Recuerda que la leche en realidad apenas tiene vitamina D si no se le agrega directamente o se suplementa al animal.

Entonces, ¿qué ocurrió para que aquella lechería hiciese semejante disparate saltándose la ley tan ampliamente? Hay que considerar que en el momento de la inspección se había entregado leche a aproximadamente once mil hogares en cuarenta y dos grandes comunidades de Boston. La inspección de los productos lácteos reveló que el instrumento utilizado para medir el concentrado de vitamina estaba roto, lo que llevó a la conclusión de que la adición no medida de vitamina D a la leche fue la causa del exceso de fortificación. Parece ser que, a falta de herramientas calibradas, decidieron hacerlo a ojo (sólo que bizco), o dejaron que los nietos jugasen con la vitamina D y se encargasen ellos de agregarla (la verdad es que no lo sé, sólo estoy haciendo conjeturas).

Por suerte «sólo» murieron dos personas ancianas, y no es seguro que fuese a causa de la ingesta de esta leche. A continuación, en el apartado «Saber +», te muestro los detalles de este caso por si son de tu interés.

Saber +: Estudio del caso de la lechería de Boston

A partir del hallazgo se inició la búsqueda de más casos, y se diseñó un estudio de casos y controles, para determinar la extensión de la gravedad clínica e identificar factores de riesgo para el desarrollo de enfermedades clínicas asociadas con la toxicidad por las megadosis de la vitamina.

- Se identificaron treinta y cinco casos de toxicidad definida y veintiuno posibles. Los afectados eran principalmente personas mayores, con una edad media de 68,5 años (en un rango entre 1,2 y 92 años).
- Las manifestaciones clínicas más frecuentes fueron: anorexia (32 %), pérdida de peso (27 %), debilidad (27 %), fatiga (21 %), desorientación (14 %), vómitos (14 %), deshidratación (14 %), poliuria (12 %) y estreñimiento (11 %). Siete pacientes de casos definidos fueron asintomáticos.
- Cuarenta y un casos fueron hospitalizados, de los cuales veinticuatro (59 %) no tuvieron secuelas documentadas en el momento del alta, siete (17 %) fueron dados de alta con insuficiencia renal residual, dos (5 %) fueron dados de alta con calcificación metastásica y otros dos (5 %) murieron en el hospital.

- Las dos muertes estaban relacionadas con un estado hipercalcémico que podría no proceder de la ingesta de leche con megadosis de vitamina D, pero ambos fallecidos eran clientes de aquellos productos lácteos a domicilio. Un hombre de ochenta y seis años murió de una arritmia cardíaca fatal, y una mujer de setenta y dos años falleció por una infección oportunista secundaria al uso de inmunosupresores para la hipercalcemia.
- El nivel sérico de vitamina 25D para los treinta y cinco pacientes definidos oscilaba entre 56 y 696 ng/ml, por lo que no podemos decir que todos ellos sufriesen de hipervitaminosis D aunque sufriesen de hipercalcemia con efectos tóxicos; ya sabemos que a la hipercalcemia no siempre se llega por culpa de la vitamina D. Por aquel entonces se utilizaron rangos de referencia adecuados de 15-80 ng/ml en verano y de 10-55 ng/ml en invierno (proporcionados por Laboratorios de Teeterboro).
- El nivel de calcio sérico de los pacientes de casos definidos en el momento de la presentación de la muestra sanguínea fue, de promedio, de 13,1 mg/dl.
- Ocho pacientes tomaban suplementos de vitamina D, pero sólo uno de ellos era consumidor de los productos lácteos de aquella lechería. Y entre los pacientes, diecinueve pacientes (58 por ciento) eran clientes de la lechería.
- Se observó una relación dosis-respuesta entre la toxicidad y la cantidad de leche de la lechería consumida por día: en comparación con las personas que no consumieron leche de la lechería, las que consumieron menos de un vaso por día tenían un riesgo moderado, mientras que las que consumieron un vaso o más por día estaban en mayor riesgo. También se observó una relación dosis-respuesta entre la toxicidad y el número de años que una persona había consumido aquella leche: las personas que recibieron leche de la lechería por menos de cinco años tenían un riesgo menor, mientras que las que recibieron la leche de la lechería durante cinco años o más tiempo estaban en mayor riesgo.

Un error materno mortal

En la literatura médica se recoge el caso de una niña de cuatro meses que llegó a hipercalcemia grave, hipercalciuria y nefrocalcinosis provocadas por la suplementación de vitamina D3 que le administró su madre por su cuenta. La bebé era amamantada exclusivamente y además recibía un suplemento oral de vitamina D3 en gotas; concretamente recibió alrededor de 50.000 UI/día durante dos meses. La madre creía que el contenido en vitamina D3 que le administraba era tres veces menor, unas 16.000 UI diarias, aunque si así hubiese sido se trataría igualmente de una dosis muy alta para un bebé.

El error pudo ser mortal, pero por suerte la niña no falleció y se recuperó en un hospital. Otros bebés, en cambio, no tuvieron esa suerte.

Megadosis en bebés

Se conoce el caso de dos lactantes que murieron debido a la administración diaria de ergosterol irradiado, que contenía aproximadamente entre 30.000 y 40.000 UI de vitamina D2. La administración se produjo de forma continuada durante ocho y doce meses.

De cuatro casos reportados de hipervitaminosis D en lactantes, todos mostraron un cuadro clínico característico. El examen radiológico de los huesos en dos pacientes mostró importantes anomalías con patrón de crecimiento anormal. El estudio patológico de los órganos en un caso demostró el fenómeno de calcificación extensiva en ciertos órganos del cuerpo, así como cambios degenerativos en el músculo cardíaco. La evidencia clínica de daño renal estuvo presente en dos casos.

La recuperación de dos pacientes demostró que la condición es reversible. En un paciente, después de un período prolongado de reparación, la función renal y la arquitectura ósea volvieron a la total normalidad.

Aun con la posibilidad de reversión, es evidente el peligro de una alta administración de vitamina D durante períodos prolongados. Cantidades de 10.000, 16.000, 30.000 UI o más podemos considerarlas megadosis para los niños, y nunca deberían tomarlas los lactantes salvo casos puntuales controlados. Los casos mencionados anteriormente, además, cumplían con una periodicidad diaria por tiempos largos de administración, hasta que la gravedad lo interrumpió.

DE MEGADOSIS A DOSIS SEGURAS

Con lo visto hasta ahora quizá te preguntes qué cantidad se considera tóxica. Para empezar, desconocemos qué dosis de vitamina D es tóxica, pues las características individuales de cada persona y sus circunstancias marcarán el pronóstico de una megadosis. Lo cierto es que existen unas características biológicas similares entre humanos suficientes para considerar los posibles efectos adversos de «megadosis» desde un patrón biológico común compartido, suficiente también para usar el principio de precaución.

Lo que no es de recibo es considerar prohibitivo «a-l-g-o» porque «a-l-g-u-n-a» vez «a-l-g-u-i-e-n» se atragantó con ello y murió, o se puso malísimo al tiempo que tomó ese algo casualmente o causalmente. Si ese algo fuese agua tragada, ¿prohibiríamos beber agua?, ¿dejaríamos beber un tercio de vaso de agua pero no un vaso entero?, ¿quién decide cuánta agua beber y según qué criterios? El uso de estos símiles puede resultar muy simplista, pero bajo esa simplicidad ese «a-l-g-o» pasó a ser la vitamina D en dosis injustificadas (recordemos el cuento inicial del capítulo, porque a partir de ahora cobra mucho sentido).

Para vislumbrar cuánto es tóxico y cuánto no, empezaremos usando el sentido común. Las megadosis de vitamina D tienen un potencial tóxico que se puede manifestar de forma aguda-crítica, o de forma crónica, moderada-leve e incluso silenciosa. Ahora bien, ¿cuánto es una megadosis? Ello se ha tratado de cuantificar para determinar el umbral, pero sin éxito y sin certeza. Usando de nuevo el sentido común, podríamos decir que toda cantidad que supere las dosis fisiológicas tiene el potencial de ser megadosis, pues cuanto más se aleje de las dosis fisiológicas más se acerca a una megadosis tóxica.

Recordemos que las dosis fisiológicas máximas son aquellas cantidades obtenidas de forma natural exponiendo nuestra máxima extensión de piel al sol. No nos intoxicamos por exponernos al sol, y se estima que los adultos podemos producir un máximo del equivalente a 25.000 o, a lo sumo, de 30.000 UI/día. Estas cantidades, aun siendo fisiológicas, yo las considero moderadamente altas, y por encima de ellas altas o muy altas, al tratarse de dosis suprafisiológicas, que podrían comportarse como megadosis tóxicas, especialmente si son administradas a diario y sin control.

Aunque nuestra biología esté preparada para más de 20.000 UI todos los días del año, considerando los meses más o menos proclives para la síntesis de vitamina D (fuera del ecuador) obtendríamos un promedio anual de 10.000 UI/día. Esta cifra media y moderada de 10.000 UI podría representar una dosis fisiológica diaria sin riesgos para los adultos, como así se demuestra en los estudios realizados, considerando a personas sanas sin enfermedades y sin alteraciones fisiológicas que interaccionen con el metabolismo de la vitamina D.

Pero ¿qué pasa con los niños? Veamos todas las edades con más detalle.

Dosis en niños

La Autoridad Europea de Seguridad Alimentaria (EFSA) mantiene que para bebés de hasta seis meses la dosis de 1.000 UI/día es segura y tolerable, siendo poco probable que presente riesgos o efectos adversos; de seis a doce meses, dosis de 1.400 UI/día, y ya cumplido el año, dosis de 2.000 UI/día (según revisión de 2018). Por encima de estas dosis no garantiza la seguridad.

La EFSA reconoce que existen formulaciones de leche preparada que superan estas dosis para bebés, sin considerar otras fuentes de vitamina D extras que además pueden estar presentes.

La Sociedad Norteamericana de Endocrinología recomienda como terapia para pacientes deficientes en vitamina D la dosis de 2.000 UI/día para bebés y niños de hasta un año durante seis semanas hasta alcanzar niveles séricos suficientes de vitamina D, para luego continuar con una dosis de mantenimiento de 1.000 UI/día.

Dosis en adultos

El Instituto Americano de Medicina, que forma parte de la Academia Nacional de Ciencias de Estados Unidos, estableció que el nivel máximo de ingesta admisible para la vitamina D en adultos era de 2.000 UI/día. ¡Ojo!, te estoy mencionando su nivel máximo, porque su nivel recomendado diario es para echarnos a reír o llorar, según se prefiera.

Con los años subió el nivel máximo de 2.000 a 4.000 UI/día (no sabemos si alguien se arruinó por el camino ante semejante generosidad). Ese nivel máximo estipulado supuso manifestar que no era/es admisible superarlo y que no era/es tolerable. ¿No se podía tolerar por parte de ellos o es que no podemos tolerarlo las biologías humanas? Parece ser más lo primero.

Superar dicha cantidad llevaría a la peligrosidad, de forma que si tú querías, lo podías hacer a modo particular, pero las autoridades médico-científicas americanas (a las que copia el resto del mundo) no te daban su aprobación. Lo que superaba lo admisible pasaba a ser inadmisible, y no había más que hablar. Por ello tampoco se dejaba investigar con cantidades mayores, y se necesitaba la aprobación de un comité de investigación y ética para hacerlo. Esto no ha cambiado mucho en nuestros tiempos.

Si extrapolásemos esas cantidades máximas admisibles de ingesta a la exposición solar, nos encontraríamos con que tomar el sol mínimamente sería inadmisible (para ellos) y peligroso por la toxicidad (que ellos le atribuyen). Quizá te plantees, como lo hice yo, que lo que no quieren es que te excedas de dosis de vitamina D entre lo que obtienes tomando el sol sumado a lo que ingieres, y que velan por tu salud con tanto mimo que toman muchas precauciones. Pues no es el caso, ya que la Academia Americana de Dermatología recomienda que la fuente de vitamina D sea a través de la nutrición o ingesta, y no por exposición solar. Una vez más, ¿qué se puede esperar de una sociedad moderna que considera un avance el nacer, trabajar y morir bajo techo? El sol no puede ser otra cosa que un peligroso enemigo para ellos.

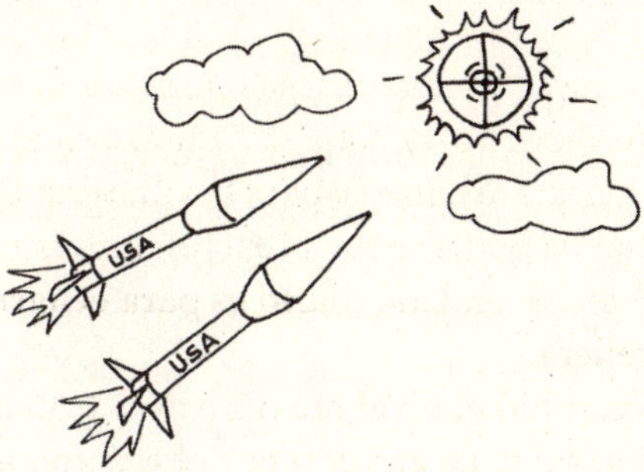

En Europa, en cambio, la EFSA revisó diversos estudios para reevaluar en 2012 la seguridad en el uso de la vitamina D en productos dietéticos para adultos, y estableció que una ingesta de 10.000 UI/día supone un «nivel sin efectos adversos observables», que llaman NOAEL. ¡Vaya, qué casualidad! ¿10.000 UI/día no era la cifra que te compartí usando el sentido común para el promedio anual de una dosis fisiológica por exposición al sol? Sí, sí lo era.

Es más complicado especificar el NOAEL para niños y adolescentes que para adultos y bebés, por falta de estudios y escasez de datos sobre posibles ingestas elevadas de vitamina D en esas edades. Ante la incertidumbre en cuestión de vitamina D se aplica la restricción extremadamente. En la tabla 4 encontrarás los niveles establecidos por la EFSA según su conocimiento actual, que puede variar en los próximos años.

Tabla 4. Nivel sin efectos adversos observables (NOAEL) en vitamina D según la EFSA

RANGO DE EDAD	NOAEL
< 6 meses	1.000 UI/día
6-12 meses	1.400 UI/día
1-10 años	2.000 UI/día
11-17 años	4.000 UI/día
≥ 18 años	10.000 UI/día

Hay quienes consideran que los niveles NOAEL deben ser proporcionales a la edad considerando el crecimiento y aumento del peso de los niños. Es extraño que una niña de un año pueda tomar 2.000 UI/día y que mientras crece, a sus cuatro, siete y diez años, siga sin modificación de dosis segura, o que un chaval de diecisiete años pueda tomar de forma segura 4.000 UI/día y unos días después, al cumplir los dieciocho, pueda dar el salto a 10.000 UI/día. Como ya te comenté, es una forma de precaución, quizá muy restrictiva ante la falta de datos registrados, que se utiliza para que no caigamos en niveles muy altos sin una valoración y seguimiento de un profesional, ya que los productos dietéticos se pueden comprar libremente y dar lugar a sobredosis.

De igual forma que para los niños y adolescentes, los ajustes de dosis seguras han de considerar el peso y tamaño corporal de los adultos. Una dosis de 10.000 UI/día no tendrá la misma respuesta en un adulto que pesa 45, 67 o 92 kg. Aunque la EFSA no diferencie en pesos corporales en los adultos, en la clínica consideramos que 10.000 UI/día no es apropiado para adultos de menos de 50 kg de peso.

Por suerte, no todas las entidades siguen la senda del Instituto Americano de Medicina, ni todos los americanos. La Sociedad Americana de Endocrinología se desmarcó claramente de su homólogo y lideró una guía de práctica clínica mucho más intervencionista y más favorable a la suplementación en busca de beneficios esqueléticos (¡ojo!, porque todas se enfocan en el viejo paradigma de cubrir la salud ósea). En la tabla 5 te dejo la dosis máxima tolerable de mantenimiento y administración de vitamina D que ellos proponen. No obstante, en la propia guía se reconoce que pueden precisarse dosis superiores para corregir la deficiencia de vitamina D.

Has de tener en cuenta que estamos hablando de dosis de administración de vitamina D en su forma nativa (D3). Si se elige administrar el fármaco con calcidiol o calcifediol (conocido como Hidroferol en España) se considera que las dosis deben ser entre cuatro y cinco veces más bajas que las mencionadas, ya que estaríamos administrando directamente la 25D que necesitamos para aumentar los niveles séricos, cuya respuesta hipercalcemiante es rápida. De hecho, los casos de toxicidad conocidos en adultos en España han sido por el mal uso de calcidiol o Hidroferol, ¡ojo al dato!

Tabla 5. Dosis máximas tolerables (UL) de vitamina D y dosis que pueden precisarse para corregir deficiencias según la Endocrine Society

RANGO DE EDAD	UL	PUEDE PRECISARSE
< 6 meses	1.000 UI/día	2.000 UI/día
6-12 meses	1.500 UI/día	2.000 UI/día
1-3 años	2.500 UI/día	4.000 UI/día
4-8 años	3.000 UI/día	4.000 UI/día
≥ 8 años	4.000 UI/día	4.000 UI/día
≥ 18 años		10.000 UI/día

Hasta aquí hemos visto que son varias las sociedades de referencia que no consideran como megadosis para adultos cantidades de 10.000 UI/día. Ahora bien, ¿qué pasaría con dosis orales de más de 10.000 UI/día, por ejemplo, del doble o triple, que podríamos obtener por el sol, o incluso algo más? Quizá no sean megadosis, pero ¿podría un organismo adulto tolerar dosis de 50.000 UI/día durante períodos largos sin efectos adversos? Podría ser y así es, como se demuestra en un estudio publicado en 2019 después de siete años de seguimiento tras atender a 4.700 pacientes. Te lo muestro a continuación.

Superando los límites admisibles (década de 2010)

Una experiencia de siete años de duración, en la que se administraron dosis orales de vitamina D usando de 5.000 a 50.000 UI/día en pacientes hospitalizados, llevó a la conclusión de que la suplementación a largo plazo con vitamina D3 en dosis de hasta 50.000 UI/día parece ser segura.

Todos los pacientes fueron evaluados tras su ingreso en el hospital, un centro hospitalario psiquiátrico estatal (Cincinnati, Ohio) que atendía a hombres y mujeres adultos, la mayoría con diagnóstico de enfermedad mental grave en el momento de la admisión. La evaluación incluía los niveles de vitamina D desde julio de 2011. Se les ofreció suplementos para corregir o prevenir la deficiencia, debido a que la mayoría presentaban deficiencia en el momento de la admisión. Se consideraron los múltiples riesgos asociados con la deficiencia de vitamina D y que la mayoría de los pacientes recibían una exposición solar mínima durante el curso de su admisión.

Durante el tiempo que duró el estudio se admitieron más de 4.700 pacientes, la mayoría de los cuales aceptaron la suplementación con 5.000 o 10.000 UI/día. Debido a las preocupaciones que generaban algunas enfermedades que presentaban los pacientes, para las que existe literatura científica sobre el beneficio de dosis mayores de vitamina D, algunos pacientes aceptaron cantidades más grandes, en dosis que oscilaron entre 20.000 y 50.000 UI/día. Los pacientes fueron bioquímicamente evaluados con mediciones en sangre y orina. Los resultados fueron:

- No se registraron casos de hipercalcemia ni eventos adversos atribuibles a la suplementación con vitamina D3 en ningún paciente hasta por siete años.
- El nivel en sangre más alto de 25D alcanzado con 10.000 UI/día fue de 202 ng/ml.
- Los niveles medios de 25D en sangre con 10.000 UI/día fueron de 96 y 116 ng/ml en dos conjuntos de datos.
- Tres pacientes con psoriasis mostraron una mejoría clínica notable en su piel con dosis entre 20.000 y 50.000 UI/día.
- Se controló un caso de asma y psoriasis con 25.000 y 50.000 UI/día, respectivamente.

En otro estudio de tres casos varones se monitoreó la administración oral diaria de dosis altas de vitamina D3 de hasta 60.000 UI. Se comenzó con una dosis segura de 10.000 UI, y progresivamente se fue subiendo hasta llegar a 60.000 UI durante el transcurso de dos a seis años, observando tolerancia de manera segura y sin toxicidad ni efectos adversos.

Para no olvidar

- Dosis diarias de entre 5.000 y 50.000 UI de vitamina D3 a largo plazo no resultaron en toxicidad ni en eventos adversos en el transcurso de siete años.
- Dosis diarias de hasta 60.000 UI de vitamina D3 no resultaron en toxicidad ni en eventos adversos en el transcurso de dos a seis años.

CUESTIÓN DE ZAPATILLAS

¿Te acuerdas cuando en el capítulo anterior te mencioné las zapatillas DBP? Déjame que te las recuerde. Son esas zapatillas necesarias para que los metabolitos del clan de la vitamina D, como atletas, puedan desarrollar la carrera de relevos.

Éste es un punto muy importante antes de cerrar el capítulo sobre la toxicidad, porque las zapatillas marcan la diferencia entre la vitamina D obtenida por el sol o bien de forma oral, y quizá en un futuro nos lleven a obtener más información sobre las dosis orales más adecuadas y su relación con la toxicidad o la ausencia de ésta.

Verás, cuando obtienes vitamina D a través de tu piel, inmediatamente se la calza con zapatillas DBP para que inicie su carrera hacia el hígado u otros lugares donde hará sus relevos. En cambio, cuando obtienes vitamina D de forma oral a través de un proceso de digestión, ésta no lleva las zapatillas deportivas ni es el momento de calzarlas. En este último caso la vitamina D se sube a una especie de taxi aerodinámico, llamado quilomicrón, y de esta manera hace uso de un pase VIP para tomar un medio de transporte que la desplace cómodamente hacia el hígado, sin necesidad de calzarse las zapatillas deportivas. Es allí, en el hígado, cuando se le asignarán sus zapatillas. Pero ¿y si no hay para todas? ¿Y si no se esperaba un montón de atletas llegados con el pase VIP?

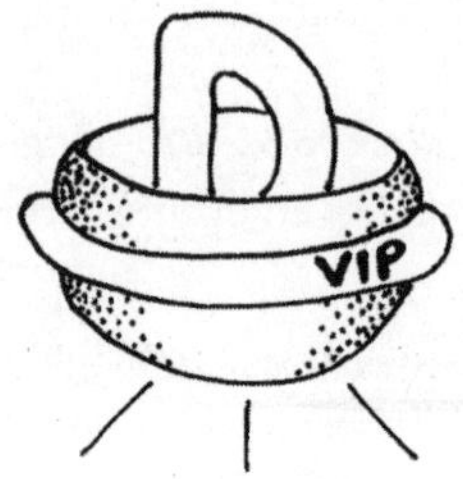

La vitamina D obtenida por el sol tiene asegurada la asignación de zapatillas, así que cuando llega a los tejidos ya las lleva puestas. Pero no ocurre lo mismo con la vitamina D oral, la cual, al llegar al hígado, o bien se la calza para poder ir a otros tejidos o bien es eliminada si no hay zapatillas suficientes, o simplemente se retiene una pequeña fracción.

Al respecto de la eliminación de la vitamina D, en un estudio publicado en *Physiological Reports* a finales de 2021 y realizado en ratones, se encontró que cuando la vitamina D3 llegaba exclusivamente de forma oral, se excretaba más por las heces que cuando llegaba por la piel. Esto protege contra un acúmulo y posible toxicidad, pero también reduce la efectividad de la vitamina D3 oral respecto a la cutánea. Estas diferencias se dan por la presencia o ausencia de las zapatillas, al menos en el reino animal de Mickey Mouse, pero no sabemos si pasa lo mismo en los humanos. El tiempo lo dirá.

Permíteme que te cuente un poco más. Vamos a ver qué hace el clan de la vitamina D con estas zapatillas deportivas. Las vitaminas D2 y D3 las usan para desplazarse a emplazamientos donde puedan realizar los siguientes relevos, hacia formas como la 25D y la 1,25D. La forma final 1,25D se las quita cuando llega a la meta para realizar sus funciones, entre ellas un aumento en la absorción intestinal de calcio. Aunque la 1,25D sea la forma final más activa, la 25D también tiene actividad, y puede optar por llegar a la meta sin realizar un relevo más. No es tan efectiva como la 1,25D, pero algo puede hacer si se quita las zapatillas. Ambas, tanto la 25D como la 1,25D, siempre han de desprenderse de las zapatillas para poder actuar ya en la meta.

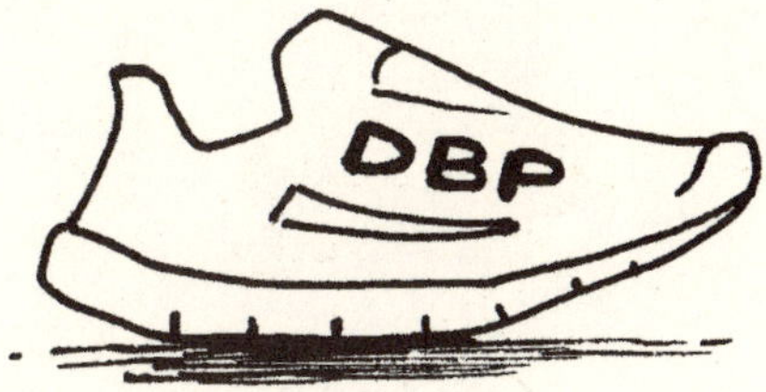

¿Qué pasa entonces si le damos el pase VIP a la 25D? Cabe preguntárselo, pues es lo que hacemos cuando usamos fármacos tipo Hidroferol, con los que obtenemos 25D de forma oral y concentrada ingresando sin zapatillas. Pues bien, cuando la 25D llega al hígado sin zapatillas, está preparada para ser algo útil si no puede continuar la carrera, pero también para su potencial tóxico propiciando la elevación del calcio de forma rápida. Se ha barajado la posibilidad de que un aumento de 25D libre, sin zapatillas, pueda dar lugar a otro tipo de perjuicios al forzarse su unión a receptores de meta de forma aleatoria, algo así como forzarla a llegar a la meta intermedia donde ya puede actuar, todo por no llevar las zapatillas puestas hasta que le toque quitárselas realmente. Y esta aleatoriedad podría no ser buena. Esto sólo es una hipótesis sobre la que hay que seguir estudiando, pero al menos en ratones ya sabemos que el pase VIP para la vitamina D3 no parece entrañar peligro, salvo la reducción de eficacia.

Sería interesante avanzar en la investigación y conocer si el consumo oral diario (y no cada siete, quince o treinta días, como se hace en forma de fármaco) acostumbra al organismo y lo prepara para tener disponible zapatillas deportivas en la medida que sean necesarias, con el fin de aprovechar la vitamina D oral ingresada.

Los esquimales son nuestra referencia, en los humanos, pues sólo adquieren la vitamina D de forma oral y regularmente, así que quizá en ellos podamos encontrar las claves que nos faltan. Para el resto de sociedades parece que la exposición al sol desempeña un papel muy importante, por lo que no debemos pensar en anularla ni en sustituirla, si acaso en compensar su déficit por la vida moderna.

6

El error que todo lo cambia

BAJO LOS EFECTOS DEL ERROR

El Instituto Americano de Medicina, que emite recomendaciones a petición del Gobierno de Estados Unidos, cuenta con la subsección Food and Nutrition Board para el área de alimentación y nutrición. Una de estas recomendaciones emitidas es la RDA, o dosis diaria de nutrientes considerada suficiente para cumplir con los requisitos de las personas sanas estadounidenses (al menos del 97,5 por ciento de esta población).

En 1997, dicha institución estableció la RDA para la vitamina D en 600 UI/día hasta los setenta años y 800 UI/día para edades mayores, y también estableció el nivel de ingesta máximo admisible (UL) en 2.000 UI, como ya vimos. Sin embargo, los resultados obtenidos por registros de casos —aunque fuesen accidentales—, más el sentido común y los hallazgos encontrados en las investigaciones —aunque estuviesen limitadas por dosis intolerables de aprobar—, no se correspondían con las citadas recomendaciones, y con los años estas disonancias fueron saliendo a la luz de una manera formal.

En 2007 se publicó en la revista científica *The American Journal of Clinical Nutrition* una evaluación de riesgos para la vitamina D que desmontaba el nivel de ingesta máximo admisible establecido, afirmándose que 10.000 UI/día es una dosis segura para los adultos sanos (ten en cuenta siempre que hablamos de una población sin circunstancias contrarias a la regulación óptima del metabolismo de la vitamina D y del calcio). La publicación deja claro que la revisión se basó en ensayos clínicos bien diseñados en humanos, por si quedaba alguna duda. ¡Por fin podría investigarse con dosis superiores a 2.000 UI/día!

Vale, entiendo que ya no te sorprenda a estas alturas de la lectura, pero sujétate bien que ahora vienen curvas.

En 2014 se publicó en la revista científica *Nutrients* que la RDA estaba basada en un error estadístico, y que una vez subsanado se observaba que se necesitaban cantidades mucho mayores para tener niveles sanguíneos que nos sacasen del peligro de la hipovitaminosis. Concretamente, para la población canadiense resultaba que se requerían de media 8.895 UI/día (entre 7.000 y 10.000 UI/día) para la RDA, en vez de la cantidad de 600-800 UI/día que todavía hoy siguen manteniendo como recomendación sociedades médicas, instituciones, publicaciones y revisiones de publicaciones. Hemos de considerar que en Canadá (país del estudio) el índice de radiación solar es bajo y resulta necesario obtener la vitamina D por ingesta.

La publicación decía así:

> Esta línea de regresión reveló que 600 UI de vitamina D por día logran que el 97,5 por ciento de las personas tengan valores de 25(OH)D en suero por encima de 10,72 ng/ml, en lugar de por encima de 20 ng/ml que se supone actualmente. También se estimó que se pueden necesitar 8.895 UI de vitamina D por día para lograr que el 97,5 por ciento de las personas alcancen valores de 25(OH)D sérica de 20 ng/ml o más.
>
> Las implicaciones clínicas y para la salud pública de la dosis diaria recomendada de vitamina D mal calculada son graves. Con la recomendación actual de 600 UI, los objetivos de salud ósea y los objetivos de prevención de enfermedades y lesiones no se cumplirán.

Con esta publicación surgió la noticia de que los investigadores estaban desafiando la ingesta de vitamina D recomendada por el Instituto de Medicina de la Academia Nacional de Ciencias, alegando que la RDA de vitamina D subestimaba la necesidad en un factor de diez, o lo que es lo mismo, recomendando una dosis diez veces menor de lo que corresponde.

En 2015, de nuevo en la revista *Nutrients*, otros investigadores de la Universidad de San Diego (Estados Unidos) se sumaban a confirmar los cálculos corregidos anteriormente por los investigadores de la Universidad de Alberta (Canadá). En una carta a la revista científica se escribió:

> Hacemos un llamamiento a la Academia Nacional de Ciencias-Instituto de Medicina y a todas las autoridades de salud pública interesadas en transmitir información nutricional precisa al público para designar, como la RDA, un valor de aproximadamente 7.000 UI/día de todas las fuentes [...].
>
> Los cálculos realizados por nosotros y otros investigadores han demostrado que estas dosis son sólo una décima parte de las necesarias para reducir la incidencia de enfermedades relacionadas con la deficiencia de vitamina D.[1]

Resultó que para calcular la RDA se cometieron ciertos errores estadísticos. ¿Errores estadísticos? Pero vamos a ver, ¿esto es una broma o qué? Hablamos de errores estadísticos que marcarían las recomendaciones a nivel mundial y que han resultado en una pandemia de hipovitaminosis D.

[...] Te invito a una pausa y silencio.

Siempre comparto con mis alumnos mi sorpresa y perplejidad al saber de la existencia de estos errores. Sinceramente, me cuesta mucho comprenderlo y sigo sin salir del asombro. Un error lo puede cometer cualquiera, sin duda, pero no cualquiera publica en una revista científica, ni la revista científica que lo publicó y para la que pasó desapercibido el error es cualquier revista. Antes de la publicación de estos estudios se requieren revisiones del material, con un proceso nada fácil a modo de filtros para no enturbiar la ciencia. Entonces, ¿cómo fue posible? Corramos un tupido velo...

La pregunta del millón que les hago a mis alumnos es: «¿Tú sabías de este error, sabías de su hallazgo?» (para que te sitúes en contexto, ten en cuenta que en su mayoría son nutricionistas y médicos). Después de leer este libro la respuesta cambiará a un

1. Las dosis a las que hacían referencia eran la RDA marcada por el Instituto de Medicina.

«sí» en futuros alumnos, pero lo ideal sería conocerlo durante el tiempo de preparación universitaria de grado o posgrado que te prepara para realizar recomendaciones nutricionales, o incluso *a posteriori* en el transcurso del ejercicio profesional. Entonces, ¿por qué no lo sabemos? Bien, podríamos no saber del error, pero sí de los nuevos datos fruto de subsanar el error para aportar información nutricional veraz y precisa. Podríamos encontrar las guías de referencia «actualizadas» (pero actualizadas de verdad, y no sólo a modo de titular molón), pues desde el año 2014 creo que ya han pasado suficientes años.

Tengo alumnos que me han expresado su enfado e indignación por haberse sentido engañados e incluso manipulados. Todos somos víctimas, y no siempre responsables de primer nivel, del miedo o terror que expandimos sobre la vitamina D (nuestra gran aliada para la salud).

Confieso que yo también he sentido rabia, indignación y enfado. Te mentiría si te dijese que han sido pocas veces. Si yo te contara..., daría para un libro, pues he sufrido en primera persona las consecuencias del entorpecimiento e ignorancia al respecto de la vitamina D como usuaria del sistema sanitario, y lo revivo cuando mis pacientes me cuentan sus anécdotas, historias que se superan unas a otras, con dictámenes médicos amenazantes, juicios cargados de desprecio, deseos de que te adentres en la gravedad crítica para tu salud, groserías, represalias y un largo etcétera por parte de profesionales sanitarios con respecto a la vitamina D, basándose en falacias y mitos falsos. Cuando de mí se trataba no me faltaron momentos de desafiar con coherencia —no por rivalidad, sino por dignidad— invitando al criterio justificado, y el resultado fue que no entraban en razón, sino en imposición o rechazo, y si podían restaban de algo que te pudiese beneficiar (por esa necesidad de que pierdas algo para que él/ella gane). En mis pacientes he visto a personas que alojaron el miedo y la imposición que se les arrojó, y eso es muy destructivo.

No me han faltado ganas de convertirme en un personaje tipo el Tío la Vara,[2] al más puro estilo rural español, vara en mano al

2. Personaje del humorista español José Mota. Es el héroe del programa «La Hora de José Mota», un pueblerino encargado de quitar toda la tontería del mundo.

grito de: «¡Tontos del mundo! ¡Sus via crujir vivos! ¡A to's!». Y quién sabe si algunas noches me transformo en «vitaminaDa indignada» y cumplo una misión antitontacadas por el poder que me otorga la vara.

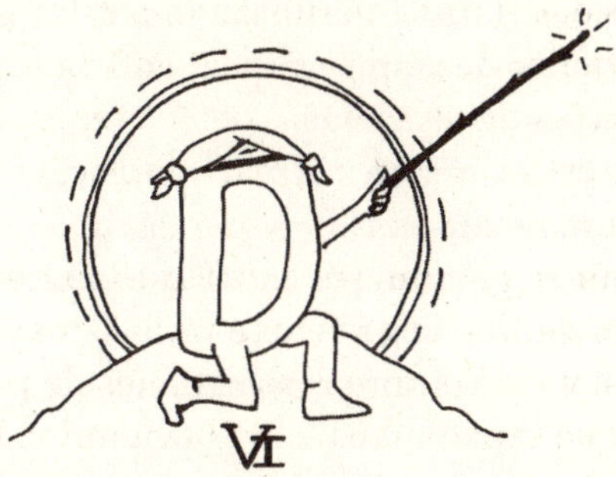

Quién sabe. Lo que es seguro es que por aquí te digo que apuesto por nuevas formas de hacer, buscando el activismo pacífico para el cambio. ¿No dicen los sabios que odiar es para flojitos? Cambiemos la indignación por el empoderamiento y seamos «vitaminaDos empoderados».

UNA LLAMADA AL CAMBIO

Han sido numerosas las llamadas en la literatura académica para aumentar la ingesta recomendada en vitamina D. Puede ser que no necesites ingerir de 7.000 a 10.000 UI/día si te expones algo al sol a diario y de una forma efectiva, aunque muy probablemente necesites un mínimo de 4.000 UI/día si no trabajas de sol a sol al aire libre o si no pasas al sol el tiempo suficiente sin protección solar. El problema es que hoy en día, en el hemisferio norte, es difícil conseguir sólo por el sol niveles mínimos de suficiencia sérica de vitamina D. Incluso en los países cercanos al ecuador (o latitud 0°) es cada vez más común la hipovitaminosis D, pero ya tendremos tiempo de analizar el por qué más adelante.

Algunos autores consideran la necesidad de 3.900 UI/día para que la mayoría de la población sana alcance los niveles séricos de 20 ng/ml (insuficiencia que deja atrás la deficiencia) y de 6.200 UI/día para alcanzar los 30 ng/ml (suficiencia mínima que deja atrás la insuficiencia), lo cual dependerá de a qué país pertenezca esa población, del índice de radiación y del hábito mínimo de exposición solar. Por otra parte, no debemos olvidar que los niveles séricos sólo son una referencia general, limitada, pues no contemplan el índice de respuesta particular a la vitamina D o la existencia de grados de resistencia.

En cualquier caso, millares arriba o millares abajo en la dosis, estamos hablando de ingestas muy por encima de todas las recomendaciones que se guiaron por la RDA establecida por el Instituto Americano de Medicina (y que todavía hoy se perpetúan). ¿No te parece chocante el que se perpetúen?

Llamada a la acción

En marzo de 2020, con la reciente explosión de la pandemia por la COVID-19, en una publicación que hizo de revisión de estudios acerca del papel protector de la vitamina D frente al riesgo de infección y muerte por gripe y otros virus respiratorios, se propuso como medida preventiva la suplementación de vitamina D en la población. En concreto, se propuso considerar tomar 10.000 UI/día de vitamina D3 durante algunas semanas para aumentar rápidamente las concentraciones séricas y continuar con 5.000 UI/día. La propuesta no llegó a aplicarse en la salud pública.

Carta a todos los gobiernos y profesionales de la salud

En diciembre de 2020, con el avance incesante de la pandemia por la COVID-19, se redactó una carta, firmada por más de doscientos científicos, profesores y médicos, en la que se hacía un llamamiento a todos los gobiernos, médicos y profesionales de la salud de todo el mundo para que recomendasen e implementasen de inmediato los esfuerzos apropiados para aumentar la vitamina D en sus poblaciones. La carta decía así:

No es necesario esperar a que se realicen más ensayos clínicos para aumentar el uso de algo tan seguro, especialmente cuando el remedio de altas tasas de deficiencia/insuficiencia ya debería ser una prioridad.

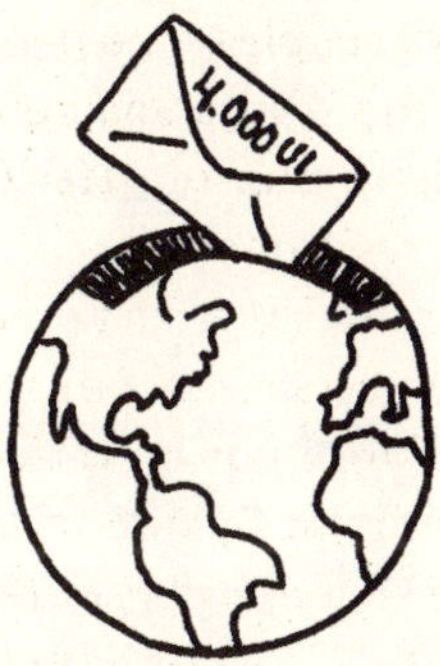

Cuando se constituyó esta carta se les preguntó a los firmantes qué cantidad de ingesta diaria recomendarían a la población adulta en general, dando a elegir entre 2.000 UI y 4.000 UI. Tenían que ceñirse a una de esas dos opciones, no había más. De los doscientos veinte firmantes, cincuenta y cinco de ellos eligieron la recomendación de 2.000 UI/día, y el resto, la de 4.000 UI/día.

También se les preguntó cuál era su propia ingesta personal, y las respuestas fueron las siguientes:

- Ciento veintiocho firmantes indicaron que era de al menos 4.000 UI/día. Aparecen dosis de 5.000, 6.000, 7.000 y 8.000 UI.
- Veintinueve firmantes indicaron que era de al menos 10.000 UI/día. Aparecen dosis de 12.500, 20.000, 50.000 e incluso 200.000 UI, especificando la condición de autoinmunidad.
- El resto de firmantes indicaron que eran dosis inferiores a 4.000 UI (tipo 2.000 o 3.200 UI) o no lo especificaron.

La ingesta personal puede responder a motivos clínicos, individuales y con control bioquímico del caso. Por ello, quédate con que, de cara a las recomendaciones generales para la población, la opción mayoritariamente elegida fue la de dosis de 4.000 UI/día.

Mi recomendación general

Desconozco cuántas veces me han preguntado qué cantidad de vitamina ha de tomar cierta persona, pero han sido muchas, así que creo necesario volver a insistir en que no te debes suplementar alegremente sin una valoración de tu caso concreto. Y una valoración no consiste sólo en conocer tu nivel sérico de vitamina D actual y tu peso.

Curiosidades: No somos chats de asistencia

Aprovecho el momento para hacer una llamada al respeto y buen uso de la comunicación, por ese fenómeno curioso que se ha convertido en una práctica común de preguntar a cualquier hora y desde cualquier medio a aquella persona que divulga en salud. Los nutricionistas y médicos que además de ejercer nuestra profesión también divulgamos nos encontramos con que además tenemos que gestionar esa constante demanda de las personas que buscan en nosotros un chat de asistencia.

No somos teleoperadores ni robots de consulta, y aunque lo fuésemos, nunca podríamos sustituir con ello la consulta clínica, de igual manera que un chat de asistencia en carretera no te podrá arreglar la avería del coche. De hecho, en el fondo nadie quiere que nos convirtamos o seamos sustituidos por chats o *bots* ¿verdad? Apuesto a que la mayoría de los usuarios se quejarían del servicio que se redujera a eso.

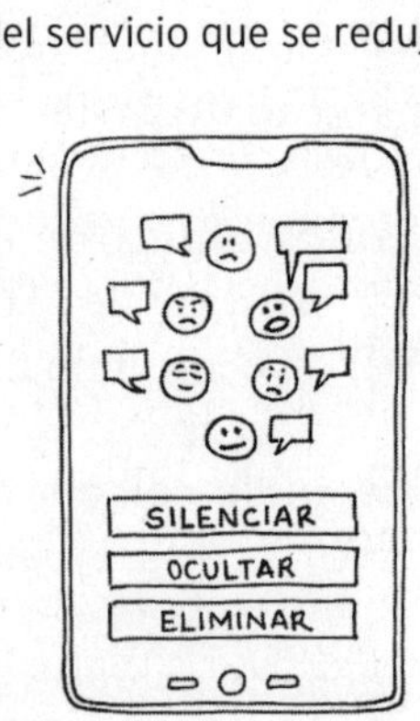

El teléfono móvil no es el responsable de invadir sin respetar; éste será inteligente, pero en realidad el *smartphone* sólo obedece la voluntad de quien lo maneja, ocupando el espacio de comunicación de otra persona, su tiempo personal, su organización, su horario laboral, sus días festivos o de descanso, y esperando la inmediatez de la respuesta. ¿Te imaginas a un médico respondiendo mensajes de chat que le llegan mientras le cuentas lo mal que te encuentras en vez de atenderte a ti?

Si esa persona que está al otro lado divulgando encuentra el momento y te da diálogo, alguna orientación o respuesta, agradéceselo, pero nunca des por sentado que ha de hacerlo. No lo tomes como una falta de interés o simpatía hacia ti, no se trata de eso.

Considero que, de partida, no existe una recomendación óptima igual para todos. Las prescripciones pautadas se deben hacer de forma individual y personalizada, tras una valoración oportuna.

No obstante, puedo acercarme a considerar una cantidad de vitamina D para la población adulta en general, aquella que nos dé la tranquilidad de que tendrá más beneficios que riesgos aun con situaciones no controladas implicadas en el metabolismo de la vitamina D y del calcio, o directamente no tendrá riesgos. Esa cantidad podría ser de 4.000-5.000 UI/día, coincidiendo con la cantidad máxima por dosis permitida para la venta libre de productos dietéticos o nutricionales fabricados en España, es decir, la dosis máxima permitida para que tú puedas comprarlo sin prescripción o sin orientación/acompañamiento profesional al respecto.

La cantidad máxima por dosis permitida al fabricante para la venta libre de productos varía por países. En España, hasta la fecha no se permite fabricar dosis con cantidades mayores a 4.000 UI, pero sí puedes obtener preparados con dosis mayores fabricados en otros países que se venden legalmente en el país. En otros países europeos y extracomunitarios las limitaciones difieren, con lo que podemos encontrar concentrados de hasta 50.000 UI por dosis de venta libre. No busques una lógica; cada país tiene sus propias normas para la fabricación.

Por otra parte está el etiquetado de los productos, que en cuanto a recomendación diaria no es claro. Imagínate que adquieres un preparado con formulación dietética de 4.000 UI por dosis. La información del producto te puede recomendar consumir una dosis por día (4.000 UI/día), o te puedes encontrar que te recomiendan una dosis cada cuatro días (1.000 UI/día) en una clara intención de no querer asumir riesgos o responsabilidades, aunque esperen que los clientes por lo general tomen una o dos dosis diarias. La mayoría de los fabricantes optan por ser conservadores en sus recomendaciones, acercándose a la recomendación americana de RDA aun sabiéndose que ésta es errónea. Hasta la fecha los representantes del Instituto Americano de Medicina no han reconocido su error, ni mucho menos se han disculpado por la confusión y por las consecuencias generadas en la sociedad, y por eso mismo todavía hoy hay mucha gente que debiera saber al respecto y no lo sabe. Pueden pasar muchos años hasta que el panorama cambie. Por mi parte, espero estar contribuyendo con mi granito de arena.

Con la cantidad a la que me sumo como recomendación general para la población adulta podemos conseguir una valiosa medida preventiva desde una perspectiva de salud pública, al menos para reducir los índices de hipovitaminosis D en la población.

Según mi experiencia, sumada a los estudios existentes, puedo decirte que una cantidad de 4.000 UI/día no supone ningún peligro. Si hubiese alguna condición desfavorable, la podríamos detectar en una próxima analítica antes de que dé lugar a una situación adversa.

En consulta veo a personas consideradas como sanas (o al menos no enfermas) que no se podían ni imaginar que tuviesen desórdenes en su salud que pudieran interferir en la respuesta a la administración de vitamina D, hasta que los descubrimos porque busco descartarlos al hacer la valoración oportuna antes de pautar de forma individualizada sus dosis de vitamina D.

Es por ello por lo que no puedo apoyar la recomendación de 10.000 UI/día a largo plazo en la población adulta general, como sí hacen ciertos colectivos que promueven en las redes su uso diario por tratarse de una dosis fisiológica inocua. Ellos se basan en que algo que podemos obtener por el sol de forma natural no nos puede dañar o resultar tóxico, pero olvidan que el ser humano está expuesto a fármacos, sustancias contaminantes y condiciones clínicas (como, por ejemplo, tumores benignos y malignos hipercalcemiantes) que pueden resultar adversos. Muchos de los contaminantes a los que estamos expuestos son de nueva generación, creados por la industria en los últimos años, de los cuales se han identificado algunos que son capaces de incrementar los niveles séricos de vitamina D, aunque por lo general suele ser a la inversa. Desconocemos la acción completa de estos contaminantes no naturales en nuestras biologías, por lo que no tenemos garantías para recomendar a la totalidad de la población que dice no tener enfermedad una dosis fisiológica de 10.000 UI/día de por vida, sin una valoración y control adecuados.

Es cierto que una dosis fisiológica de 10.000 UI/día (o mayor) puede mejorar determinados procesos alterados de la salud, pero en algunas personas puede resultar en algunos efectos adversos por las fechorías del calcio. Por ello quiero dejar claro que no es que no apoye esta dosis fisiológica diaria, todo lo contrario, sino que creo que debe ir acompañada de una valoración clínica, nutricional y de estilo de vida, y de un control mínimo para tener garantías. Así estaremos más tranquilos y actuaremos con seguridad.

Con dosis de 4.000 UI/día de vitamina D obtenidas de forma oral hay personas que mantienen niveles séricos de mínima suficiencia (tipo 30-40 ng/ml) y otras que permanecen en hipovitaminosis D. Cada caso es distinto, y tú deberías conocer el tuyo.

En los últimos tiempos, en mi consulta cada vez veo con más frecuencia casos que no salen de la hipovitaminosis aun tomando dosis diarias de 4.000 UI/día por ingesta oral, los cuales llegan a mí tras períodos largos (cuatro, seis e incluso doce meses) de ingesta porque alguien se lo recomendó (amigos, conocidos, *influencers* e incluso médicos) o bien porque lo compraron por su cuenta al leer ciertas opiniones. Algunos de estos casos sumaban a la ingesta la exposición al sol diaria, y aun así no llegaban a la suficiencia. Si bien hemos de considerar que mi consulta es de nutrición aplicada a la clínica, por lo que a ella llegan pacientes que no están sanos, bien porque cuentan con un diagnóstico concreto de patologías identificadas o bien porque no lo tienen pero se encuentran mal o muy mal. Y esto va en aumento con una sociedad que ha normalizado el no estar bien o el estar mal, a medio camino entre la salud y la enfermedad.

Cuando hay estrés sostenido (psíquico, físico, químico o de otro tipo) y estados inflamatorios de base (agudos o crónicos de bajo grado), las necesidades de vitamina D aumentan. Esto explicaría por qué algunas personas no salen de la insuficiencia tomando suplementos en dosis estandarizadas de vitamina D. Así pues, las recomendaciones generales para la población sana podrían ser insuficientes para la población enferma o próxima a la enfermedad.

Por todo ello advierto que esta dosis de 4.000 UI/día, a la que me sumo en un ejercicio de responsabilidad y prudencia, puede resultar suficiente, a medio gas, o no resultar para elevar los niveles sanguíneos en algunas personas «oficialmente» sanas.

7

Una historia de amor y dependencia

LA LLAVE Y SU CERRADURA

Hay algo que aún no te he contado de la vitamina D, de su intimidad, pero ya ha llegado el momento de que lo sepas. Tiene una relación amorosa, con sus dichas y desdichas. No vayas a creer que te lo cuento por chismorreo, sino para que la puedas conocer más y sí comprender lo que ganas o pierdes en salud.

«¿Y quién es él?» «¿A qué dedica el tiempo libre?», quizá te preguntes sobre su amante. Pues verás, prefiere mantener su anonimato y darse a conocer como *Vitamin D Receptor* (VDR, por sus siglas en inglés), aunque si tú lo prefieres puedes llamarlo Vicente Díaz Ruiz, pero no es él. En su tiempo libre hace de cerradura, y en su oficio también. En realidad, ha nacido para enamorarse, y su corazón, a modo de cerradura, sólo puede ser ocupado por la vitamina D.

Hasta ahora conocías la parte atlética de la vitamina D por sus carreras de relevos hasta la meta, pero desconocías esta parte romántica que tiene. En la meta es donde se encuentra con Vicente, perdón, quería decir VDR. Él la espera con ganas, la recibe y sólo tiene ojos para ella. Es un receptor exclusivo de esta vitamina.

Para poder unirse la vitamina D con VDR en la intimidad de su amor, necesita una llave que entre a la perfección en su cerradura. En el clan de la vitamina D, si nos centramos en los metabolitos clásicos de la ruta metabólica más conocida, esa llave está en posesión de la 1,25D.

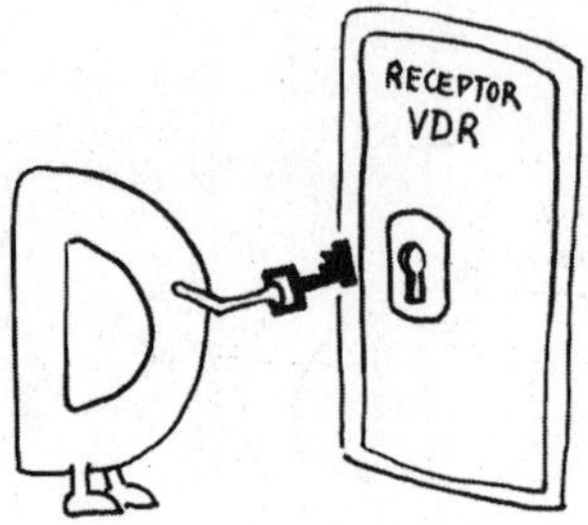

Aquellos relevos que conociste, que acontecían en la vida deportiva de la vitamina D, no son más que sucesivas transformaciones de un material hasta perfeccionarse en forma de llave para encajar en la cerradura que abrirá las puertas a múltiples beneficios en la salud. Es aquí cuando se manifiesta *the power of love.*

Momentos románticos

La vitamina D sin la cerradura VDR no es nadie, no puede actuar ni para sus acciones clásicas (en la salud ósea) ni para las acciones no clásicas (en la inmunidad, la expresión génica y sus otras funciones). «Sin ti no soy nada», le dice ella a él (mientras suena de fondo música de Amaral),[3] y es que su vida no tiene sentido sin VDR. La vitamina D sin VDR no es útil en nuestras biologías.

Para colmo, la vida de VDR depende literalmente de su amante. «No puedo vivir sin ti, no hay manera», le dice él a ella (mientras suena de fondo música de los Ronaldos),[4] de modo que si ella no va a visitarlo, éste llena sus días de lamentos y muere de pena.

3. Amaral es un grupo de música español que puso voz y sonido instrumental al tema «Sin ti no soy nada».

4. Los Ronaldos, otro grupo de música español, crearon el tema «No puedo vivir sin ti».

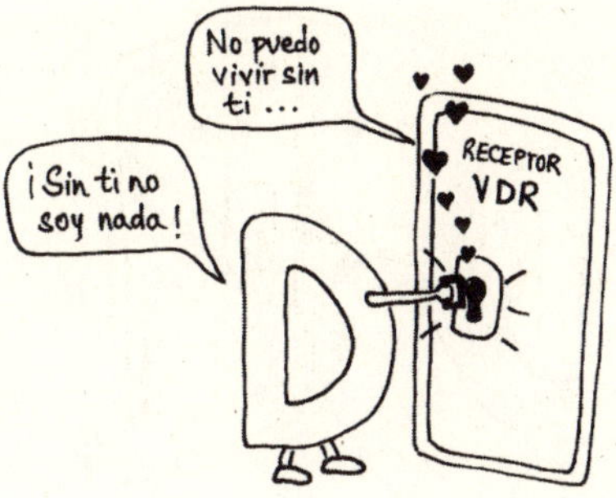
¡Sin ti no soy nada!
No puedo vivir sin ti...
RECEPTOR VDR

Salta a la vista que ambos tienen una relación dependiente. La vitamina D y el VDR se unen en un complejo funcional, y es gracias a esa unión que la vitamina D (en su forma 1,25D) actúa cumpliendo múltiples funciones. Así pues, sería injusto hablar de la vitamina D sin hablar de su amante.

Se masca la tragedia

Probablemente recuerdes, de capítulos anteriores, que la meta de la carrera de relevos en la que participa la vitamina D puede estar defectuosa. Este defecto se origina en el VDR, que es una cerradura. ¿Qué crees que pasa entonces? Desde el punto de vista de esta historia de amor, pasa que ambos amantes quieren encontrarse y no pueden, o bien que uno de ellos está ausente o indispuesto y el otro lo sufre como un rechazo. En cualquier caso, llegamos a que no se consigue conformar el complejo funcional vitamina D-VDR, que es lo mismo que decir que la vitamina D no puede actuar.

Piensa que hay muchos VDR distribuidos por el cuerpo en diversos tejidos, no sólo en los huesos, como se creía. Constantemente se realizan carreras de relevos para que pueda llegar suficiente vitamina D a las cerraduras que albergan los VDR, con su llave preparada. Pero si aparece un virus, bacteria u otro patógeno graciosete y fastidia la cerradura, ya tenemos un problema, pues cuando llegue la llave se encontrará con una cerradura bloqueada incapaz de recibir a su amante. Y así se iniciará una etapa de infortunios y desventuras.

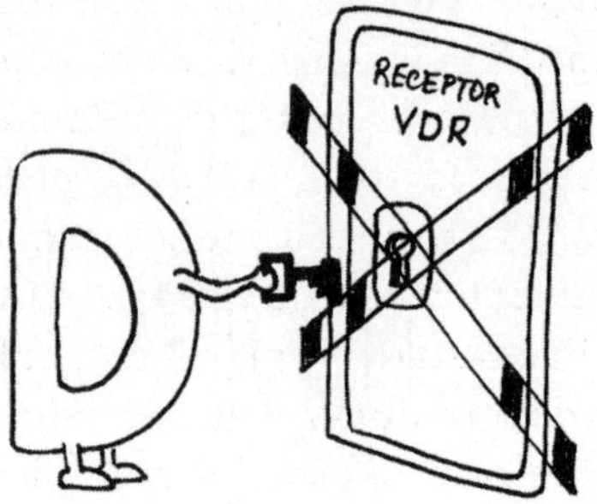

Esta situación ocurre también en los procesos cancerosos. Una célula tiene la capacidad de autodestruirse si se vuelve loca. Es una muerte programada para evitar que se multiplique, y para que esta medida de protección sea posible necesita de la vitamina D. Pero la malignidad de la célula puede superar su programa de autodestrucción, bloqueando al VDR o precintándolo, para que la vitamina D no consiga acoplarse con su llave y así no poder iniciar las acciones de defensa frente al avance e invasión del cáncer, es decir, para impedir que la llegada de la vitamina D sirva de algo. Se espera que la capacidad de protección sea efectiva si el VDR recibe a menudo visitas de la vitamina D, por disponer de niveles séricos óptimos. En cambio, si VDR llora la ausencia frecuente de la vitamina D, la célula quedará desprotegida. La acción de la vitamina D en los primeros estadios del cáncer apunta a ser muy importante, de ahí que resulte de vital importancia en el abordaje desde la inmunonutrición.

Todos estos escenarios trágicos son formas de resistencia a la vitamina D que acontecen en el VDR, afectando a la meta de la carrera de relevos en la que participa el clan de la vitamina D.

Cuando el mal funcionamiento del VDR es originado porque el patrón de fabricación de los VDR está defectuoso de fábrica, lo que puede ocurrir es que la cerradura no tenga afinidad por la vitamina D, o que aunque la tenga esté defectuosa y no encaje con la llave correspondiente. La vitamina D vive su tragedia en solitario, ya que VDR no la reconoce como su pareja predestinada.

Por los pasillos de tu cuerpo también se habla de otro trágico escenario, en el que VDR agoniza y muere de pena por no recibir visitas de su amada vitamina D. Como ya vimos, la vida del VDR depende literalmente de la vitamina D. El contacto de la vitamina D es su estímulo vital, lo que lleva a que se sigan fabricando más cerraduras. Si hay poca afluencia de visitas de la vitamina D, las células deciden no malgastar energía en crear algo inútil, descendiendo el número de cerraduras. Ésta sería una forma de resistencia temporal y parcial a la vitamina D, que podría sufrir gran parte de la población con hipovitaminosis D crónica. Tras pasar por largos períodos de insuficiencia o deficiencia en vitamina D, hemos de asegurar suficiente vitamina D en el organismo de forma continuada y dejar tiempo para que, tras la insistencia de la vitamina D en sus visitas a la célula, genere suficiente estímulo para que ambos amantes vuelvan a encontrarse en buenas condiciones para unirse y actuar.

¡Recuerda! La vitamina D en su forma hormonal (1,25D) no es útil por sí sola; tiene el potencial, pero no es posible sin su unión al VDR.

Amor duradero

En condiciones óptimas, el VDR y la vitamina D (en la forma 1,25D) siempre se van a identificar y van a promover su amor. No importa si bajo la misma molécula visitante u otra, ni importa si es en una cerradura u otra si todas son VDR. Es un amor duradero, a pesar del corto tiempo de vida de la 1,25D.

La vitamina-hormona 1,25D vive sólo un par de horas, algo insignificante teniendo en cuenta que su predecesora, la 25D, pueda vivir entre dos y tres semanas. La matriarca, la D3, vive alrededor de un día si está circulando preparada para dar paso a su sucesora, la 25D; en cambio, puede vivir entre uno y dos meses si se retira de la circulación y permanece almacenada lejos del bullicio de la ciudad, optando por tejidos periféricos como el tejido graso y los músculos (a diferencia de otras vitaminas grasas que se almacenan prioritariamente en el hígado, en pleno centro urbano).

Tabla 6. Tiempo de vida de las formas clásicas de la vitamina D

CLAN DE LA VITAMINA D	TIEMPO DE VIDA
1,25D	2-5 horas
25D	2-3 semanas
D circulante	1-2 días
D almacenada	2 meses

Es hora de preguntarse, si la 1,25D es la amante del VDR y ambos actúan en unión, ¿no debería cuantificarse la vitamina D sanguínea bajo esta forma como marcador funcional?, ¿no sería la mejor forma para valorar si existe deficiencia o insuficiencia de vitamina D? Pues verás, su corta vida, su oscilación según necesidades y cambios hormonales, y su inestabilidad en la recogida de muestra y conservación no la hacen el marcador más adecuado. Incluso puede llevar a diagnósticos erróneos. Por ejemplo, ante un estado inflamatorio, la concentración de 1,25D puede aumentar para tratar de mediar sobre ella (por su acción reguladora de la inflamación) independientemente de la concentración sérica de 25D, siempre que haya existencias.

Cuando medimos en sangre la vitamina D, lo hacemos en su forma 25D, como ya debes saber. Su síntesis depende de las existencias de la materia prima, la D, y en ella no interfieren cambios hormonales. Además, es la molécula más estable para el análisis en laboratorio, más que la D y mucho más que la 1,25D. Al ser la predecesora de la forma funcional 1,25D y tener un tiempo de vida bastante más largo, se considera el reservorio de la hormona-vitamina D, lo que la lleva a ser el mejor marcador conocido para conocer el estado de la vitamina D. No es un marcador funcional, pero sí de reserva, y eso es lo que por lo general te cuantifican cuando te haces un análisis de sangre (salvo equivocación). Pedir la 1,25D es un parámetro más costoso y definitivamente poco útil, salvo en ocasiones concretas poco frecuentes.

Así que recuerda, cuando pidas que te midan el estado sérico de la vitamina D, asegúrate de solicitar por la forma 25-(OH)-D. He visto algún caso de equivocación con solicitud de 1,25-(OH)2-D, y después el médico considerar que no se va a repetir el análisis.

Por suerte, existe un consenso generalizado en cuantificar la 25D en vez de la 1,25D. En cambio, no existe un método analítico estándar, y los resultados de lo que se pretende medir pueden ser irreales. Por ejemplo, los métodos radioinmunométricos, o por colorimetrías, o los ensayos inmunoabsorbentes ligados a enzimas disponibles para medir la 25D (entre ellos los conocidos por los nombres RIA, QLIA, EQLIA, ELISA), tienen un cien por cien o más de reactividad cruzada con el producto de desecho de la 25D, el metabolito 24,25D. ¿Esto qué quiere decir? Que cuando miden con cualquiera de estas técnicas tus niveles séricos de vitamina D, en realidad están midiendo tus niveles de 25D junto a 24,25D, porque no es posible discriminarlo. También existe reactividad cruzada para el metabolito 1,25D, aunque en menor proporción, y con otras moléculas. ¡Menudo batiburrillo, eh! Pues sí, una mezcla que se da por buena y que marca niveles de 25D más altos de los reales. Esta imprecisión al alza en la medición nos puede llevar a sobreestimar la eficacia de la suplementación o exposición estacional al sol, y no corregir adecuadamente la deficiencia de vitamina D.

Saber +: Comparativa entre metodologías

En 2013 se llevó a cabo un estudio que comparó tres metodologías para la determinación de la 25D en ochenta y dos pacientes teniendo en cuenta la reactividad cruzada. El estudio fue publicado en 2014 en la *Revista Argentina de Endocrinología y Metabolismo*.

El resultado de una misma muestra de sangre de un mismo paciente puede diferir en función de la metodología empleada. Puedes apreciar la disparidad de resultados en la tabla 7.

Tabla 7. Resultados séricos de todos los pacientes por las tres metodologías (RIA, QLIA, EQLIA)

METODOLOGÍA	MEDIA (NG/ML)	MÍNIMO (NG/ML)	MÁXIMO (NG/ML)
RIA	34,1	8,9	67,9
QLIA	25,9	11,1	48,9
EQLIA	33,1	3,6	53,3

Según los fabricantes, las especificidades de los diferentes métodos son similares (aunque no idénticas). En función de los resultados de este estudio (tabla 8) podrían no ser comparables, como también sugirieron anteriormente otros autores.

La especificidad analítica se refleja a través del porcentaje de reactividad cruzada con otros metabolitos.

Tabla 8. Especificidad de tres ensayos para las distintas formas de vitamina D. Porcentaje de reactividad cruzada

ESPECIFICIDAD	RIA (%)	QLIA (%)	EQLIA (%)
25 OH vitamina D3	100	105	98
25 OH vitamina D2	100	82*	81
24,25 (OH)2 vitamina D3	100	112	121
24,25 (OH)2 vitamina D2	100	-	-
1,25 (OH)2 vitamina D3	11	12,6	5
1,25 (OH)2 vitamina D2	11	-	6
Colecalciferol (vitamina D3)	0,8	0,3	5
Ergocalciferol (vitamina D2)	0,8	0,1	6
Epímero C3 de 25 (OH) vitamina D	-	2,7	93

* 82 por ciento calculado por método no convencional a dosis bajas.

Se debe considerar que todo valor que se obtiene de una técnica analítica es sólo una estimación del valor real, debido a la incertidumbre de la medida. Sólo técnicas como la cromatografía líquida de alta eficacia (HPLC) y la cromatografía líquida asociada a espectrometría de masa (LC-MS/MS) pueden lograr una alta especificidad, cuantificando por separado, sin reactividad cruzada. Son técnicas que requieren de equipos complejos y personal cualificado para su uso, lo que las hace costosas y no suelen emplearse.

Puede ser que tú seas una de esas personas a las que se les dice que tienen suficiencia de vitamina D por el hecho de que tus niveles séricos de 25D están rozando los 30 ng/ml a duras penas. En estos casos, pienso: «¿Si quitásemos la 24,25D, la 1,25D, la epi C3 (un epímero encontrado también en adultos, que se creía sólo presente en los recién nacidos) y otras moléculas del batiburrillo, cuánta 25D nos quedaría de verdad?». En un estudio que te compartí a modo de curiosidades en un capítulo anterior, aquel de los patinadores de Hawái, ¿recuerdas?, encontraron una diferencia de 6,8 ng/ml al emplear una metodología que discrimina metabolitos no propios a la 25D. Si aplicásemos esta variabilidad sobre una estimación de 30 ng/ml por los inmunoensayos comunes, estaríamos en realidad ante unos niveles de 23,2 ng/ml. Por tanto, si quisiéramos asegurar un mínimo de suficiencia de 30 ng/ml, tendríamos que situarnos en una estimación de 36,8 ng/ml.

«Si el médico considera que el estatus adecuado de vitamina D es definido como mayor de 32 ng/ml, deberá asegurarse que el paciente tenga un valor mayor a o igual a 40 ng/ml», sugieren Cavalier y colaboradores, tras analizar las controversias en la medición de la vitamina D sérica (en forma de 25D), considerando la incertidumbre de la medida de los ensayos más empleados.

En conclusión, sin un buen reservorio de 25D, los encuentros de amor entre 1,25D y VDR en tu organismo corren peligro y empiezas a perder *the power of love*. Dado los márgenes de error de los resultados analíticos, te recomiendo que te asegures unos buenos niveles séricos (de al menos 40 o 50 ng/ml), que no te quedes en el mínimo de suficiencia residual (30-39 ng/ml) y que no tengas miedo si te sitúas en niveles altos del rango fisiológico (60-100 ng/ml).

CUANTIFICAR

Ahora ya sabes que cuando nos miden los niveles de vitamina D en sangre no se busca la forma original ni la forma final tipo llave, sino una forma intermedia que es un tipo de llave sin terminar de perfilar. Esta forma intermedia (25D) también tiene la capacidad de abrir la cerradura, pero le cuesta mucho más, cerca de unas doscientas veces más.

Si quieres conocer el estado sérico de tu vitamina 25D, te recomiendo cuantificarla en dos ocasiones anuales: avanzado el invierno y avanzado el verano. Avanzado el invierno, allá por febrero (en el hemisferio norte), sabrás a qué nivel llegas durante los meses fríos y de baja radiación solar, cuando hayas agotado tus reservas y te quede exclusivamente lo que obtengas de la alimentación. Y avanzado el verano, allá por septiembre, sabrás a qué nivel llegas combinando alimentación y sol tras los meses de verano, en los que se espera que hayas aprovechado la radiación. Evidentemente, deberías hacerlo sin suplementación de vitamina D si quieres conocer cuán efectivo es tu estilo de vida.

Puedes hacer la versión corta y solicitar una medición al finalizar el verano. Si aun habiendo estado en contacto con el sol del verano no llegas a niveles de suficiencia, no esperes que ocurra en invierno; eso no pasará.

Si ya te suplementas, por ejemplo, sólo en invierno, y quieres comparar con aquellos meses que no lo haces porque ya calienta el sol y lo tomas, también es una buena idea. Así irás conociendo qué y cuánto es o no es efectivo para ti.

Curiosidades: Tras el verano en el pueblo

Rosa decidió hacerlo público en su perfil de Instagram para advertir a todos sus contactos de lo que sabía que podía pasar, pero que no esperaba que le ocurriese a ella, ya que tenía un estilo de vida saludable, conocía los alimentos ricos en vitamina D y había pasado el verano al aire libre. Se realizó una analítica para determinar sus niveles séricos de vitamina D y se encontró con una deficiencia en vitamina D.

Rosa decía así: «Da igual que vengas del verano, que hayas estado todo el verano en un pueblo al aire libre y al sol, y que termines el verano bien morena. Porque yo no he absorbido nada de vitamina D y, por lo tanto, tengo bastante déficit. Así que no dudéis en haceros una analítica, que vamos de cara al invierno y a confinamientos».

Al tiempo mostró una imagen con sus resultados analíticos:

VITAMINA D 25-OH	RESULTADO	UNIDADES	VAL. DE REFERENCIA
Quimioluminiscencia RESULTADO	15,35 ↓	ng/ml	(30,00-100,00)

La quimioluminiscencia, conocida como QLIA o CLIA, es una técnica muy utilizada para la determinación sérica de vitamina D, si bien no es totalmente específica para la 25D. Por tanto, cabe sospechar que el nivel real de Rosa está sobreestimado y es inferior a 15,35 ng/ml.

Te puedes sorprender si crees que tras el verano no tendrás insuficiencia o deficiencia de vitamina D. Es lo que creen los médicos, y lo entiendo si no realizan mediciones (yo también lo creía), porque dan por hecho que en un país soleado como España las concentraciones séricas de vitamina D serán buenas tras el verano. Es lo que cabe esperar, pero no es la realidad. Es un falso mito sobre la vitamina D que denota una falta de contacto con la realidad, esa realidad que sólo puedes descubrir observando los resultados tras solicitar una medición. Y esa realidad con la que te topas es la que te invita a ser crítica, a hacer un análisis de la actualidad en busca de respuestas. Lo que no se mide no se conoce, lo que no se conoce no existe, si no existe no se analiza, y perpetuamos creencias aunque no sean acertadas.

La tendencia en los últimos años, y los objetivos marcados en el sistema de salud pública de España para el año 2022 y en adelante, plantean reducir el número de determinaciones séricas de vitamina D, es decir, más oscuridad para una vista reducida.

A la vitamina D le gusta la luz, no la oscuridad, así que prosigamos para sacarla definitivamente de esa celda oscura en la que algunos desearían que permanezca de por vida.

Curiosidades: La catedral de la ciencia

Supe que la 25D es unas doscientas veces menos eficaz que la 1,25D, pero que a su favor juega que tenemos unas concentraciones mucho más altas que de 1,25D que pueden compensar (mil veces superior), leyendo los artículos de investigación de Adriana S. Dusso. Tuve el gusto de poder comunicarme con ella, me atendió y tuvo la generosidad de compartirme materiales informativos. Me siento agradecida de dicho gesto, viniendo de una investigadora de primer nivel. Darle la visibilidad que se merece es mi pequeño gesto de gratitud.

Llegué a Adriana por esa manía que tengo en ocasiones de leer las fuentes originales en las que se basan otros artículos, especialmente cuando tienen un peso en el saber o cuando algo no me cuadra, me huele mal o me lo dice la intuición.

Una vez más me encontré con un artículo con alguna afirmación lejana respecto de la fuente original que realiza la investigación. En él se afirmaba que la afinidad de 1,25D-VDR con respecto a 25D-VDR es superior en un rango de entre quinientas y mil veces. Dicha afirmación tomaba de fuentes artículos que, en cambio, afirmaban que era entre cien y doscientas veces (cinco veces inferior). Las fuentes eran artículos fruto de la investigación de Adriana Dusso, la investigadora principal del Laboratorio Experimental de Nefrología del Instituto de Investigación Biomédica del Hospital Universitario Arnau de Vilanova.

Te cuento algo que quizá tenga importancia cuando leas el siguiente párrafo, en el que retomanos la afirmación no fiel a la fuente. Adriana Dusso indica en sus trabajos que en pacientes con enfermedad renal crónica (ERC) propone un tratamiento combinado con colecalciferol (D3) en dosis diarias, y no en bolos (que dará lugar a la 25D por transformación), y calcitriol (1,25D) o análogos, frente a la opción del tratamiento exclusivo con 1,25D y análogos. Informa que en la ERC, en la que se produce degradación del calcitriol (1,25D), la terapia de reposición con calcitriol y sus análogos podría empeorar la deficiencia de vitamina D, provocando un deterioro adicional del VDR y sus acciones autocrinas o paracrinas, atenuando los beneficios de supervivencia de la terapia con vitamina D activa para las dosis orales más altas de análogos de calcitriol, observado en estudios epidemiológicos, y por la reversión de la protección frente a la fibrosis perivascular en la ERC de rata.

Volviendo a la réplica de datos no fieles a la fuente, encontré que detrás de ésta aparecían tres autores relacionados con la industria farmacéutica de la hormona 1,25D y análogos (muy empleados en la ERC), cuya empresa raíz financió el trabajo publicado con «cambios» (quintuplicando cifras de un dato significativo). ¿Casualidad? Dicha financiación permitió el desarrollo de su publicación, con un trabajo que abarcó desde la redacción médica hasta el apoyo editorial elaborado por una consultora científica médica que en su página web afirma: «La información médica objetiva y de calidad suministrada a profesionales y a pacientes es de suma importancia tanto para la industria farmacéutica como para el consumidor final». Por su parte, la compañía biofarmacéutica que financió el trabajo declaró en el artículo que «ha tenido la oportunidad de revisar y comentar el contenido de la publicación; sin embargo, han sido los autores los que han tomado todas las decisiones referentes al contenido de la misma». Curioso.

Los artículos con «errores» corren como la pólvora, tanto que el número de visitas o lecturas de este artículo anecdótico en la reputada revista médica de nefrología que alojaba la publicación era de 54.554 el 28 de septiembre de 2021. Los errores, cambios o afirmaciones no fieles a la fuente, marcan otros artículos que copian y replican sin comprobar las fuentes. Se convierten en pilares malformados del conocimiento, y así, sin darnos cuenta, construimos catedrales. Una vez construidas, creo que nadie está libre de hacer de altavoz de la mala información o de darle visibilidad a estas catedrales, incluso sin darnos cuenta.

8

Factores de obtención y aprovechamiento de la vitamina D

En este capítulo recapitularemos algunas pinceladas de información ya vistas que vamos a ampliar y poner en orden. Lo haremos junto a nuevos conceptos e información, que seguro te sorprenderán, además de con algunos consejos útiles. Todo para ayudarte a conseguir y aprovechar la vitamina D sin riesgos.

FACTORES AMBIENTALES

La latitud

Empecemos por un factor geográfico importante, la latitud. Cuanta mayor es la distancia entre la región en la que te encuentras y la línea que traza el ecuador terrestre (o latitud 0°), menor es la probabilidad de producir vitamina D por síntesis cutánea. Superados los 33° de latitud norte (en el hemisferio norte) o sur (en el hemisferio sur), la producción de vitamina D está comprometida. La posibilidad de obtenerla por el sol queda reducida a la estación de verano, y puede que en menor medida esté en primavera y otoño en escasas horas centrales del día.

Para que te hagas una idea, la latitud de algunas ciudades del hemisferio norte en Europa son: 36°5', Cádiz; 38°43', Lisboa; 40°30', Madrid; 48°51', París; 51°, Londres, y 59°33', Estocolmo.

Vivir en latitudes altas, en las que se presupone un mayor riesgo de presentar deficiencia de vitamina D, se ha correlacionado con un aumento en la aparición de enfermedades autoinmunes, así como de enfermedades cardiovasculares, DM2, enfermedades infecciosas, cánceres mortales, preeclampsia y necesidad de parto por cesárea.

La estación

Siguiendo con la información anterior, en invierno, poca o ninguna vitamina D se produce en la piel por encima de aproximadamente 33° de latitud norte o sur. El amplio ángulo cenital del sol hace que los fotones solares UVB viajen más a través de la capa de ozono antes de llegar a la Tierra, disipándose en la atmósfera. Esto explicaría también la diferencia de síntesis según la hora incluso en verano.

La hora del día

En las regiones ecuatoriales podemos producir vitamina D3 en cualquier momento del año, aunque limitándose las horas aproximadamente entre las 10.00 y las 15.00 horas. En regiones no ecuatoriales también debemos irnos al horario central del día, pero limitados a las estaciones cálidas, como ya sabemos.

Para obtener vitamina D en España o en un país con una latitud similar, has de buscar las horas en las que la incidencia de radiación UVB es mayor; lo cierto es que conforme te acercas al verano si lo haces así también tienes el riesgo de quemarte o agredir tu piel, y por consecuencia esto también afecta en detrimento de la vitamina D. Por ello no es nada recomendable que te expongas en el cénit con el sol en la vertical de tu cabeza, a menos que sea por muy poco tiempo. Busca tu tiempo en horas más moderadas de intensidad solar.

Es muy importante que no te expongas al sol bruscamente después de once meses en la sombra, especialmente si eres de piel muy clara. Hazlo gradualmente, entrena la tolerancia al sol. Para los países como España, comienza a las 10.00 de la mañana o pasadas las 17.00 de la tarde, hasta ir acercándote a las horas más efectivas pero sin riesgos, tipo las 11.00 de la mañana y las 16.00 de la tarde.

La sensación térmica es importante para tu tolerancia. Si no soportas bien el calor, quizá sea mejor que te expongas por la mañana. En España, por la tarde se acumula el calor del día; en cambio, durante la mañana aprovechas los últimos efectos del refrescar de la noche y por ello te puede dar la sensación de que el sol no quema tanto.

En un estudio publicado en 2014 se concluyó que, para una síntesis óptima de vitamina D con un riesgo mínimo de melanoma maligno cutáneo, el mejor momento para exponerse al sol es entre las 10.00 y las 13.00 horas, lo cual, adaptado al medio día solar en España, sería la franja horaria entre las 11.00 y las 14.00 horas. Pero, ¡cuidado!, la clave para no quemarse está en el tiempo de exposición, y pronto hablaremos de ello.

Además, para prevenir tanto la quemadura como el melanoma se recomienda una exposición gradual, y también lo más continuada posible durante todo el año. No obstante, los horarios laborales y la peculiar hora de la comida principal en España hacen de esta práctica un ideal inalcanzable para muchos.

¿Y qué hacer en los meses de mediados de otoño, invierno y principios de primavera? En España hemos de buscar la exposición solar entre las 12.00 y las 14.00 horas de la tarde, aunque aun así la cantidad que alcances a producir será muy poca. Un dato interesante: si tu sombra llega a ser más larga que tu altura (un indicador del ángulo oblicuo del Sol), difícilmente producirás algo de vitamina D.

La altitud

Todo cambia si te subes a una montaña o vives en altitudes altas (valga la redundancia). Allí la radiación es mayor que a nivel del mar (altitud 0), y por tanto el potencial para sintetizar vitamina D también. A mayor altitud, menor es el tiempo requerido para una síntesis efectiva de vitamina D. Por cada mil metros de altitud, la radiación UV aumenta un promedio del 10-12 por ciento.

No te confíes en las alturas, pues puedes quemarte y también puedes obtener la vitamina que no esperabas en primavera y otoño.

Tabla 9. Ciudades con altitud 0 metros, a nivel del mar

CIUDADES	PAÍS
Ajaccio, Cayena	Francia
Alicante	España
Balkanabat	Turkmenistán
Ciudad de la Costa, Punta del Este	Uruguay
Dakar	Senegal
Durrë, Vlorë	Albania
El Pireo, Heraclión, Salónica, Kalamata	Grecia
Francisco Pizarro, Mosquera – Nariño	Colombia
Georgetown	Guayana
Nur	Irán
Río Grande	Argentina
Roatán	Honduras
São José – Santa Catarina, São Vicente	Brasil
Vancouver	Canadá

Orientación del cuerpo

La orientación de la parte del cuerpo expuesta al sol, o inclinación relativa al plano horizontal en dirección al sol, determinarán una mayor o menor síntesis de vitamina D.

Por ejemplo, si el sol está sobre tu cabeza, en la perpendicular al suelo, y te vas a caminar por la orilla del mar, tendrás más riesgo de quemadura en la frente y parte alta de la cabeza, el tabique nasal, los hombros y trapecios, la parte alta del pecho y los empeines, y si tienes una barriga prominente, también te ocurrirá en la parte superior de ésta. Aquellos lugares de tu cuerpo que más se acerquen a mirar de frente al sol recibirán mayor radiación, que será el estímulo para la síntesis de vitamina D, pero también tendrán más riesgo de quemadura, por ello tendrás que cuidar la hora y el tiempo de tu caminata para no llegar al eritema de piel. Si te tumbas sobre la arena, y de nuevo el sol se sitúa en la vertical, el riesgo de quemadura se extenderá a toda la superficie expuesta frente al sol, a modo de parrilla.

Fototipo de piel

El fototipo de piel, o lo que siempre se ha considerado el color de piel y tono, más o menos claro u oscuro, también influye en los tiempos de síntesis de vitamina D para un mismo espectro de radiación.

Por ejemplo, una persona afroamericana necesita mucho más tiempo de exposición solar en Estados Unidos o Canadá que en África. Su pigmentación original le da la resistencia y la protección a su piel para no quemarse con radiaciones de alta intensidad, pues le hace de pantalla o filtro de protección; pero a medida que la latitud aumenta alejándose del ecuador terrestre, la radiación es menor y se necesita de una menor pigmentación para protegerse e incluso para aprovechar la radiación en pro de la vitamina D. Un afroamericano lleva una pantalla de protección las veinticuatro horas, incluso cuando no la necesita en Norteamérica, lo que le dificulta la obtención de vitamina D por el sol. Es por ello por lo que los niveles séricos de vitamina D son más bajos entre la población americana y se asocia a una mayor incidencia de patologías, como el cáncer colorrectal.

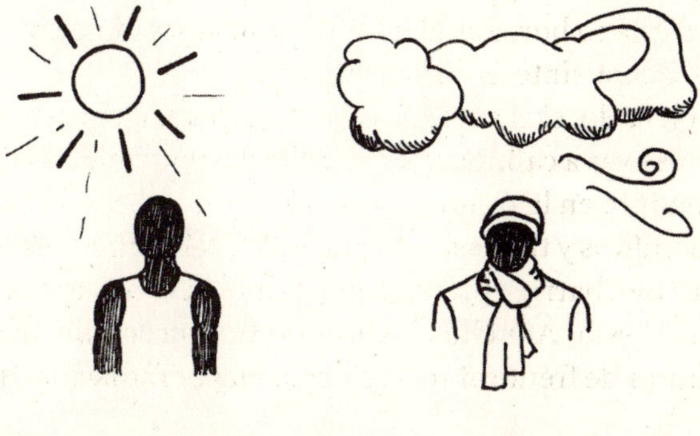

La piel se clasifica en seis fototipos, del tipo I —piel más clara y sensible al sol— al tipo VI —piel más oscura y resistente al impacto del sol—. A mayor fototipo (como IV, V y VI) se necesita mayor tiempo de exposición para latitudes como las de Europa y Norteamérica. Además, también has de considerar el grado de bronceado adquirido como un factor condicionante de la síntesis de vitamina D. Puede que tengas un fototipo III con una piel clara en invierno y que a medida que te expones al sol llegues a alcanzar un bronceado intenso en verano; para este caso tendrás que considerar que necesitarás mayor tiempo de exposición solar si presumes de bronceado o bien mantener los tiempos pero acercándote más a las horas centrales del día.

Hay personas que piensan que por estar morenas de forma adquirida (por pasar tiempo al aire libre) deben tener la vitamina D muy alta. En realidad, lo que tienen es un filtro que les dificulta quemarse pero que, a la vez, impide sintetizar vitamina D en las mismas condiciones originales. Para tener garantías, lo mejor es hacerse una analítica.

Saber +: Lo que dicen los estudios

En un estudio francés publicado en 2021 se estimó la radiación biológicamente efectiva para la formación de vitamina D (pero también inductora de eritema) utilizando mediciones de radiación ultravioleta solar espectral en un plano horizontal sobre el suelo. Se hizo durante diez años en tres lugares franceses diferentes: Villeneuve d'Ascq (norte de Francia), observatorio de Haute-Provence (Alpes franceses del sur) y Saint-Denis de La Réunion (una isla en el océano Índico). Los resultados fueron extrapolados a los fototipos de piel.

Veamos las diferencias de latitud y altitud entre las tres regiones:

- Villeneuve d'Ascq: latitud 50°61' norte, altitud 70 m sobre el nivel del mar (SNM).
- Observatorio de Haute-Provence: latitud 43°93' norte, altitud 686 m SNM.
- Saint-Denis, isla Réunion: latitud 20°9' sur, altitud 85 m SNM.

La casi imposibilidad de producir vitamina D en invierno se observa para todos los fototipos de piel en la región urbana al norte de Francia (Villeneuve d'Ascq) para un tiempo que comprende entre uno y dos meses. En cambio, en la región montañosa del sur de Francia (observatorio de Haute-Provence), esta ausencia de síntesis de vitamina D en invierno se da sólo para el fototipo de piel VI o pieles muy oscuras. En la isla tropical del Índico no existe el invierno sin síntesis de vitamina D.

Fuera de ese período crítico invernal continental, los autores estimaron que se podían obtener dosis de vitamina D de sólo 1.000 UI alrededor del mediodía solar, en tiempos de dos a tres horas para los individuos con fototipo II si exponen su rostro y sus manos. Por el contrario, en verano, los tiempos de duración requeridos con mayor superficie corporal expuesta (cara, manos, brazos y piernas) son mucho más cortos, aproximadamente de dos a cuatro minutos en tierra firme para individuos con fototipo II. En cambio, en los trópicos la vitamina D siempre se puede sintetizar en un menor tiempo; por ejemplo, veinte minutos en invierno y un minuto en verano para individuos con fototipo II. ¡Cuidado! Estos resultados cuantitativos se extraen considerando a una persona tumbada y con una vista despejada no nubosa, por lo que los autores indican que no representan valores realistas para la exposición humana.

De este estudio podemos deducir que en el invierno continental no sería posible obtener cantidades de 10.000 UI/día, ya que las dos o tres horas de exposición en horas centrales llevan a obtener sólo 1.000 UI en días despejados. En cambio, en verano se deduce que serían suficientes entre unos veinte y cuarenta minutos en días soleados para conseguir dicha cantidad. Es un estudio interesante, pero has de saber que para llegar a los cálculos obtenidos se usó un sistema de referencia (de espectros de acción para la piel humana) de la Commission Internationale de l'Éclairage que actualmente está en tela de juicio, generando grandes incertidumbres. Los mismos autores así lo confirman.

Tiempo de exposición solar

La dosis eritematosa mínima (1 DEM), que ya hemos visto en otros capítulos, podría ser un buen sistema para orientarnos en tiempos según el horario de exposición y los tipos de pieles.

La radiación solar ultravioleta provoca cambios beneficiosos y a su vez perjudiciales para la salud humana. Para conseguir los máximos beneficios hemos de buscar la radiación biológicamente efectiva pero en un tiempo prudente que no lleve al eritema de piel. Te dejo algunas claves.

- Aprovecha la máxima superficie corporal expuesta para garantizar una mayor producción de vitamina D3, sobre todo si dispones de poco tiempo. Eso sí, dale tiempo a tu piel para tener tolerancia al sol, ya que si te expones a las 8.30 de la mañana o de la tarde para no quemarte, no esperes cubrir tus depósitos de vitamina D. La tolerancia se entrena, como un músculo que se atrofia por no usarse y del que queremos recuperar su funcionalidad.
- Destapa tu piel. Piensa que tu piel es una fábrica de vitamina D3, así que si la cubres (con ropas o lociones de bloqueador solar), tienes la fábrica parada, y sólo aquellas partes expuestas serán los módulos de producción que se pongan en marcha.
- Con las recomendaciones actuales de exponernos sólo entre unos cuatro y diez minutos al día (se oye de todo, incluso que bastan dos minutos), exponiendo sólo la cara y antebrazos, y evitando el sol tres horas antes y después del mediodía solar no conseguiremos salir de la hipovitaminosis D.

Es complicado dar una recomendación general sobre el tiempo necesario para una exposición efectiva, pues todos los factores hasta ahora vistos influyen y varían los resultados. Hay muchos datos, fruto de diferentes estudios en diferentes lugares del planeta (que pueden no coincidir con el tuyo), pero, cuidado, porque estos estudios son sólo estimaciones que pueden no haber considerado todas las variables y que incluso pueden no haber sido bien diseñados. Las revisiones nos advierten que habría que replantear de nuevo los estudios, pero seguimos dándole valor a esos resultados en tela de juicio.

En una revisión reciente del espectro de radiación UV y síntesis de vitamina D se indicó lo siguiente:

> Las recomendaciones de que «sólo se necesitan unos pocos minutos de exposición al sol» pueden ser erróneas para gran parte de la po-

blación. Sobreestimamos la exposición a la radiación UVB por tomar como referencia los resultados obtenidos en estudios que utilizaron lámparas UVB. Estas lámparas aíslan los rayos UVB, sin acción de los UVA, y por tanto no reproducen el espectro completo de radiación que obtendríamos mediante la exposición solar. En condiciones naturales, donde se combinan UVB y UVA, los niveles alcanzados de 25D pueden ser inferiores, ya que la radiación UVA degrada la vitamina D3 y la previtamina D3.

Ni siquiera todos los estudios se realizan *in vivo* (directamente estudiando a la persona). Cuando se realizan *in vitro* (en laboratorio, replicando condiciones humanas), se utilizan tejidos de piel extirpada y soluciones de 7-dehidrocolesterol (7-DHC), una molécula precursora de la previtamina D que a continuación dará lugar a la vitamina D3. También existe un modelo computacional para estimar la producción de previtamina D3 en la piel, basado en un espectro de acción en laboratorio (no *in vivo*) y que incorpora las propiedades de transmisión de la radiación ultravioleta de la piel humana. Parece estupendo, pero no lo es.

Los estudios *in vitro* tienen varias limitaciones. Una, que presuponen la cantidad de vitamina D3 obtenida por el cálculo de previtamina D3, y de ahí a presuponer los niveles séricos de 25D es ya muy atrevido. Dos, la irradiación de la molécula de colesterol 7-DHC en los recipientes de cuarzo empleados carece de los efectos atenuantes de la piel en condiciones originales. Estos efectos atenuantes son más fuertes en las longitudes de onda más cortas (tipo UVB). La dinámica de la piel es más compleja de lo que se puede observar en un laboratorio.

Como puedes ver, los estudios están limitados. Diferentes sistemas llevan a diferentes resultados.

Dentro de cada sistema empleado podemos encontrar también diferencias según las variables tenidas en cuenta. Por ejemplo, con estudios *in vivo* no será igual si las exposiciones son suberitematosas o eritematosas (que llevan a la quemadura solar). Además, las respuestas fotobiológicas se ven afectadas por el tipo de piel. En estudios *in vivo* recientes, que revisan el espectro de acción para la síntesis de vitamina D por exposición a la radiación ultravioleta en humanos, no se han tenido en cuenta los tipos de piel bronceada. Así que todavía quedan lagunas por resolver.

Al estilo «éramos pocos y parió la abuela», también se ha sugerido que los espectros de acción para la vitamina D pueden variar según la zona del cuerpo, debido a las diferencias en la transmisión epidérmica. Las propiedades ópticas de la piel varían considerablemente según el sitio del cuerpo.

Por último, algo muy importante que hay que considerar es la genética. En un estudio *in vivo* publicado en 2021 se encontró una variación interpersonal considerable en los resultados. Ésta es una característica común en estudios similares, y una razón probable que se baraja son las diferencias genéticas. Esto puede explicar por qué una persona originaria de España no sintetiza apenas vitamina D en los meses de invierno en una latitud tipo 40° norte, y en cambio otra persona originaria del Reino Unido sí lo hace en Londres, con una latitud 51°5' norte, aun teniendo gran parte de la superficie corporal tapada con ropas por el clima.

En algo sí coinciden los estudios *in vivo* que realizan medición de vitamina D sérica en forma 25D (antes, durante y después de la exposición): a menos que se reponga, la 25D disminuye con el tiempo. Pero ¿cómo saber si estás reponiendo tu vitamina D con tus hábitos de vida, con tus condiciones genéticas y ambientales? Sólo lo sabrás si lo mides en sangre.

Parece ser que hemos estado dando valor a los trabajos equivocados que llevaron a falsos mitos y a recomendaciones ineficaces. Deja de presuponer que por vivir en un país soleado y tomar seis sardinas de vez en cuando vas a tener suficiente vitamina D. Mira la realidad, tu realidad biológica, que probablemente sea muy similar a la de las personas de tu entorno. Si los estudios de población advierten de la hipovitaminosis generalizada en tu zona, muy probablemente tú tengas hipovitaminosis.

El clima

El clima impacta sobre nuestros modos de vida, especialmente en las zonas con climas extremos. Recurrimos a sistemas de calefacción y refrigeración en viviendas y edificaciones, las cuales se convierten en nuestros refugios y estancias donde no entra la radiación del sol.

Los centros comerciales y de ocio, y los centros deportivos, se han convertido en nuestras macrocajas en las que pasar el tiempo libre saliendo de nuestros hogares o pequeñas cajas, con el confort de la climatización dirigida.

En España, a pesar de ser uno de los países más soleados de Europa, nos encontramos con una deficiencia generalizada de vitamina D en la población. Cuanto más al sur, más días soleados, pero también más bochornosos, lo que invita a quedarse bajo techo el mayor número de horas diurnas. Éste es un factor a considerar en la alta tasa de hipovitaminosis en la sociedad española (más información en el próximo apartado «Saber +») y en aquellas sociedades con climas extremos.

Saber +: España en cifras

En diversos estudios sobre la población española se concluye que la deficiencia de vitamina D en España es más frecuente de lo que sería esperable. Incluso en Gran Canaria, con un clima templado y una latitud por debajo de 30° norte (favorable a la síntesis de vitamina D). Allí, en 2011, se analizó a ciento tres jóvenes sanos estudiantes de Medicina, y se encontró:

- Una tasa de hipovitaminosis D del 61,2 por ciento.
- El 32,6 por ciento presentaba deficiencia.
- El 28,6 por ciento presentaba insuficiencia.
- El 38,8 por ciento presentaba suficiencia, considerada a partir de 30 ng/ml.

En 2007 se dieron a conocer los resultados del estudio PREVICAD, en mujeres españolas en período posmenopáusico. Para el estudio colaboraron diversos centros de salud repartidos por toda la geografía española, y se encontró que el 63,9 por ciento tenían hipovitaminosis, porcentaje que incluía a algunas mujeres que recibían tratamiento habitual de calcio (1.000 mg) con vitamina D en 200-800 UI. Dicho sea de paso, recordemos que estas cantidades de vitamina D son ridículas, aunque hoy todavía se siguen empleando.

Otros estudios en la población española llevan a resultados similares, incluso considerando el verano para las mujeres embarazadas entre las veinticuatro y veintiocho semanas de gestación, o considerando las diferencias de latitud y clima entre la población general del norte (Asturias) y del sur (Málaga).

Podemos concluir, pues, que la deficiencia de vitamina D en España es más frecuente de lo que sería de esperar, tanto en invierno como en verano, ya sea en el norte o en el sur.

Las ciudades generan un calor difícil de disipar por las actividades humanas, el uso de electrodomésticos, maquinaria, motores, etc., y con cada grado de aumento de temperatura se hace más insoportable la vida en las calles de las ciudades. Los sistemas de aire acondicionado para mantener las estancias frescas en nuestros habitáculos no sólo generan más calor de inmediato en el exterior, sino que además utilizan gases refrigerantes que, cuando se liberan a la atmósfera, contribuyen al calentamiento global.

En España, casi la mitad de los hogares disponen de aire acondicionado, y en la franja mediterránea alcanza el 67 por ciento de las viviendas. Todavía existen pueblos con viviendas bajas que mantienen sus fachadas ultrablancas por motivos prácticos: el color blanco tiene propiedades energéticas que afectan a la temperatura, siendo uno de los mejores aliados para combatir el calor. Esta marca cultural debería servir de ejemplo en el diseño de nuevos hogares y ciudades sostenibles.

En septiembre de 2021 me encontré con una noticia que refleja cómo podemos poner en valor una costumbre tradicional. Decía así:

> Investigadores estadounidenses han creado una pintura blanca ultrarreflectante para las fachadas de los edificios que consigue reflejar el 95,5 por ciento de la luz solar y reducir la temperatura de los hogares, lo que podría convertirse, a medio plazo, en un elemento «sostenible» y «barato» para reducir el impacto económico y ambiental de la energía eléctrica. La nueva pintura ultrablanca puede reducir la temperatura interior de la casa hasta en 7,7 °C y suponer un gran ahorro económico en el recibo de la luz.

Nos encontramos ante el desafío del cambio climático, que recrudece las condiciones de habitabilidad. El calor, la falta de lluvias o riego empobrece la vegetación en las zonas rurales, que padecen una reducción de arboleda. Las arboledas proporcionan espacios de sombra y combaten, junto a otras formas de vegetación, las altas temperaturas con su microclima, invitando con su existencia a hacer agradable o llevadero la estancia en el exterior, combinando sol y sombra. Por el contrario, en las zonas urbanas (especialmente en las mal diseñadas), se retiene el calor en su estructura predominante de asfalto, hormigón y ladrillo.

Va a ser necesario tomar medidas urbanísticas y arquitectónicas para facilitar atravesar los veranos en las regiones soleadas de climas cálidos. Tenemos un caluroso panorama por delante... Si tienes interés, te lo muestro en el próximo apartado de «Curiosidades».

Curiosidades: Pérdida de diversidad - pérdidas humanas

En España, los veranos son cada vez más calurosos, y el aumento de las temperaturas supone pérdidas humanas. Según estimaciones, Alicante es una de las ciudades en donde más aumentarán las muertes por las altas temperaturas en un futuro próximo.

Todo dependerá de lo que llaman la «temperatura de disparo», que es como se denomina a la temperatura crítica a partir de la cual se producen las muertes. Esta temperatura de disparo varía por zonas, por lo que no es la misma en todas las ciudades o regiones. Veamos algunos ejemplos:

- Alicante: 32 °C (sensación térmica alrededor de 40 °C).
- Madrid: 34 °C.
- Badajoz: 38 °C.

Estas temperaturas críticas se alcanzaron en la primera década de siglo un 18 por ciento de los días del año en Alicante y Madrid, y un 16 por ciento en Badajoz.

También se espera una pérdida creciente del medio natural, que va a la par, si no antes, del incremento de las pérdidas humanas.

Ya los reducidos pinares y bosques mediterráneos de la zona alicantina están perdiendo su aspecto frondoso. Además, como medida preventiva, en el sur de Alicante están siendo clareados los parques naturales eliminando miles de ejemplares de pinos, eucaliptus y acacias para evitar la competencia por agua y afrontar mejor los próximos años secos. Esto supondrá un mayor aumento de la temperatura en la zona y menos sombras en las que resguardarse.

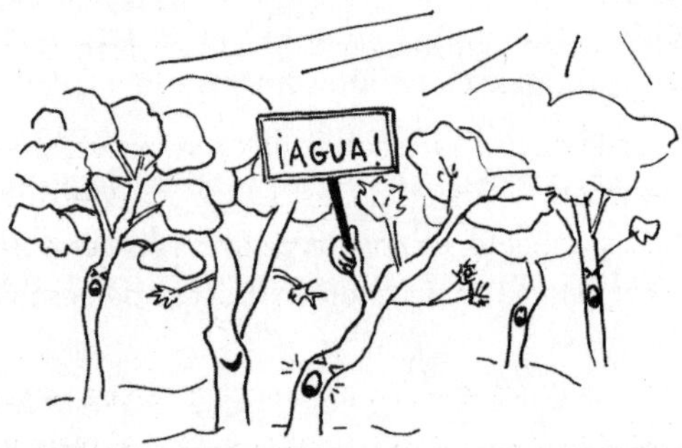

Basta con darse un paseo por los pinares del litoral sur alicantino para comprobar que el paisaje ya no es el mismo y que las ardillas no abundan en los pinos como antes.

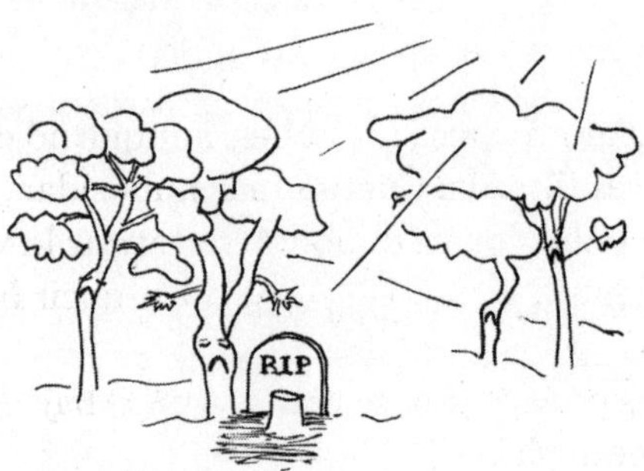

Según expertos agrícolas, la tradicional huerta del sur de Alicante tiende a desaparecer, y no se salvará ningún cultivo (ni las frutas cítricas ni la alcachofa) porque no hay agua y los agricultores no pueden asumir el coste del riego. De estas huertas y las formas de vida que se desarrollaron en torno a ellas se generó la saludable dieta mediterránea, declarada Patrimonio Inmaterial de la Humanidad por la Unesco, hoy en peligro de extinción. Mucho más que un modelo nutricional saludable, la conocida dieta mediterránea es un estilo de vida basado en una forma de alimentarnos, de cocinar los alimentos, de compartirlos, de disfrutar de nuestro entorno, paisajes, cultivos, mercados, artesanía, la vida al aire libre, las tertulias, celebraciones y la interacción social en torno al arte y la cultura generada, de vivir y de relacionarnos con el medio, de tradiciones vinculadas a nuestros alimentos emblemáticos y su origen, y de respeto hacia la tierra y su biodiversidad.

Al igual que la huerta, la pesca es un pilar importante de la dieta mediterránea, pero ocurre que las aguas del mar Mediterráneo se están calentando progresivamente, no sólo en su superficie en verano, sino en su globalidad, y con ello ha comenzado un proceso de desaparición de ciertas especies marinas.

Con la pérdida de vegetación marina se amenaza la supervivencia de los animales marinos y la cadena biológica, ya que las plantas son la base de la cadena trófica. De la misma manera que a nosotros no nos gustan los espacios calurosos para vivir y podemos morir por las altas temperaturas, a las plantas marinas tampoco les gusta que su espacio esté caliente, y no sobreviven al aumento progresivo de temperaturas que está sufriendo el mar.

La nubosidad

La radiación solar atraviesa las nubes, aunque no en su totalidad, pues una parte es filtrada. Cuanta más nubosidad, más se reduce la radiación que te llega para poder sintetizar la vitamina D. Se estima que la completa nubosidad puede reducir hasta un 50 por ciento.

Por tanto, sí puedes producir vitamina D bajo las nubes, aunque de forma reducida.

Las ropas, textiles y complementos

Cualquier textil, complemento tipo turbante, gorra, sombrero, casco protector del cráneo o elemento próximo a nuestro cuerpo, tipo sombrilla o parasol, filtran la radiación solar e impiden que llegue a nuestra piel de forma total o parcial.

Saber +: Lo que dicen los estudios

Cubrirse con ropas todo el cuerpo nos dificulta el contacto con la radiación solar necesaria para la producción de vitamina D. Al respecto, ya en 1992, en un estudio sobre la población asiática residente en Inglaterra se reportó una prevalencia de osteomalacia del 14 por ciento. Dentro del grupo de población inmigrante asiática se observó una mayor frecuencia de osteomalacia en las mujeres que los hombres, quizá por pasar más tiempo dentro del hogar o en espacios de interior, aunque los principales factores que se relacionaron con esta patología en dicha población fueron el uso de indumentarias que cubren la mayor parte del cuerpo y la dieta vegetariana estricta.

Ya hemos visto que no es cierta la afirmación de que exponiendo el rostro y las manos unos minutos puede ser suficiente para obtener vitamina D, pero veamos qué se encontró en un estudio realizado en 2011 en Kuwait, donde abunda el sol, con una latitud 29° norte, y donde los hombres y las mujeres cubren casi la totalidad de sus cuerpos con vestimenta, excepto las manos y el rostro. En este estudio se encontró que los niveles de vitamina D eran deficientes tanto en los usuarios de protectores solares como en los que nunca los habían usado. Aunque la deficiencia fue mayor en quienes usaban fotoprotectores, la diferencia entre los dos grupos fue estadísticamente insignificante.

En Oriente Medio, donde se pide a los hombres y las mujeres (especialmente a estas últimas) que cubran sus cuerpos todo el año, se llevó a cabo un estudio en 2019 para la región del Consejo de Cooperación del Golfo, constituido por Arabia Saudita, Kuwait, Emiratos Árabes Unidos, Qatar, Bahrein y Omán. La deficiencia de vitamina D resultó ser alta en la población multiétnica de estos países, con porcentajes tan altos como el 86 por ciento de los adultos en Qatar, donde el 14 por ciento (más mujeres que hombres: 65 vs. 35 por ciento) permaneció deficiente a pesar de tomar suplementos. Al resto de países le siguieron tasas muy similares y alarmantes de deficiencia o insuficiencia de vitamina D, a pesar de la gran cantidad de luz solar durante todo el año en la región.

Por lo general nos falta exponernos al sol, pero si eres de los que en el día a día de las estaciones templadas te excedes de tiempo de exposición al sol y no quieres quemarte o no te gustan las lociones de protección solar, un truco muy asequible es disponer de un paraguas para la lluvia de color negro y usarlo de parasol. Los paraguas de lluvia negros bloquean más de un 90 por ciento la radiación UV. Para este fin es importante el color del paraguas (el blanco protege menos), pero intervienen también otros factores como el grosor del tejido impermeable y su grado de tirantez.

Las sombrillas clásicas permiten el paso de parte de radiación (un 34 por ciento), por lo que si las usas de parasol para no quemarte ten cuidado, pues podrías llegar al eritema de piel si no tomas otras medidas de precaución. Actualmente existen sombrillas cuya tela no deja pasar la radiación, que se comercializan con factor de protección solar (FPS) nivel 50; se las llama «solbrillas». Además, es preferible una sombrilla amplia, puesto que la radiación también llega del suelo, por reflejo del agua, arena o hierba.

Los vidrios

El vidrio, aunque sea transparente, tiene la capacidad de filtrar parte de la radiación solar ultravioleta, la cual podemos clasificarla en tres tipos según la longitud de onda: UVA, UVB y UVC. Al ser la radiación UVC completamente absorbida por la atmósfera de la Tierra, no representa un riesgo para tu salud ni influye en tu biología, pero veamos los otros tipos.

- Tipo UVA: llega a penetrar las capas más profundas de la piel y el tejido conectivo, causa envejecimiento de la piel y arrugas prematuras, incluso puede llegar a provocar cáncer de piel produciendo daños y mutaciones genéticas, y debilitando el sistema inmunológico.
- Tipo UVB: afecta a las capas superiores de la piel. Es la radiación culpable de las quemaduras solares y la piel enrojecida, y a su vez la que nos permite fabricar vitamina D.

El vidrio absorbe casi todos los rayos UVB, por lo que este material es un filtro más que nos dificulta la síntesis de vitamina D. A pesar de ello, sí podemos ponernos morenos si recibimos frecuentemente baños de sol tras un cristal, pues el 75 por ciento de los rayos UVA pasan a través del vidrio ordinario. De forma que si acostumbrases a ir a un solárium tipo invernadero, podrías broncearte pero no obtener vitamina D (de igual forma que un solárium de lámparas UVA). En resumen: el vidrio, aunque evita las quemaduras superficiales, no te protege del daño del sol a la piel.

Los bloqueadores solares de aplicación cutánea

A las lociones y ungüentos de uso tópico con FPS, comúnmente llamados protectores solares, los vamos a llamar bloqueadores solares, y así lo puedes encontrar en publicaciones científicas. Este cambio es más preciso y pretende abrir la conciencia de que algo que se usa para salir a la calle de día, en cualquier hora y estación, no te protege necesariamente, incluso te pone en peligro por privarte aún más de sol. Que un bloqueador solar sea un protector o por el contrario un factor de riesgo o amenaza depende del uso que le des y de tu hábito de exposición al sol. Un caso aparte es el grupo de personas que, por circunstancias clínicas, no pueden exponerse al sol.

Yo pregunto a mis pacientes cuánto tiempo pasan al aire libre, con luz diurna, a diario. En algunos la respuesta es «nada» de tiempo, en otros es «muy poco» o «apenas», y por lo general no buscan especialmente el sol en el escaso tiempo que pasan al aire libre. Estas respuestas son las que más me encuentro. Con este panorama no tiene sentido usar bloqueadores solares desde una perspectiva de salud, ni siquiera cuando los escasos minutos diarios que puedas pasar al aire libre en horario diurno no te pillen en la sombra.

Existe una amplia variedad de estos productos. Los hay en crema, en gel, en loción, en aerosol, en barra e incluso en polvo para aplicar con brocha de maquillaje. Cuando tienen un FPS 30, implica que bloquean entre el 95 y 98 por ciento de la radiación para que no la absorba tu piel, y esa propiedad se mantiene con un

FPS superior; para eso fueron diseñados y así se especifica en sus propiedades técnicas.

En la misma medida que estos productos bloquean, también imposibilitan que la piel produzca vitamina D y otros fotoproductos. Así se demostró en varios estudios del siglo pasado. Por ejemplo, en la década de 1980, en agricultores del Medio Oeste que usaban protector solar todo el tiempo desde antes de salir al aire libre y durante más de un año, se demostró que al final del verano sus niveles en sangre eran significativamente más bajos (la mayoría tenían deficiencia de vitamina D) que los niveles del grupo que no lo usaban. En otro estudio realizado en una cama bronceadora con UVB se informó que la aplicación de bloqueador solar con un FPS de sólo 8 redujo drásticamente el nivel sanguíneo de vitamina D3 después de la exposición a la luz solar simulada.

Todo esto choca de frente con la actual situación de hipovitaminosis D, y más en los últimos años al difundirse las múltiples acciones de la vitamina D y sus bondades, con continuas investigaciones que salen a la luz.

En uno de los apartados de «Saber +» te muestro el caso de una revisión reciente en la que se desmiente que con bloqueadores solares no podamos obtener vitamina D. No podía faltar algo así para sembrar la confusión y salvar su uso. Por supuesto que lo analizamos, y vamos a ver algunas respuestas sensatas de expertos a las que dio lugar.

Algunos dermatólogos han comenzado a cambiar su pauta recomendada de uso de bloqueadores solares, y en vez de aplicarse antes de salir de casa pasan a recomendar hacerlo al llegar a la playa, piscina o ese lugar donde te vayas a exponer largo tiempo y debas protegerte. Esta recomendación sirve para los bloqueadores clásicos con filtro químico, que tardan unos diez minutos desde su aplicación para resultar efectivos.

Hay dos tipos de filtro o bloqueadores solares:

- Los químicos actúan absorbiendo la radiación y convirtiéndola en una pequeña cantidad de calor para minimizar su impacto. Actúan unos minutos después de su aplicación, no de inmediato. Sus componentes son absorbidos por la piel, por lo que no son recomendables para pieles alérgicas o le-

sionadas. Algunos ejemplos son benzofenonas, cinamatos, salicilatos.
- Los físicos actúan reflejando y dispersando la radiación, es decir, haciendo de escudo, o incluso absorbiéndola antes de que lo haga tu piel. Suelen ser menos irritantes para la piel que los químicos y tienen una menor tasa de absorción por la piel. Algunos ejemplos son el dióxido de titanio y el óxido de zinc, el talco.

Los filtros químicos contienen contaminantes para el medio natural y para ti. Se trata de disruptores endocrinos que actúan modificando el comportamiento o la dinámica hormonal y que se acumulan en ti y en el medio acuático. Hablaremos de ello en una próxima sección de contaminantes, pero te adelanto que, como consecuencia, afecta al metabolismo de la vitamina D. ¡Lo que nos faltaba! Primero bloqueamos la radiación solar necesaria para la síntesis de vitamina D y luego alteramos su metabolismo, todo listo para repercutirnos en la salud, no vaya a ser que hayamos conseguido algo de vitamina entre reposición de lociones y a través de la ensalada de anchoas que ha caído después de un día de playa.

Los filtros físicos tampoco están exentos de riesgos. Las partículas inorgánicas que los conforman, según su tamaño, pueden llegar a atravesar la capa córnea de la piel (capa externa constituida por células muertas), propiciándose su acúmulo en tejidos biológicos y pudiendo ocasionar daño genético, aunque se cree que el número de partículas que lo consiguen es mínimo por cada uso. El problema es que cada vez más los cosméticos que los contienen usan partículas de menor tamaño (nanopartículas), porque ello mejora el aspecto o la apariencia estética tras la aplicación, y ocurre que cuanto más pequeña sea la partícula, mayor potencial de riesgo. Actualmente se están estudiando los efectos y la biocompatibilidad. En algunos estudios se ha encontrado que el dióxido de titanio usado en los bloqueadores solares puede inducir el envejecimiento de la piel, pues aunque evita la quemadura solar, no disminuye el estrés oxidativo sistémico, que induce la detención del ciclo celular. Para el óxido de zinc se ha encontrado que, en células en cultivo, puede penetrar en los queranocitos, disolviéndose intracelularmente y desencadenando un proceso citotóxico agudo. Además, sus usos en las playas contamina el ecosistema y altera a los organismos marinos. Es necesario, por tanto, presionar a los fabricantes para no usar nanopartículas en los filtros físicos, y con esto minimizar los riesgos.

Curiosidades: Dióxido de titanio en las playas

En 2018, los investigadores alertaban de que las nanopartículas se acumulaban en las aguas tras los meses de verano por el uso de bloqueadores solares. Concretamente, en tres playas cercanas a Marsella (Francia) se calculó una media de 54 kg en dos meses de verano para el dióxido de titanio (nanoTiO2), exponiendo a los organismos marinos a la toxicidad. La noticia llegó al Parlamento Europeo, donde se determinó que «la Comisión no tiene actualmente planes para frenar el uso de nanoTiO2 en los protectores solares. El uso de protector solar es una importante medida de protección de la salud pública, y el uso aprobado de nanoTiO2 en algunos de ellos contribuye a su eficacia».

Pero no olvides esto: si llega al mar, retorna a ti por la cadena alimenticia, incluyendo el agua de beber, que ya estamos obteniendo de desalinizar agua de mar. Y lo que te llegue por ingesta es peligroso para tu salud.

Francia fue pionera en prohibir el uso alimentario de dióxido de titanio a través de la evaluación de la agencia de seguridad de alimentos del país. Poco después se sumó la agencia europea EFSA ante la presión de reevaluar el dióxido de titanio como aditivo alimentario (E-171), concluyendo que no era seguro, y con ello la Comisión Europea actuó prohibiendo su agregación en la industria alimentaria a partir de febrero de 2022 (en la industria farmacológica tardará más, aunque los fármacos también entran por tu boca).

Todo lo que se ingiera o entre por las mucosas tiene un mayor potencial de peligrosidad. El dióxido de titanio es un aditivo común en las gominolas y chucherías, chicles, helados, confitería, salsas y cremas, leche en polvo, quesos blancos, nata, fármacos, suplementos nutricionales y pasta dentífrica, pero también está presente en los pescados directamente extraídos del mar. Al medio marino llega nanoTiO2 por su agregación a los productos de higiene y cosmética (bloqueadores solares, maquillaje, geles y lociones corporales hidratantes, pinturas de cara) y otros productos con tintura blanca.

Si no se regula el uso de nanopartículas más allá de la industria alimentaria, de nuevo en tu ensalada de anchoas regresará aquello que dejaste en el mar, y esta vez no ingresarán las nanopartículas sólo por tu piel, sino por tu mucosa bucal y gastrointestinal. La pelota está en tu campo, no hay árbitro, tú decides qué hacer con ella.

Saber +: Bloqueadores solares y estado de vitamina D

Ante la preocupación mundial por la deficiencia de vitamina D y la importancia de la exposición solar para satisfacer los requisitos de vitamina D frente a la fotoprotección, un panel internacional de trece expertos se reunió en junio de 2017, tras revisar la literatura científica, para discutir la evidencia y llegar a un consenso sobre la influencia de la fotoprotección de los filtros solares en el estado de la vitamina D (publicado en la revista *British Journal of Dermatology* en 2019).

Los autores concluyeron que es poco probable que los protectores solares de amplio espectro que previenen el eritema comprometan el estado de la vitamina D, y determinaron que el uso prudente de protectores solares diarios de amplio espectro con alta protección ultravioleta tipo A (UVA) no comprometerá el estado de la vitamina D en las personas sanas.

Cuando llegan estas «revisiones de expertos» es para ponerse a temblar, o mejor, guardar bien el pulso para diseccionar sus palabras y trabajo. Veamos...

Si te fijas, mencionan la protección UVA, porque si mencionasen la UVB, que es necesaria para poder sintetizar la vitamina D, no podrían determinar lo mismo. En el mercado existen fotoprotectores sólo de UVA, aunque son una opción para exposiciones cortas.

Si la protección UVB no comprometiese la síntesis de vitamina D, entonces estaríamos hablando de que los bloqueadores solares son un timo, pues no estarían cumpliendo el requerimiento de bloquear un 98 por ciento de radiación para FPS 30 o superior que se le exige a la industria de éstos. Sería un escándalo, ¿no crees? O bien podrían estar limitando la información al uso de FPS 8 o 15, y no a los más extendidos de 30 o 50. También podría ser que estén considerando los estudios que incluyen exposiciones al sol sin una buena reposición del fotoprotector o sin una buena extensión en la piel, de forma que el resultado represente más el hábito (descuidado) de exposición y fotoprotección que la reducción de la síntesis de vitamina D al aplicar un bloqueador solar adecuadamente.

Al respecto, en 2020 surgió una nueva publicación por parte de dermatólogos que revisaron la anterior revisión y consenso. Ésta fue enviada a la revista como carta al editor en respuesta a las afirmaciones originalmente expuestas. Te dejo aquí algunos fragmentos:

- «Todavía se puede lograr una producción mínima de vitamina D, claramente de acuerdo con el uso controlado de protector solar FPS 15 durante unas vacaciones en Tenerife.» Tengamos en cuenta que Tenerife es una isla española ubicada en el archipiélago canario, frente al continente africano, en una latitud por debajo de 30° norte, concretamente 28,46° norte, una característica que no cumple la europea continental.
- «Sin embargo, es cuestionable extrapolar la efectividad al uso discrecional de protectores solares en los climas moderados (por ejemplo, el noroeste de Europa). Passeron *et al.* [aquí se refieren al grupo de "expertos" de la primera publicación] aparentemente favorecen la demanda de un uso diario riguroso de protector solar, pero su afirmación de que esto no comprometerá la síntesis de vitamina D no tiene fundamento.»
- «Estamos de acuerdo con Passeron *et al.* [de nuevo el grupo de "expertos"] sobre el régimen para equilibrar el riesgo-beneficio de la exposición a la radiación ultravioleta. Donde discrepamos es con la llamada al uso global de protectores solares en la vida cotidiana; en latitudes medias-altas, esto puede resultar en una insuficiencia de vitamina D en un porcentaje sustancialmente mayor de la población, y alargar y profundizar la "baja invernal de vitamina D".»

La reflectancia

El tipo de superficie que nos rodea influye en la radiación solar que nos llega por reflejo. Por ello hemos de considerarla tanto para la posibilidad de sintetizar vitamina D como la de propiciar la quemadura en nuestra piel.

Es el caso de superficies como el mar, la nieve, el hielo o la arena. El hielo blanco es la superficie que más refleja la radiación UV, alrededor del cien por cien, y la nieve reciente blanca lo hace en un 86 por ciento. En cambio, para la nieve o el hielo sucios la reflectancia es menor. Por otra parte, el mar refleja un 25 por ciento, la arena seca de playa un 15 por ciento y la hierba un 5 por ciento.

La polución y la contaminación atmosférica

La contaminación reduce la radiación UV que te llega, de una forma similar a como lo hacen las nubes. Un alto nivel de contaminantes y polvo en la atmósfera provoca una alta neblina en la que la visibilidad se reduce considerablemente debido a la menor penetración de la luz solar. Esto ocurre principalmente en las grandes ciudades o ciudades con mucha industria, aunque la contaminación llega a cualquier sitio recóndito del planeta; no hay lugares libres de contaminación.

Pero ¿cómo actúa la contaminación atmosférica? Los fotones UVB son absorbidos por contaminantes como ozono, unas partículas finas llamadas PM2,5 y dióxido de azufre, que disminuyen la síntesis cutánea por no llegar suficiente radiación UVB.

En un estudio realizado en México en 2015, se informó que la exposición a altas concentraciones de PM2,5 podría conducir a hipovitaminosis en el 87 por ciento de los niños con peso normal del área metropolitana de la Ciudad de México, en comparación con los niños de otras áreas menos contaminadas. En el área metropolitana de dicha ciudad, el ambiente se caracteriza por niveles de ozono y PM2,5 por encima de los valores estándar y disminución de la luz ultravioleta. Se observó que la contaminación del aire causa inflamación sistémica y neuronal en los niños, y además en éstos se encontraron niveles altos de una hormona llamada leptina en comparación con otros niños.

La leptina regula la sensación de apetito generando señal de saciedad. Cuando sus niveles son altos, hacen insensibles a los receptores, desoyendo el cerebro la señal, por lo que el apetito continúa y propicia seguir comiendo. Residir en un ambiente con alto contenido de PM2,5 y ozono se asocia con hiperleptinemia en ayunas, y actualmente se está estudiando la posible relación de la hormona leptina con la vitamina D.

En 2016, el 95 por ciento de la población mundial vivía en áreas donde los niveles ambientales de PM2,5 excedían el valor de referencia de la Organización Mundial de la Salud. Por otro lado, las industrias dispersan miles de productos químicos en el medio ambiente. Además, todavía hay población expuesta al humo del tabaco pese a las campañas de promoción de la salud y las leyes antitabaco. Todos estos escenarios alteran o interrumpen las vías bioquímicas, con perjuicios para la vitamina D.

¿Todavía te extraña que exista hipovitaminosis generalizada en la población? Seguramente la contaminación sea de lo que menos hayas oído hablar hasta ahora en relación con la vitamina D. Aquí vas a descubrir más al respecto, aunque sea una información incómoda y abrumadora, porque para tomar el control de tu salud se empieza por estar bien informado. Si quisieses mirar para otro lado, tendrías que saltar páginas; tienes la total libertad de hacerlo.

Tóxicos y contaminación ambiental

La contaminación no se limita sólo a la atmósfera y el aire que respiramos, también está en el agua, en la tierra y en los alimentos, en múltiples productos creados por los seres humanos, que si no los comemos los manipulamos, los tocamos o nos tocan, y respiramos cerca de ellos. Los tóxicos los podemos adquirir por la respiración, la digestión, la piel y las mucosas. Somos esponjas absorbentes y estamos rodeados de tóxicos.

Su relación con el déficit de vitamina D no se puede negar, está estudiada y se sigue estudiando, pues son múltiples los contaminantes que nos rodean, algunos más nuevos y desconocidos. Hablar de ello, hacerlo público, supone reconocer un panorama que no queremos ver ni abordar. Por ello creo que, en parte, existirán quienes negarán la hipovitaminosis poblacional y la necesidad de suplementar ante el panorama actual como una forma de evitar acercarse a los orígenes del problema y a sus soluciones.

La contaminación afecta al clan de la vitamina D y a su efectividad desde el inicio, alterando la producción cutánea, la modulación de los genes implicados en la regulación de su equilibrio dinámico, la disminución de la producción local de 1,25D o la competencia por el VDR (el amante de la 1,25D).

En mi anhelo de saber, con frecuencia me pregunto si la contaminación no será el factor de peso por el que hoy en día encontramos a poblaciones de países tropicales y del ecuador, o en quienes se exponen al sol sin total protección, con hipovitaminosis. Allá en el siglo pasado, entre 1971 y 1988, eran poblaciones que mostraban niveles entre 54 y 90 ng/ml. Algo está acentuándose en las últimas décadas que rompe con la relación directa de exposición al sol y síntesis de vitamina D. Quizá los cambios drásticos que ha generado la especie humana en su entorno y su alimentación en los últimos años podrían ser las piezas que faltaban en el puzle.

Disruptores endocrinos

Según la definición de la Agencia de Protección Ambiental, un químico disruptor endocrino es «un agente exógeno que interfiere con la síntesis, secreción, transporte, metabolismo, acción de unión o eliminación de hormonas naturales transmitidas por la sangre, que están presentes en el cuerpo y son responsables de la homeostasis». Pues bien, la vitamina D, en su forma activa, actúa como una hormona, y estamos rodeados de disruptores hormonales o endocrinos; son parte de la contaminación que afecta endógenamente a nuestros niveles de vitamina D y su correcto metabolismo.

Pueden comportarse como disruptores endocrinos los contaminantes del aire y el polvo de los espacios interiores y exteriores, el humo del tabaco, los metales pesados y los contaminantes orgánicos persistentes.

En los últimos años han aumentado exponencialmente, exponiéndonos incluso antes del nacimiento, al transferirse por la placenta y después por la leche. En un estudio suizo de seguimiento de la leche materna, se encontró que el 76,5 por ciento de las muestras de leche contenían los disruptores hormonales propios de los bloqueadores solares que informaron usar las madres. Estos compuestos afectan al desarrollo sexual de los descendientes y su interacción con la glándula tiroides, así como a la funcionalidad de la vitamina D.

Veamos más sobre los diferentes tipos de disruptores endocrinos, para que sepas localizarlos a tu alrededor.

PFAS

Entre los disruptores endocrinos están las sustancias perfluoroalquiladas y polifluoroalquiladas (PFAS), que son un grupo grande de compuestos químicos artificiales resistentes al fuego y que repelen el aceite, las manchas, la grasa y el agua. Están en sartenes, ropas, textiles, bloqueadores solares químicos, maquillaje, pescados, agua... En realidad, están por todas partes. Se han fabricado y utilizado en una gran variedad de industrias en todo el mundo desde finales de la década de 1940. Son sumamente persistentes en el medio ambiente y el cuerpo humano, ya que no se degradan y se acumulan con el paso del tiempo.

Su relación con la vitamina D parece contradictoria. A diferencia de otros contaminantes que contribuyen en el descenso del estado sérico de la vitamina, algunos PFAS (PFOA y PFNA) contribuyen al alza. Puede parecer un resultado favorable o protector, pero no lo es. Aunque no afecten negativamente a los niveles de 25D, sí afectan a la funcionalidad efectiva de la 1,25D, al competir por los VDR, de manera que se acoplan a estas cerraduras, y cuando llegan las llaves 1,25D, no hay sitio para ellas. Estaríamos ante una resistencia a la vitamina D por interacción con los contaminantes. La competencia por la cerradura da lugar a desregulaciones enzimáticas que afectan a las concentraciones de 25D elevándolas, pero sin tener un fin funcional.

Desde el año 2000, en estudios de biovigilancia humana se ha evaluado la exposición a las PFAS, demostrando que las poblaciones de todo el mundo están expuestas a ellas. En 2017 se publicó en la revista *Science of the Total Environment* un estudio en el que se evaluó a la población española, y se halló que los residentes de Cataluña y Galicia, seguidos de los del País Vasco, Comunidad Valenciana e islas Baleares, tenían los valores séricos más altos de PFAS, mientras que los residentes de las islas Canarias mostraron los valores más bajos.

Según la EFSA, la exposición media a estos disruptores endocrinos de una gran parte de la población europea, en particular de los niños, supera muy a menudo el límite considerado seguro, tanto que la situación es considerada preocupante.

Bisfenoles

Entre los disruptores endocrinos también encontramos el bisfenol A (BPA) y otros bisfenoles, que forman parte del policarbonato y las resinas epoxi del reino de los plásticos que te rodean. En el mundo del envase alimentario abunda, por ejemplo, en el recubrimiento de latas y cartones alimentarios, botellas de bebidas, cafeteras, vajilla, utensilios y aparatos de cocina. También en otras cosas que chupas y entran en contacto con la mucosa oral, tipo empastes de *composite*, férulas, ortodoncias invisible, prótesis, tetinas y chupetes. Y, por supuesto, en los propios alimentos y bebidas, porque además del plástico que nos rodea, bebemos y comemos microplásticos que todo lo impregnan, llegando a los pescados y mariscos, el agua, los cultivos y sus frutos. Pero antes que los microplásticos que no ves está el plástico que sí ves (juguetes, aparatos eléctricos, ropas, bandejas, cajas y contenedores, etc.), y todos ellos sin excepción contienen bisfenoles. Mira a tu alrededor, ¿hay algo sin plástico?, ¿seguro? Los barnices, resinas y pinturas también contienen plásticos.

Éstos aumentan la excreción urinaria de vitamina D transformada en metabolitos de desecho y disminuyen su presencia en el organismo. Además, si las PFAS parecen afectar al desarrollo y comportamiento sexual de los hombres, los BPA lo hacen en las mujeres. El BPA también se relaciona con el riesgo de cáncer de próstata y mama.

Sus efectos nocivos han obligado a legislar y prohibirlos en Europa: primero en los biberones, después en el revestimiento interior de los envases de los alimentos infantiles (parece que para los adultos todo vale) y finalmente en el papel térmico de los tiques de compra. Pero quedan otros muchos materiales que los contienen. Se está buscando una forma alternativa de producir plástico, pero se sospecha ampliamente que no hay plástico no nocivo.

La mala fama se la llevó el BPA, que fue el más empleado e investigado, pero otros tipos de bisfenol, como el BPS y el BPF, van en el mismo camino. Poco a poco irán sustituyendo al BPA hasta que la evidencia de la investigación pueda ejercer la suficiente presión para limitarlo, y para eso se necesitan muchos años aunque ya haya conocimiento y evidencia, además de que la economía destinada a producir es mucho mayor que la economía destinada a investigar, y la industria va mucho más rápida que la investigación sobre seguridad y biocompatibilidad.

En 2021 se publicaron varios estudios sobre el BPS y el BPF y las alteraciones metabólicas, en los que se encontró que afectan a la producción de insulina, al metabolismo energético celular y también a la promoción de acúmulos de grasa y obesidad, algo que afecta directamente al estado sérico de la vitamina D, como veremos más adelante. Seguro que en los próximos años se irán sumando más estudios. Demos tiempo al tiempo.

Si te inquieta este tema, quieres saber más y tener una guía para evitar la exposición a los disruptores endocrinos, te recomiendo el libro *Libérate de tóxicos* (2019), de Nicolás Olea, catedrático en Medicina y el mayor investigador en bisfenol, plásticos y salud. Para consejos prácticos del día a día te recomiendo a Eva Liljeström y su cuenta «Casa sin tóxicos» en Instagram o Facebook.

Pero aquí no se acaba el tema de los disruptores hormonales que afectan a la vitamina D, prosigamos.

Metales pesados y radiactivos

En diversos estudios se ha demostrado que los metales pesados, así como los metales radiactivos, son capaces de interferir en los sistemas hormonales, incluyendo el de la vitamina D.

El cadmio (Cd) es un metal tóxico extendido. Se usa para fabricar baterías, pigmentos, revestimientos de metal y plásticos, y está presente en el tabaco. El riñón, el hígado, los huesos y el sistema cardiovascular son sus principales objetivos de toxicidad, con un tiempo prolongado de permanencia. Su exposición ambiental causa perturbaciones en el metabolismo de la vitamina D. La forma más grave de intoxicación por cadmio se puede ver en los pacientes con una enfermedad ósea llamada *itai-itai*. Estos pacientes sufren un daño óseo doloroso caracterizado por una combinación de osteomalacia y osteoporosis.

La exposición al plomo (Pb) ha sido verificada experimentalmente en su papel destructivo en el metabolismo de la vitamina D, al afectar a la expresión de las enzimas involucradas en las sucesivas transformaciones que sufre esta vitamina. La mayor parte del plomo existente en nuestro entorno se origina en las actividades humanas. Podemos encontrarlo en alimentos, agua potable, pinturas, aparatos eléctricos y conexiones eléctricas, soldaduras, fabricación de plásticos y cerámicas, quema de combustibles fósiles, material armamentístico, etc.

El uranio (U) se produce naturalmente en la corteza terrestre. Las industrias energéticas, la minería y los accidentes nucleares son el principal riesgo de exposición, y durante las últimas décadas las concentraciones ambientales de uranio han aumentado por su uso creciente en aplicaciones civiles y militares. La exposición crónica al uranio enriquecido influye tanto en la expresión de ARNm como en la proteína de los receptores nucleares renales implicados en el metabolismo de la vitamina D.

El 137cesio (137-Cs) fue liberado al medio ambiente tras el desastre de la explosión de la central nuclear de Chernóbil, y supuso graves consecuencias para la salud principalmente a través del consumo de alimentos de las áreas contaminadas. La contaminación por 137-Cs puede afectar al metabolismo hepático del colesterol, precursor de la biosíntesis de las hormonas esteroides, como la vitamina D.

Tabaquismo

Entre las sustancias que contiene el tabaco, algunas como los hidrocarburos aromáticos policíclicos, aldehídos, DDT, cadmio y plomo actúan aumentando la destrucción de la vitamina D. Lo hacen catabolizándola hacia metabolitos inactivos de excreción y produciendo disfunción renal, que afecta a la formación de vitamina D hacia su forma activa.

Además, los fumadores son más propensos al envejecimiento de la piel. En ellos se anticipan las alteraciones cutáneas propias de la edad que dificultan la síntesis de vitamina D3, deteriorando el principal medio de obtención en los humanos.

Se han realizado una gran cantidad de estudios sobre la asociación del tabaquismo y la vitamina D, resultando determinante para conducir al déficit, ya sea por exposición activa o pasiva.

Otros

Existe una larga lista de contaminantes disruptores hormonales, como PCB, PBB y PBDE, presentes en los lubricantes solventes retardadores de llamas, ftalatos, que se encuentran en los cosméticos (tipo perfumes y esmaltes de uñas) y plásticos (tipo PVC, vinilos), y otros presentes en plaguicidas e insecticidas, que alteran el sistema endocrino y pueden afectar a la obtención del clan de la vitamina D y su funcionalidad.

Como esponjas absorbentes que somos, todo llega a nosotros en mayor o menor medida con efecto acumulativo, y éste condiciona nuestras biologías.

FACTORES FISIOLÓGICOS

También existen factores relacionados con nuestro funcionamiento biológico y tejidos que repercuten sobre la obtención de vitamina D. Aunque separo los factores por tipología de procedencia, en realidad no actúan de forma aislada y son influenciables entre categorías.

La edad y el envejecimiento de la piel

Conforme nos vamos haciendo mayores, la dificultad de sintetizar suficiente vitamina D es mayor por determinados cambios estructurales de la piel y un descenso significativo de la molécula precursora de la vitamina D (7-DHC). Alrededor de los treinta y cinco años se estima un descenso del 25 por ciento en la capacidad de síntesis, y a los setenta, un descenso del 75 por ciento respecto a edades más jóvenes.

El aumento de la edad no sólo se asocia con un riesgo elevado de deficiencia de vitamina D, sino también con concentraciones séricas más bajas de la proteína transportadora DBP, que eran esas zapatillas que calzaban los atletas del clan para su juego de carreras de relevos.

La piel envejece con la edad, reduciéndose así la síntesis de vitamina D y su transporte. A su vez, privarnos de vitamina D implica privarnos de una variedad de efectos antienvejecimiento y fotoprotectores que nos proporcionan metabolitos activos de esta vitamina. Por tanto, la exposición solar cuidadosa no sólo es necesaria en los mayores, sino que también lo es durante todo el proceso de madurez, aunque en los mayores es completamente necesaria la suplementación con vitamina D.

Si bien es cierto que el envejecimiento de la piel tiene su identidad propia como factor de riesgo, no suele venir solo, sino que lo hace acompañado de otros factores de índole ambiental y metabólica que están en continua interacción. Con la edad, algunas personas toleran peor el calor y se exponen menos al sol, se mueven menos y realizan menos actividades fuera del hogar. A la vez, aparecen trastornos metabólicos relacionados con un déficit de vitamina D, como la insuficiencia renal, y reciben medicación que puede interferir con el metabolismo de la vitamina D, agravando aún más el problema.

El cortisol, los estrógenos y otras hormonas

El cortisol es una hormona que producimos en respuesta al estrés. Esta sustancia tiene la capacidad de reducir los niveles de 1,25D y bloquear las cerraduras a las que se acopla (los VDR). Si el estrés se cronifica y se libera constantemente cortisol, se puede esperar que afecte al metabolismo del clan de la vitamina D.

La disminución de los niveles de estrógenos asociada a la menopausia se correlaciona con una disminución de la producción renal de la hormona-vitamina 1,25D, por lo que los estrógenos parecen contribuir al mantenimiento de la efectividad de la vitamina D, aunque no lo aumentan.

Durante períodos caracterizados por necesidades de calcio más altas, como ocurre durante el embarazo y la lactancia en la mujer, así como durante las fases de crecimiento esquelético rápido de la adolescencia, parece observarse un aumento de 1,25D gracias a la acción de los estrógenos, la prolactina y la hormona del crecimiento, hormonas asociadas a estas etapas, en un intento por mejorar la absorción del calcio dietético y su aporte al organismo. Aún no se conoce a la perfección el mecanismo de acción, pero se sabe que fuera de estas condiciones y etapas estas hormonas no ejercen un efecto de aumento de producción de 1,25D. Los beneficios que estas hormonas pueden ejercer en las etapas cruciales de la vida pueden verse mermados por la interacción con el continuo aumento de los contaminantes ambientales y disruptores hormonales.

Estados fisiológicos alterados

La cirugía digestiva puede reducir la absorción de vitamina D. Por ejemplo, para el tratamiento de la obesidad mórbida se incluyen técnicas malabsortivas que pueden causar múltiples deficiencias nutricionales. La deficiencia de vitamina D es altamente prevalente tras estas intervenciones, persistiendo incluso tras la suplementación estándar con preparados multivitamínicos. Otro ejemplo son las cirugías de resección intestinal, en las que se extirpan tramos de intestino, por lo que se pierde su funcionalidad en la absorción de los nutrientes. Éstas se hacen para extraer tejido canceroso o precanceroso, tejido infectado, tejido obstruido o tejido lesionado.

Existen ciertas enfermedades intestinales que pueden afectar al estado sérico de la vitamina D, por malabsorción o por un aumento de la demanda para combatir una alta actividad inflamatoria y estados inflamatorios crónicos. Especialmente en las autoinmunes. En la enfermedad de Crohn (enfermedad inflamatoria intestinal autoinmune) es muy común la deficiencia en vitamina D, aunque dependerá de la extensión y las zonas afectadas. Cabe destacar también la enfermedad celíaca, de elevada prevalencia, y con un creciente diagnóstico tardío (alrededor del 30 por ciento de los pacientes celíacos son diagnosticados después de los sesenta años), que también implica un riesgo de malabsorción de vitamina D y otros nutrientes, y un mayor riesgo de osteomalacia.

Para los casos anteriores es importante una exposición solar adecuada, pues la suplementación con vitamina D en las dosis mínimas que se están dando no resultan suficientes, ni para ser absorbida la vitamina ni para salvar la resistencia a la vitamina D, características de las afecciones autoinmunes. Otra opción es dar dosis aumentadas y adaptadas a la capacidad absortiva, en formas vehiculizadas de mayor absorción que no requieran un tránsito largo intestinal para su aprovechamiento. Para más información, consulta con tu nutricionista clínico al respecto.

En contra de lo que se creía, y se sigue promulgando para fomentar el uso de fármacos con calcidiol (el Hidroferol en España) en vez de directamente la vitamina D3 nativa, las lesiones y las alteraciones del hígado en forma de hepatopatía crónica no incrementan notablemente el descenso del estado sérico de la vitamina D. En realidad, se ha encontrado que tienen una repercusión escasa. La destrucción hepática debería ser masiva para ser un factor fisiológico de peso, y además ya vimos que el tratamiento con D3 mejora y revierte el daño hepático.

Una duda que me preguntan con frecuencia es si la extirpación de la vesícula biliar afecta al estado de la vitamina D generando un déficit por esta condición, ya que las sales biliares presentes en la bilis permiten la digestión de partículas grasas como la vitamina D. La respuesta es que no. En alguna medida puede influir, pero generalmente no es la causa determinante de una deficiencia en vitamina D. El hecho de retirar la vesícula que almacena la bilis no implica dejar de producir bilis, sólo que se vierte al intestino de una forma anárquica, menos precisa para el proceso de digestión.

La genética

Los polimorfismos genéticos y aquellas variantes cercanas a los genes implicados en la síntesis de colesterol precursor de vitamina D, o implicados en las sucesivas transformaciones y el transporte, influyen en el estado de la vitamina D.

Por ejemplo, nuestros niveles de 7-deshidrocolesterol, que descienden con la edad drásticamente, están condicionados por la genética. Nuestros niveles de proteína portadora de los metabolitos de la vitamina D o «zapatillas DBP» también dependen de la genética. Hay diferentes modelos de zapatillas con diferentes características, y estos genotipos DBP se asocian con diferencias discriminatorias en las concentraciones plasmáticas de 25D y 1,25D.

La genética no es algo que está ahí en modo estático, recibe influencias ambientales, y a su vez el ambiente y la nutrición influyen sobre la expresión de nuestros genes. Podríamos decir que no está todo escrito en los genes, ni el destino está en los genes.

FACTORES NUTRICIONALES

Alimentación

La alimentación juega un papel clave en la obtención de vitamina D, especialmente en las estaciones frías y poco soleadas, en las que su obtención por fotosíntesis es insuficiente, o en los lugares geográficos en los que sus sociedades no tienen la posibilidad de obtenerla de otra forma. Hemos de tener en cuenta que, además del empobrecimiento en vitamina D que sufren en la actualidad algunos alimentos, las técnicas culinarias y las formas de conservación también pueden afectar a la vitamina D, especialmente por oxidación en presencia de oxígeno, luz y calor. El tiempo de conservación también afecta significativamente, en especial a temperaturas más altas.

La alimentación también es clave en el aporte de otros nutrientes necesarios para la activación de la vitamina D hacia formas biológicamente activas. Por tanto, son varios y distintos nutrientes, y no uno solo, los implicados en un buen estado sérico de la vitamina D y su metabolismo. Los iremos viendo a continuación. Un descenso moderado de algunos de los nutrientes que vamos a ver puede bastar para afectar al fino equilibrio buscado.

Para cada uno de los nutrientes, los niveles de referencia que encontrarás en los informes de analíticas buscan evitar la deficiencia o el exceso, que pueden llevar a situaciones clínicas agudas, pero has de saber que éstos no marcan los niveles óptimos que, por lo general, están en la mitad del normorrango (aunque no siempre es así). De manera que puedes estar dentro del rango considerado como normal para un nutriente y tener niveles subóptimos. Un estado subóptimo de uno o varios nutrientes puede dar lugar a condiciones subclínicas no identificadas, lo cual pone en riesgo tu equilibrio y tu salud se resiente.

Colecalciferol y ergocalciferol

Empezaremos por la vitamina D propiamente, en sus formas D3 y D2 ya conocidas. Su aporte alimentario es indispensable en los meses fríos que ocupan gran parte del año en las zonas alejadas de los trópicos como un complemento o alternativa a la fotosíntesis. Incluso ya se considera necesario como complemento en zonas tropicales afectadas también por la contaminación y otras condiciones ambientales que han adoptado o adquirido.

Lo cierto es que el contenido alimentario de vitamina D es escaso; con suerte nos aporta cerca de un 10 por ciento de lo que nos puede aportar moderadamente la exposición solar si la aprovechamos bien, salvo en las sociedades que habitan en tierras árticas (esquimales), donde el aporte alimentario es mucho mayor gracias a su dieta tradicional. Las cantidades obtenidas van disminuyendo por los cambios en los patrones dietéticos y por el empobrecimiento que sufren los alimentos en vitamina D. Recuerda que, además del descenso drástico de exposición solar en los sistemas de producción, tenemos la contaminación, que no sólo afecta a las personas, sino también a los animales, plantas y cualquier superficie a la que se desea llegue la radiación UVB.

Así pues, nos encontramos ante la necesidad de fortificar los alimentos que tienen poca vitamina D, o bien enriquecer los alimentos que, sin tener nada de ésta originalmente, pueden hacer una buena sinergia con ella tras su agregación. Y también la de ofrecer concentrados de vitamina D extraída de sustancias como la lanolina o el liquen, para administrar como complemento nutricional en dosis controladas.

¿Te gustaría saber cómo podrías enriquecer tus comidas con vitamina D alimentaria natural? Ahí va: haciendo amistad con las setas y los champiñones. Aunque por lo general aportan D2, algunas como la *shiitake* contienen incluso vitamina D3 y otra forma que no hemos visto llamada D4. Te dejo unos consejos para aprovechar la vitamina D con un aporte significativamente alto.

- Córtalas en finas láminas o cómpralas laminadas. Cuantas más láminas obtengas por pieza, mejor.
- Coloca las láminas en una bandeja, separadas lo suficiente para no taparse unas a otras.
- Elige un día soleado y saca la bandeja al sol por un tiempo más o menos prolongado. Piensa en la superficie de estos hongos como si fuese tu piel: cuanta más superficie expuesta, mejor, buscando las horas centrales del día. Bastará unos minutos en verano (entre veinte y treinta minutos para el máximo aprovechamiento), y el resto de estaciones entre una y dos horas a medio día. Dales vuelta y vuelta para aprovechar la síntesis al máximo.
- Si deseas setas enteras para alguna preparación culinaria, trata de exponerlas con las branquias hacia arriba (donde más vitamina D se obtiene) y la superficie del sombrero hacia abajo (donde menos).
- Asegúrate de que no recibirán sombras durante el tiempo de exposición. Si vives en una zona con alta contaminación o nubosidad, es posible que debas duplicar los tiempos.
- Asegúrate también de que no haya vidrios de por medio entre el sol y tu bandeja. Al igual que tú, los hongos necesitan de rayos UVB para estimular la síntesis de vitamina D. Recuerda que los vidrios paralizan casi la totalidad de la radiación UVB.
- Si las consumes en crudo y tras veinticuatro horas de exponerlas al sol, aprovecharás el máximo de vitamina D generada. Durante las primeras veinticuatro horas sigue cre-

ciendo la cantidad de vitamina D, pero después empieza a descender. Ten en cuenta que con el almacenamiento, la cocción o el horneado desciende su aporte nutricional.

- Si no las vas a consumir inmediatamente, puedes guardarlas envolviéndolas con papel absorbente dentro de una bolsa de papel o caja de cartón con una ligera abertura. Ubícalas en la nevera, en el cajón de la verdura o en la zona menos fría, durante un máximo de siete días.
- También puedes encurtirlas en vinagre o dejarlas en aceite de calidad, para preservarlas alargando unas semanas el tiempo de conservación.
- Especialmente para los champiñones y setas disponibles en verano, la congelación puede ser una buena opción para conservar esas piezas con un mayor contenido en vitamina D que difícilmente conseguirás en otras temporadas.
- Haz un uso versátil de ellas en la cocina. Para sacarles el máximo partido, busca recetas y formas de preparación. En internet encontrarás mucha información que comparten otras personas amantes de la cocina.

Otra forma de asegurar una ingesta dietética de vitamina D es con el consumo de pescados azules y marisco. Éstos, junto con las setas y los champiñones (expuestos al sol), son las fuentes de mayor contenido en vitamina D.

En España, el pescado ha formado parte de la famosa dieta mediterránea, así como de la dieta atlántica tradicional que se está promoviendo en el norte de España (en cuya labor está fuertemente involucrado un compañero que aprecio, farmacéutico y dietista-nutricionista comunitario, Pablo Vivanco). Estas formas tradicionales de alimentación se están perdiendo, y a su vez sus alimentos están expuestos a factores ambientales que no estaban presentes por igual en las generaciones anteriores. Si nosotros somos esponjas absorbentes, los peces también lo son; de hecho, son un depósito de los contaminantes que llegan al medio marino. No pienses sólo en el mercurio, que hasta ahora ni había nombrado, sino en el listado de contaminantes que mencioné en un apartado anterior, y fíjate que se incluyen los peces como fuente de esas sustancias.

Los peces no son el problema, sino la contaminación y hasta donde llega.

He tenido la oportunidad de conversar con varios responsables de laboratorios de análisis de alimentos e investigadores del Consejo Superior de Investigaciones Científicas (CSIC), y los resultados para los animales marinos son bastante preocupantes. Desde el conocimiento que tengo me cuesta darte recomendaciones al respecto del consumo de pescados y mariscos. De manera que si tiro por el camino de en medio, como hacen los gobiernos en su mayoría (esté o no justificado para la salud humana), te daré unos consejos:

- Consume pescados y mariscos un máximo de tres veces por semana. Los pescados grasos contienen una buena cantidad de vitamina D.
- Opta por pescado salvaje. En el de piscifactoría se reducen notablemente los niveles de vitamina D, a la mitad aproximadamente, salvo que previamente hayan sido alimentados con piensos enriquecidos en vitamina D. En España, desconozco si se realiza esta práctica en las piscifactorías, pues se da por hecho que nos sobra sol para fabricar vitamina D a los consumidores; así que si no se informa de ello, no lo des por hecho. En cambio, en Estados Unidos algunas empresas sí enriquecen la alimentación del salmón de piscifactoría, y como resultado la reducción de los niveles de vitamina D encontrados en el alimento no es tan significativa, incluso en algunos casos supera la cantidad del salmón salvaje.
- Si aseguramos un buen aporte de vitamina D, puede que tengamos una protección frente a los daños del mercurio que nos aporta un consumo moderado de pescados y marisco. En algunas investigaciones se apunta al papel neuroprotector de la vitamina D en las vías de desintoxicación del cerebro, que podría ayudar a corregir los efectos neurotóxicos del mercurio acumulado en nuestro cuerpo.

Magnesio

El magnesio está estrechamente ligado a la vitamina D. Este mineral participa como cofactor en la activación e inactivación de la vitamina D, es decir, es necesario para que los atletas puedan participar en la carrera de relevos hasta la meta, así como para poder retirar a los atletas que causan baja. Además, también es necesario para poder llevar sus zapatillas deportivas de carrera (unión de la vitamina D a su proteína transportadora) y para el buen funcionamiento de la meta al finalizar la carrera (expresión de los VDR). ¡Ahí es nada!

Definitivamente, la vitamina D necesita del magnesio, y su forma activa 1,25D aumenta la absorción intestinal del mineral, permitiendo satisfacer los requerimientos aumentados para el metabolismo de esta vitamina. Pero para que esta situación se cumpla, antes hemos de aportar magnesio suficiente en la alimentación, y no lo estamos cumpliendo.

En estudios se ha encontrado que la población adulta presenta niveles subóptimos de magnesio; es una de las carencias nutricionales más extendidas junto con la de vitamina D. Los niveles séricos pueden presentarse por debajo del umbral de detección y no ser clínicamente detectable la carencia, por lo que se podría hablar en estos casos de niveles carenciales subclínicos.

Se estima que la mayoría de la población no cumple con las cantidades alimentarias diarias recomendadas, y además, se considera que esas cantidades están desfasadas y han de revisarse, proponiéndose incrementarlas por no ser suficientes para nuestras necesidades.

Veamos a continuación por qué en las últimas décadas el consumo de magnesio ha disminuido notablemente, pasando de alrededor de 500 mg/día a una media de 250 mg/día.

En primer lugar, los cultivos están empobreciéndose en magnesio. Este mineral se va agotando en el terreno de cultivo explotado si no se renueva —como es habitual en la agricultura intensiva—; además, se usan fertilizantes altamente nitrogenados que dificultan la absorción del magnesio del terreno en la planta, y como resultado los frutos presentan una merma en su contenido.

Además, el consumo de alimentos ultraprocesados industriales ha crecido drásticamente. Al desnaturalizar los alimentos en el procesamiento industrial, se empobrece todavía más el aporte nutricional de magnesio.

Y si esto no fuera poco, también hay que sumar el aumento de aditivos alimentarios de fosfato en la industria alimentaria, que dificultan la absorción del magnesio. Estos aditivos están presentes en muchos alimentos, especialmente en las carnes procesadas, embutidos y fiambre, así como el ácido fosfórico, que se encuentra en los refrescos (¿a que no te lo dicen cuando venden felicidad y sociabilidad?).

Por otra parte, el estrés es uno de los enemigos del magnesio, ya que hace aumentar sus requerimientos, y por tanto lo es también para la vitamina D a través del descenso de magnesio disponible. También lo es la cafeína, que disminuye la absorción intestinal del magnesio, y muy probablemente es por ello por lo que afecta al estado de la vitamina D. En un estudio publicado en 2021, sobre una población estadounidense de 13.134 personas entre treinta y cuarenta y siete años, se reveló que una mayor ingesta de cafeína se asociaba con una menor concentración de vitamina 25D en sangre.

Si el café viene en cápsulas de aluminio, podríamos agravar más la situación, ya que el aluminio de la dieta puede provocar un déficit al reducir la absorción de magnesio (aproximadamente cinco veces) y reduce la retención de magnesio del organismo en un 41 por ciento. Pero te confirmo que éste no es el caso de las cápsulas de aluminio que tienen un recubrimiento de «plástico» para evitar la transferencia del aluminio al alimento. Es más la cantidad de aluminio que recibes de alimentos procesados a través de aditivos alimentarios, panes y productos elaborados con harinas, tisanas, té, marisco, vísceras, etc. Ahora bien, que no recibas directamente el aluminio de la cápsula de café no implica que no lo recibas; dependerá de dónde vaya a parar el aluminio de esas cápsulas desechadas que poco se reciclan pero que tanto se usan, porque recuerda que todo vuelve. Si hay aluminio y cierta acidez en el suelo agrícola, la planta lo absorberá desplazando minerales como el magnesio o el potasio, y esto se trasladará en la cadena alimentaria. Por ahora el aluminio es el metal más abundante en la leche materna, ¿qué te parece?

La suplementación y fortificación de alimentos con calcio (tan extendido hoy a falta de vitamina D), o el consumo excesivo de calcio en cualquiera de sus formas puede conducir a una deficiencia de magnesio por competencia en la absorción, afectando al estado de la vitamina D. ¿Podría esto repercutir en la salud ósea? Deberíamos de planteárnoslo y poner más atención en ello, pero seguimos centrándonos principalmente en la administración de calcio, seguido de lejos por el de la vitamina D, sin considerar unos niveles óptimos de magnesio.

Saber +: Calcio, calcio y más calcio...

Veamos qué se encontró en un estudio sueco que sólo puso el foco en el consumo de calcio a través de un alimento: la leche. Piensa que un vaso de leche de vaca te proporciona aproximadamente 325 mg de calcio; y si la leche es de cabra u oveja, proporciona algo más.

En el estudio, con un seguimiento de veinte años, se analizaron los efectos del consumo de leche en una muestra de 61.000 mujeres de entre treinta y nueve y setenta y cuatro años. Y se encontró que las mujeres que consumían tres o más vasos de leche al día tenían:

- Un 60 por ciento más de posibilidades de tener una fractura de cadera.
- Un 15 por ciento más de fracturas óseas en general que las que bebían menos de un vaso.
- Un 90 por ciento más de riesgo de una muerte prematura.

En el mismo estudio, para una muestra de 45.339 hombres, a los que se hizo un seguimiento durante once años, también se encontró una relación de mayor mortalidad por todas las causas con el consumo elevado de leche.

Entonces, ¿aumentar los niveles de magnesio mejoraría el estado sérico de la vitamina D? Sí. En diversos estudios se ha encontrado que un aumento de magnesio dietético, o por complementos concentrados, mejora el estado sérico de la vitamina D, y para concentraciones altas de la vitamina, mejora la capacidad de conversión a metabolitos inactivos protegiendo así de toxicidad.

Aunque es difícil conseguir de la alimentación diaria un aporte óptimo de magnesio, debe ser la primera medida que considerar, y después el uso de suplementos o complementos alimenticios de magnesio.

El uso de suplementos de magnesio puede dar lugar a efectos adversos como diarrea y malestar gastrointestinal. Si usas estos concentrados, deja que tu nutricionista actualizado te asesore, pues no todos los compuestos o sales de magnesio tienen una buena absorción, en realidad más bien pocos, y cuanta menor absorción, mayor efecto laxante. Además, y te lo digo por experiencia, se suele confundir con el etiquetado de suplementos de magnesio al interpretarlo, y no es lo mismo la cantidad total del compuesto de magnesio que la cantidad de magnesio elemental que contiene dicho compuesto. Tampoco es comparable la biodisponibilidad del magnesio entre diferentes sales, aun en la misma concentración del mineral buscado. Una colega nutricionista, Marta Rodríguez Pardo, en un trabajo de revisión sistemática sobre la biodisponibilidad de los complementos alimenticios de magnesio, encontró que no sólo la capacidad de absorción es diferente en los diversos tipos de sales de magnesio, sino que también lo es su biodisponibilidad en los diferentes tejidos del organismo, lo que abre el conocimiento a una ventana terapéutica según el tipo de magnesio. En el curso «VitaminaDos – Curso avanzado en vitamina D, salud y enfermedad» detecto un gran desconocimiento sobre el uso de complementos alimenticios de magnesio incluso en nutricionistas, y es un tema importantísimo en la terapéutica con vitamina D, de ahí que te indique que te pongas en manos de un nutricionista actualizado o de un médico formado al respecto (que de partida no tiene la formación).

Sin duda, considerar el magnesio junto con la vitamina D es un buen enfoque para mejorar la función de la vitamina D en el cuerpo. Y para ello te dejo unos consejos:

- Consume habitualmente alimentos naturales, no elaborados industrialmente.
- Los frutos procedentes de tierras magmáticas o tierras ricas en materia orgánica son más ricos en magnesio; si tienes la oportunidad, consúmelos. Para el caso de España, tenemos

los frutos procedentes de las islas Canarias, como plátanos o aguacates. Éstos no son los frutos más altos en magnesio, pero su procedencia mejora su composición respecto a otros de otras tierras.

- Por su alto contenido en magnesio, incluye en tu dieta diaria un par de nueces de Brasil («coquitos») o un puñado de anacardos.
- Separa el café de la ingesta de los frutos secos mencionados anteriormente y de las principales comidas.
- Estás de suerte si te gusta el cacao. Consume chocolate alto en cacao (80 por ciento o más), un par de onzas al día, o bien polvo de cacao puro parcialmente desgrasado, salvo si presentas déficit de enzimas como diamina oxidasa o monoamina oxidasa, que ya sabrás que no se toleran bien con alimentos a base de cacao —y otros de los que te habrá informado tu nutricionista—, y que pueden dar lugar a ataques de migraña.
- Limita el consumo de refrescos a días excepcionales y sepáralos de las comidas.
- Limita el consumo de carnes procesadas (como hamburguesas, salchichas, fiambre, embutido, preparados de carne picada envasada) a días excepcionales. Existe jamón serrano y curado natural, sin fosfatos u otros conservantes nocivos para consumo habitual salvo la propia sal de curación, que son una excepción saludable en el fiambre; pídele a tu dietista o nutricionista que te oriente para su búsqueda.
- Si todavía conservas utensilios de cocina de aluminio, lo mejor será que los lleves a un punto de reciclaje o «punto limpio».
- Si sigues consumiendo café en cápsula de aluminio asegúrate de que el establecimiento que te las vende tiene un servicio de recogida implementado, y úsalo. No debes desecharlas en el contenedor de envases alimentarios (de color amarillo en España), ni aunque hayas vaciado tú el contenido de la cápsula antes de tirarla.
- Si consumes suplementos de magnesio, hazlo preferentemente durante la noche y sepáralos de la ingesta de café, leche o bebidas enriquecidas con calcio, frecuentemente con-

sumidas durante la mañana. Dependerá del tipo y cantidad que debas o no separarlos de las comidas.

Hierro

El hierro participa en el segundo paso de conversión de la vitamina D y es necesario para activarla en su forma hormonal más funcional. Esta acción se realiza gracias a una sustancia catalizadora que tiene como nombre 25-hidroxivitamina D-1α-hidroxilasa renal, una enzima compuesta por citocromo P450, ferredoxina y una ferredoxina reductasa (menudos nombrajos). Todo lo que se denomina por *ferro-* o *ferre-* tiene que ver con el hierro. Para este caso, niveles bajos de hierro pueden comprometer la producción de la forma activa de la vitamina D.

A su vez, el hierro también es necesario para la síntesis de colágeno, tan presente en la estructura de la piel, que se va deteriorando con el paso de la edad, lo cual afecta a la capacidad de síntesis de la vitamina D. El hierro interviene como cofactor para algunas enzimas que actúan sobre la principal estructura que sirve para estabilizar el colágeno en condiciones fisiológicas (se trata de una cadena peptídica que origina una triple hélice). Es por ello por lo que se sospecha que, si los niveles de hierro disminuyen, también se reducirá la actividad de las enzimas que trabajan con él y, por tanto, las fibras de colágeno serán más débiles.

El papel del hierro en la activación de la vitamina D y en la estructura del colágeno justificaría el por qué se encontró, en una investigación con ratas, que la presencia de anemia ferropénica se correlaciona con efectos nocivos musculoesqueléticos, como disminución del contenido mineral y densidad mineral ósea, y disminución de la fuerza muscular.

En su tesis doctoral de medicina (2017), María del Pilar Zazo Lázaro menciona: «Podemos postular que las mujeres que padecen deficiencia de hierro durante décadas es posible que, más adelante, desarrollen osteoporosis». Si te gusta leer más literatura friki de este tipo recuerda que al final del libro tienes todas las fuentes que nombro o en las que me baso para cada dato que incluyo.

Fíjate de nuevo qué importante es la nutrición en la salud de conjunto y lo poco que se tiene en cuenta. Por ejemplo, tendemos a buscar estudios que relacionen las dosis suplementadas de vitamina D o sus niveles sanguíneos con la salud ósea, sin contemplar el estado nutricional de la población estudiada (al margen de la vitamina D), y sacamos conclusiones sin más, o nos posicionamos con sentencias a partir de estudios parciales y tendenciosos.

Antes de suplementarte con vitamina D cabría hacerse como mínimo dos preguntas: ¿cómo tienes las reservas de hierro (llamadas ferritina)? y ¿cuál es tu nivel de magnesio? Tu médico o nutricionista debe considerarlo antes de suplementarte vitamina D o sus derivados.

¿Te gustaría saber cómo podrías enriquecer tus comidas con hierro aprovechable? Ahí va: añade un chorrito de limón en tus comidas. Con este sencillo gesto aumentarás la disponibilidad del hierro contenido en los alimentos, especialmente el inorgánico contenido en los alimentos vegetales como las lentejas, que por sí solo no es aprovechable para tu organismo. Te dejo unos consejos:

- Añade un chorrito de limón en tus platos, como hacemos en el Levante español con la paella o arroces, pero ampliado a la diversidad de comidas, directamente como aliño o en forma de salsa. ¿No te has fijado que en la costa mediterránea casi todos los platos (y vasos) se sirven con una pieza de limón? Esto es porque cultivamos limón y abunda, pero no lo dejes en el plato de decoración, úsalo.
- Si lo prefieres, añade el chorrito de limón a la bebida que acompaña a las comidas, que preferiblemente ha de ser agua.
- Los saborizantes de limón en refrescos, cervezas, vino, salsas, cremas, helados, yogures, etc., no cuentan. No se trata del sabor, sino de los ácidos que contiene el limón recién exprimido.
- Otra opción útil para el mismo fin es el uso del vinagre. Tradicionalmente en España se ha utilizado acompañando a los platos de lentejas, pero esta costumbre se está perdiendo, al igual que la de comer encurtidos, pues el sabor del vi-

nagre o fermento resulta desagradable y poco tolerado para muchos. Prueba con el limón incluso en las lentejas. ¡Atrévete!, te sorprenderá.

- Si no tienes costumbre, empieza por una pizca. No se trata de exprimir un limón entero sobre la comida, pues romperías el sabor del plato elaborado. Sin embargo, un zumo de limón casero para las limonadas que acompañen a la comida podría ser una buena opción.
- Además, si tienes riesgo de anemia ferropénica, asegura un buen aporte de alimentos altos en hierro en tu alimentación diaria. Hazlo con alimentos como berberechos, almejas, mejillones, lentejas, garbanzos, alubias, pistachos, hígado, jamón ibérico, boquerones, sardinas, etc., y aléjate de las espinacas, que ni tienen tanto hierro ni es un hierro biodisponible. Para más inri, las espinacas contienen una sustancia que dificulta aún más la absorción del hierro propio y de otros alimentos que acompañen. Resultó que cuantas más espinacas comían los jóvenes estadounidenses de la «generación de Popeye», más déficit de hierro sérico tenían.
- Si tienes una anemia persistente de causa desconocida que no se revierte con suplementos de hierro y una correcta alimentación, sospecha de celiaquía. Su presencia dificulta la absorción de nutrientes como el hierro y otros como los que aquí mencionamos (vitamina D y magnesio, entre otros). Esta enfermedad autoinmune —que no es una intolerancia alimentaria ni una alergia clásica— puede aparecer a cualquier edad, y en los adultos los síntomas extradigestivos son más notorios, por lo que puede pasar desapercibida. Además, medir los anticuerpos en sangre no es suficiente para descartar la enfermedad, como se creía hace unos años.

Vitamina B2

La enzima encargada de la transformación de la vitamina D hacia su forma activa (1,25D) no puede seguir el ciclo si no es con la ayuda de dos formas activas de la vitamina B2, también llamada riboflavina. Además, esta vitamina es necesaria para el aprovechamiento del hierro, que acabamos de ver que está implicado en el metabolismo de la vitamina D.

Se ha encontrado un estado sérico pobre de esta vitamina en poblaciones que cumplían con las dosis diarias recomendadas de vitamina B2 o la superaban, y se cree que podría ser un problema generalizado que afecta a muchas poblaciones, aunque no llegue a ser una deficiencia clínica con complicaciones mayores propias (como estomatitis angular, queilosis o glositis). Esto lleva a pensar que quizá haya que revisar los valores de ingesta dietética recomendada de este y otros tantos nutrientes, que se dieron por adecuados en otro siglo pero que ya no lo son, por equivocación o por cambios en el estilo de vida que afectan a nuestras biologías.

Se estima que un número significativo de la población mundial tiene bajos niveles de vitamina B2 por polimorfismos genéticos o variaciones que sufrieron sus genes, que afectan a la capacidad de absorción y a la actividad enzimática. Esta variación se encontró en un 50 por ciento de la población sana de la localidad italiana de Ferrara y en un 10-15 por ciento de los sujetos anglosajones estudiados en Londres. Se cree que ello se pudo originar en las zonas del Mediterráneo donde la enfermedad de la malaria era endémica, como una forma de adaptación y defensa contra ésta. Parece ser más común en la población de la cuenca del Mediterráneo, por lo que podríamos hablar de una «genética mediterránea» que dificulta la actividad de la vitamina D.

Además, a ello hemos de sumar a quienes no tienen una buena nutrición; no por falta de alimentos, sino por malnutrición, por exceso de alimentos desnaturalizados y ultraprocesados por la industria, por una alimentación desbalanceada o poco variada, o por hábitos nocivos como el consumo de alcohol.

La vitamina B2 se encuentra principalmente en los lácteos, y es por ello por lo que antiguamente se la llamaba lactoflavina. Su presencia destaca en los quesos e hígado, aunque también se puede encontrar en huevos, champiñones, setas, frutos secos y carnes. Te dejo unos consejos:

- Si te gustan los quesos de sabor fuerte como el roquefort o cabrales, estás de suerte, pues éstos son una muy buena fuente de vitamina B2. Además, considero más recomendable la leche de oveja o cabra por varios motivos que ahora no cabe mencionar, con la suerte de que el queso roquefort procede de leche de oveja, y el tipo cabrales, de una mezcla de vaca, cabra y oveja (aunque también puedas encontrarlo sólo de vaca).

- Échale el diente a los champiñones, setas y almendras. Puedes usarlas en ensaladas, junto a los quesos anteriores, o en cremas.
- Olvídate de las dietas de endocrino bajas en todo tipo de grasas para perder peso. No le tengas miedo al huevo y las sardinas. Ambas aportan esta vitamina moderadamente. La mala fama del huevo es infundada, y las sardinas contienen grasas funcionales que ayudan a resolver estados inflamatorios y son cardiosaludables. ¡A por ellos!

Zinc

Para completar la nutrición que afecta a la obtención y el aprovechamiento de la vitamina, y así pueda ejercer sus acciones, debemos considerar también al amante de la 1,25D, al VDR. Recuerda que la vitamina D no es nadie sin su amante y ambos se necesitan. Las bondades de la vitamina D dependen del VDR.

Pues bien, si quieres cuidar al VDR tienes que aportar a tu organismo el mineral zinc, ya que el VDR tiene «dedos de zinc» y requiere de este mineral para su producción. Lo de los dedos no es broma, pues así es como se llama a unas pequeñas estructuras que recuerdan la forma de los dedos. El VDR tiene dos dedos de zinc, que hacen justo lo que no tenemos que hacer nosotros: meter los dedos en el enchufe. El VDR sí mete los dedos en el enchufe del ADN, donde está nuestra información genética, y así, junto con la vitamina D acoplada, ejercen su función modulando la expresión génica. ¿No es una maravilla?

Además, los dedos de zinc permiten al VDR unirse a otro receptor que necesita de la vitamina A. Es decir, que la vitamina D y la vitamina A salen en pandilla con sus novios, los VDR y RXR, respectivamente, y hacen buenas migas. Pero éste ya es otro tema, de los tantos que podríamos desarrollar desde la nutrición.

Te dejo unos consejos para el zinc:

- Consume semillas de calabaza, pues es un alimento rico en zinc, además de contener carotenos (provitamina A). El problema es que los vegetales que contienen zinc también contienen fitato, que dificulta su absorción. De manera que tendrás que tener la precaución de tostar las semillas para reducir esa sustancia o antinutriente. También las puedes lavar y dejar en remojo de seis a doce horas, eliminando el agua de remojo (este proceso se denomina activación).
- Aprovecha las semillas de calabaza activadas y úsalas para cocer junto con la calabaza. Si tras esto lo trituras todo junto, obtendrás una crema de calabaza rica en zinc.
- También puedes moler las semillas tostadas y usarlas para espolvorear o enriquecer las comidas.
- Si consumes carnes, el pollo es una buena opción para obtener zinc. Es una carne magra de ave que aporta zinc con una buena biodisponibilidad. También lo contiene la carne magra de vaca, las almejas, el hígado —especialmente el de ternera— y las ostras (el alimento estrella del zinc).
- No consumas ensaladas de sólo fruta o verdura por la noche. Ni te ayudarán a adelgazar (sí a perder masa proteica y muscular, que no es lo mismo que adelgazar por pérdida de grasa) ni te aportarán los nutrientes que requieres por la noche para el proceso de reparación y síntesis de estructuras, donde el zinc es importante. Probablemente obtengas zinc más fácilmente de una pieza cárnica, que además aporta proteínas de calidad.
- Acuérdate del zinc en tus cenas, pues por la noche, con la ayuda de la melatonina que fabricamos (una hormona que nos permite dormir), es cuando más absorbemos el zinc. ¿Qué tal una crema de calabaza con una porción magra de pollo para cenar?
- Si no concilias bien el sueño, es posible que te falte melatonina o tengas alterados los ritmos circadianos que afectan a su producción. Esto se puede mejorar tomando el sol por la mañana y dejando que las estancias se iluminen al máximo con luz natural, al tiempo que proporcionando zinc especialmente en la tarde-noche. El zinc es necesario para sinte-

tizar la melatonina, y ésta favorece su absorción, así que ambos se ayudan mutuamente.

- Evita los hábitos nocivos que hacen descender el zinc, como el tabaco y el alcohol. Este último es un gran enemigo de nutrientes esenciales como el zinc y el magnesio, por lo que indirectamente afecta al aprovechamiento de la vitamina D. De poco te servirán mis consejos de obtención de zinc en la alimentación si no reduces estos factores de riesgo.

Buen estado mineral

Has de saber que el aumento de los niveles de vitamina D sérica mejora la absorción de minerales esenciales (como calcio, magnesio, cobre, zinc, hierro y selenio), siempre y cuando éstos estén presentes en la alimentación. Ya hemos visto que algunos de ellos son cruciales para el buen metabolismo de la vitamina D, así que la vitamina D es amiga de los minerales. Es una buena noticia, ¿no crees? No obstante, puede convertirse en mala si no te alimentas bien, si tienes pobreza mineral en tu dieta. Te explico.

Es preferible asegurar un buen estado de minerales esenciales al tiempo que una cantidad adecuada de vitamina D, ya que el aumento de vitamina D en ausencia de suficiencia mineral puede facilitar la absorción de elementos tóxicos (como plomo, arsénico, aluminio, cobalto, cesio y estroncio), que a su vez pueden repercutir negativamente en el metabolismo de la vitamina D.

Deseo que interpretes adecuadamente esta información, y por eso quiero hacerte unas aclaraciones más. No se trata de que una elevación del estado sérico de vitamina D —bien por exposición solar o por suplementación— sea el factor responsable de ponerte en riesgo de acúmulo de metales tóxicos, sino que es el bajo estado de nutrientes esenciales minerales el que rompe el equilibrio y te conduce a absorber metales tóxicos en presencia de un buen nivel de vitamina D. ¿Ves la diferencia de cómo analizamos la información? Los detractores de la vitamina D y los negacionistas de la hipovitaminosis podrían contártelo de manera sesgada, con una media verdad, generándote miedos y condicionando tu conciencia sobre la vitamina D.

Sobrepeso y obesidad

La obesidad se caracteriza por un aumento del tejido adiposo o masa grasa corporal sobrante. Al ser la vitamina D de naturaleza liposoluble, es secuestrada por el tejido adiposo, impidiendo su libre circulación en sangre y su disponibilidad metabólica, de manera que éste es un primer factor de entorpecimiento para el aprovechamiento de la vitamina D, la hayas podido obtener del sol o bien de forma oral.

Contrariamente a lo que se creía antes, la vitamina D acumulada en la grasa no produce toxicidad ni nos sirve de reserva para la larga temporada fuera del verano. Los niveles de vitamina 25D sérica, alcanzados por exposición solar o de forma oral, se agotan alrededor de los dos meses al detener la pauta que llevó a conseguirlos, probablemente ayudándose de reservas en los músculos, como veremos a continuación.

Si tienes sobrepeso u obesidad, requerirás cantidades más altas de vitamina D con respecto a las personas con normopeso, pues has de saturar tus depósitos grasos para que puedas disponer de vitamina D libre.

Son muchos los factores que llevan a la obesidad —es un fenómeno multifactorial—, pero por simplificar te dejo unos consejos básicos que, si no se cumplen, no modificarán dicha condición:

- Come alimentos «reales», lo menos desnaturalizados posible. Limita o elimina los ultraprocesados aunque se identifiquen como productos *light*, con cero azúcares o bajos en grasas. Hasta la fecha, los alimentos «reales» no llevan etiquetas de ese tipo, así que rodéate de ellos e incorpóralos en una dieta variada y multicolor, y no te preocupes tanto por sus calorías.
- Bebe agua como bebida de primera elección.
- Evita las bebidas alcohólicas, ya que aportan una alta densidad energética.
- Rompe el sedentarismo. Muévete, estamos hechos para el movimiento. Camina, baila, salta, sube y baja escaleras, levántate de la silla de trabajo frecuentemente, no pases largas horas echado en un sofá ni de pie inmóvil, recupera la bicicleta o los patines.

- Ejercítate. El ejercicio de fuerza muscular tiene grandes beneficios, que superan a otro tipo de ejercicio para regular el metabolismo energético y también el inmunológico, por eso aporta vitalidad y funcionalidad. Incorpóralo si no lo hacías ya, y sé constante garantizando un buen descanso y una buena nutrición. No hay edad ni sexo ideal para su práctica, y tampoco importa tu condición de partida si adaptas el ejercicio y evolucionas progresivamente. El trabajo muscular orientado por entrenadores personales será tu mejor elección. No necesitas máquinas ni pesas para comenzar y avanzar, aunque también puedes ayudarte de ellas.
- Realiza actividades de disfrute y desconexión, de relajación y conciencia corporal.

El tejido muscular

En oposición al tejido graso sobrante, comúnmente conocido por michelines, panza o panceta —todos ellos son como una especie de vertedero de basura en la periferia, pero también los tenemos en las vísceras—, tenemos el tejido muscular proteico. Si este tejido trabaja, menos paquetes de concentrado de basura tendremos que acumular, y además contribuiremos al mantenimiento de un tejido altamente funcional y clave en la salud de conjunto.

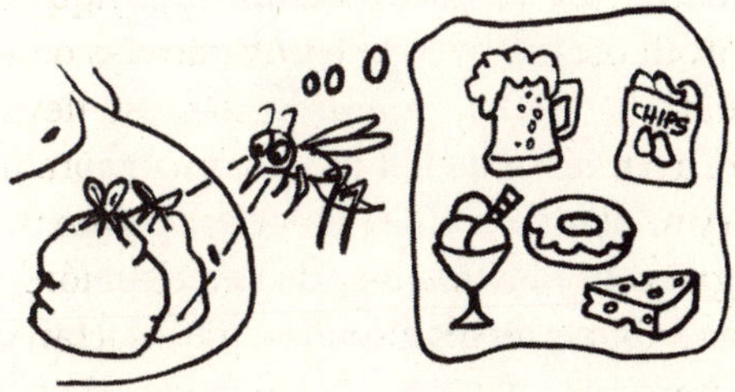

Su mantenimiento y desarrollo dependen principalmente del ejercicio y trabajo muscular, pero también de la nutrición (proteínas, zinc, vitaminas A, C, D, E, B12, magnesio, potasio, omega-3, etc.).

Se sabe que la falta de vitamina D afecta a la actividad mitocondrial de los músculos, que son las cocinas donde tienen lugar los procesos energéticos que permiten la funcionalidad y el equilibrio del tejido. Quizá por ello la vitamina D en su forma 25D se almacena en el tejido muscular (un descubrimiento reciente). No es retenida y secuestrada, como ocurre en el tejido graso, sino que es almacenada de forma dinámica, pues una parte es liberada al torrente sanguíneo. De aquí surgen hipótesis que todavía no hemos confirmado, ni alcanzamos a comprender el papel que juega el reservorio de 25D en los músculos, pero podría contribuir a mejorar el estado sérico de la vitamina D en los meses de invierno sin exposición solar, evitando así una caída brusca de ésta. Esto también nos lleva a especular que la persona con un pobre tejido muscular pierde este salvoconducto, al reducirse su capacidad de almacenaje.

El ayuno

En investigaciones recientes en ratones se ha descubierto que el ayuno suprime la principal enzima responsable del primer paso de bioactivación de la vitamina D, localizada en el hígado. ¿Te acuerdas del cortisol, la hormona del estrés? Pues éste forma parte del grupo de glucocorticoides producidos en el organismo que se cree que contribuyen a tal represión funcional en el ayuno. También están los corticoides que se administran por vía farmacológica. Todos ellos contribuyen a deteriorar el estado de la vitamina D.

La medición *in vitro* de la actividad total enzimática indicó una disminución de más del 50 por ciento durante el ayuno de doce a veinticuatro horas. Después de veinticuatro horas de ayuno no se detectó ninguna formación de 25D. Si el ayuno es a corto plazo, parece no tener un efecto significativo en el estado de la vitamina D sérica, ya que la 25D circulante tiene un tiempo largo de vida (entre dos y tres semanas), como ya vimos. Otra cuestión es la escasez de alimentos a largo plazo.

Ahora bien, mejor tener un buen reservorio de vitamina D en su forma 25D antes de realizar prácticas voluntarias de ayuno.

Ácido úrico elevado

La hiperuricemia afecta a la conversión de 25D a 1,25D, es decir, reduce la capacidad de hacer útil la vitamina D, y por tanto reduce su eficacia.

Las causas más comunes de elevación de ácido úrico son el consumo elevado de carnes, vísceras, embutidos, algunos pescados y otras fuentes de purinas, y el consumo de alcohol o de alimentos ricos en azúcares, como la sacarosa y la fructosa. La obesidad o la pérdida brusca de peso por dietas estrictas también repercuten. Además, también hay que añadir otros factores como el uso de medicamentos diuréticos y patologías.

En diversos estudios se ha encontrado que un nivel bajo de vitamina D está relacionado con un aumento de ácido úrico, por lo que debiera considerarse como un factor de riesgo. A su vez, esa elevación de ácido úrico contribuye negativamente a que la poca vitamina D que se tenga sea útil.

La buena noticia es que también existe cierta evidencia de que un aumento del estado sérico de la vitamina D contribuye a reducir los niveles de ácido úrico, y así romper el círculo vicioso. Cabe sospechar, por sentido común, que cuanto más tarde se actúe, más dificultad existe para revertir la situación.

Protocolo nutricional y de control para el buen uso de la vitamina D

Mis años de estudio y revisión de avances en nutrición y vitamina D, junto a la práctica clínica, me han llevado al desarrollo de un protocolo de buenas prácticas, que denomino protocolo nutricional y de control para el buen uso de la vitamina D. A mi parecer, y al respecto de la terapéutica con vitamina D, el mejor profesional en salud es el que busca la buena práctica de conjunto, y no el que más pauta vitamina D.

Todos los factores nutricionales que te he ido nombrando en esta sección deberías de considerarlos junto a tu nutricionista antes y durante la suplementación con vitamina D. Existen más factores dietéticos y nutricionales que podemos considerar, pero que necesitan de una profundidad mayor que ha de abordar el nutricionista clínico o, en su defecto, un médico bien formado en materia de nutrición, para no sólo conocer el estado de partida, sino también saber cómo proceder si hay descompensación y si ha dado lugar a otros desórdenes, y saber realizar controles específicos y generales. En definitiva, tener presente y emplear un protocolo de buenas prácticas a corto, medio y largo plazo.

Además, es conveniente considerar el estilo de vida y las condiciones ambientales, y por supuesto la fisiología y las patologías, junto al uso de fármacos.

Todavía hoy existe entre la población quienes consideran al nutricionista como el profesional que hace dietas para adelgazar, para ganar peso y poco más. De hecho, todavía hay gente que no sabe que un nutricionista es un profesional sanitario reglado por ley. No saben que durante su formación universitaria y de posgrado se forma en fisiopatología, farmacología, nutrición clínica en condiciones patológicas y otras tantas materias que, en conjunto, permiten al nutricionista clínico actuar en la salud y la enfermedad, que nada tiene que ver con el mundo de la estética al que le relegan. Los médicos y los nutricionistas nos necesitamos, y me refiero a los oficiales, porque, dicho sea de paso, también los hay de autodenominación. ¿Te imaginas que la gente se presentase como médico sin serlo y que proliferase en la sociedad? Pues esto es muy habitual en el campo de la nutrición.

FACTORES FARMACOLÓGICOS

Los fármacos

Existen determinados fármacos y sustancias medicamentosas que afectan al clan de la vitamina D. Algunos lo hacen reduciendo la absorción intestinal de la vitamina administrada de forma oral, bien sea por los alimentos, por complementos nutricionales o en forma de fármaco oral. Otros lo hacen reduciendo la formación de 25D o de 1,25D, o aumentando su catabolismo en las formas 24,25D o 1,24,25D.

También existen ciertos fármacos que, aunque no interfieren

con el clan de la vitamina D, sí pueden contribuir a efectos adversos si se suman a la administración de vitamina D, o bien a la exposición al sol efectiva. Pueden producir hipercalcemia o bien arritmias.

Consulta con tu médico o nutricionista clínico.

ESTILO DE VIDA FAVORABLE

Como ya has visto, son muchos los factores que nos alejan de las mejores condiciones para obtener niveles óptimos de vitamina D. Algunos de ellos son muy recientes en la evolución de nuestras biologías, y quizá por ello se advierte un notable descenso de vitamina D en la población humana en los últimos años. En mi opinión, la vida de interior y el uso indiscriminado de bloqueadores solares en el exterior, seguidos de los efectos de la contaminación y la alimentación moderna, suponen las principales barreras para que el nivel sérico de vitamina D pueda normalizarse, al menos en verano, y que además resulte efectivo.

Propongo que los humanos modernos cambiemos el nombre de *Homo sapiens* por *Homo capsa* (o «humano caja»), ya que vivimos en cajas, bien empaquetados, y cada vez más son las ondas inalámbricas las que salen al exterior y vuelven por nosotros. Y claro, seleccionamos del exterior sólo lo que queremos ver, y así pensamos de forma empaquetada, estudiamos paquetes del conocimiento que nos llevan de nuevo a reflexionar de forma empaquetada. La comida le llega al «humano caja» empaquetada, y todo tipo de compras a un golpe de clic también empaquetadas. Si te fijas, todo son paquetes o cajas. Si analizamos la alimentación de una gran parte de estos «humanos caja», vemos que su consumo de frutas y verduras brilla por su ausencia, salvo el picadillo de la empanadilla o el tomate de la *pizza* que se presupone tener; también dicen no acordarse de comer fruta en el día a día, pero algunos de ellos presumen de enseñar una pieza de fruta en la carcasa de sus dispositivos electrónicos (esa famosa manzana que representa una marca, ¿me sigues?). Si analizamos el tiempo que pasan en el exterior y la naturaleza, ya sabemos que poco o nada. A pesar de ello, muchos llevan en las carcasas de sus dispositivos electrónicos o bien en sus pantallas de inicio de sesión una ventana (otra vez una marca ¿me sigues?) que se abre a preciosos paisajes de la naturaleza y que aparecen antes de ponerse a trabajar en el portátil u ordenador; de manera que como ya tenemos la naturaleza preciosamente fotografiada delante, para qué ir a ella...

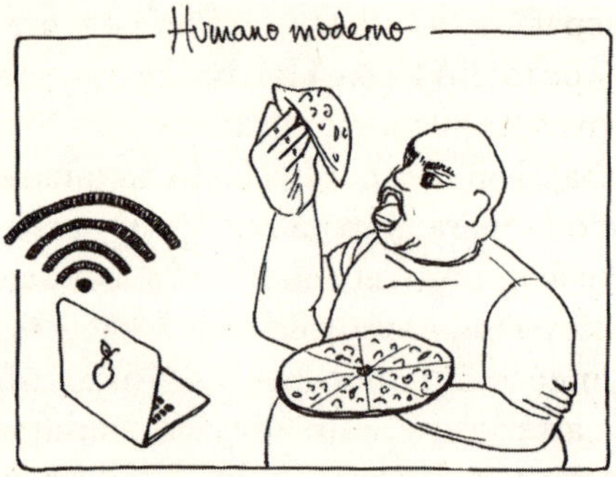

Por más cajas que construyamos, no estamos aislados biológicamente del entorno. Al igual que la comunicación entra y sale en nuestras cajas, también lo hace la contaminación. Y mientras nuestra genética y biologías se adaptan a la contaminación que generamos (si es que lo conseguimos), te dejo algunos consejos para mantener un estilo de vida favorable a la vitamina D, que podrían resumirse en: sal de la caja a menudo y haz de tu caja un lugar saludable. Mis consejos son:

- Imita a los fumadores de las empresas en invierno: busca ese espacio, terraza o escondite donde llega el sol y no dejes que se convierta en el patio exclusivo de los fumadores. Ellos lo buscan para no pasar tanto frío al fumarse su cigarrillo de turno, pero tú también puedes buscarlo para tomar tus rayos de turno; aprovecha para estar bajo el sol aunque sea un par de minutos. Haz tu tribu, busca aliados, y ese rinconcito se convertirá en el patio de los *sun lovers*.
- Da un paso más y propón en la empresa un espacio *sun friendly*, que sea amable para ti y amigable con el sol, que invite a estar unos minutos aprovechándose de sus rayos, sin ventanas de por medio. Quizá un trozo de terraza o jar-

dín adaptado con butacas, bancos o mesas altas donde llegar tras pasar por las máquinas de café y fruta. Esto no es idílico, pues muchas empresas buscan cómo mejorar y adaptar su entorno hacia una modalidad más saludable, y hay que empezar con pequeños gestos y adaptaciones físicas. He trabajado en empresas tratando de desarrollar culturas y espacios saludables, así que hazme caso, busca la ocasión y propón ideas; si los trabajadores se implican y a los directivos les gusta, ganáis todos.

- Si teletrabajas en casa o trabajas en las labores del hogar, sal a la calle o la terraza en busca de sol, huye de la sombra, cambia de acera si es necesario o de itinerario para encontrarte con el sol.
- ¿Es totalmente necesario hacer todo el trayecto al trabajo en coche, autobús o metro? ¿Podrías reservar un tiempo a pie del trayecto? ¿Podrías cambiar el vehículo a motor por una bicicleta? En los países del norte de Europa, el frío no es una escusa para no desplazarse en bici al trabajo o a la escuela, incluso en los días nevados las sendas ciclistas urbanas están llenas. En cambio, en España todavía hay gente que considera ser menos civilizado o de *hippies* usar la bicicleta como vehículo. Resultado: salimos de nuestras cajas para desplazarnos en cajas y llegar a nuevas cajas un día tras otro.
- Haz deporte y ejercítate al aire libre. Si el sol es intenso y el tiempo de exposición largo, protégete con gorras, tejidos o bloqueadores solares si fuese necesario.
- Deja que tus hijos jueguen al aire libre en horas luminosas, especialmente en las zonas con vegetación donde hay sol y sombra. Este sistema híbrido permite recibir el sol de una forma natural con intervalos de sombra para proteger o descansar la piel. Busca espacios naturales donde disfrutar de una larga visita un fin de semana para toda la familia o para ti.
- Para el verano, si te plantas horas en la playa o piscina, hazte con una sombrilla de FPS 50, conocida como «solbrilla», y reduce el uso de bloqueadores solares tópicos.
- En caso de usar bloqueador solar para largas exposiciones

al sol, elige uno con filtros físicos y que sea de la modalidad «no nano» (sin nanopartículas).

- No dejes únicamente para el verano el tomar el sol, y mucho menos para los quince o treinta días de vacaciones de los que dispones. Tener la piel aislada del sol de forma prolongada, para luego exponerla en exceso en períodos cortos, puede dañarla más y predisponer al melanoma.
- Siempre que puedas, en temporadas templadas o cálidas, recibe baños de sol. Hazlo progresivamente para adaptar tu piel y no llegar a quemarte. Expón la máxima superficie corporal por un tiempo limitado y en un horario efectivo. Si te preocupan las manchas del sol en la cara, piensa que ésta sólo representa el 9 por ciento de la superficie corporal, no es imprescindible exponerla, así que puedes usar sombreros o gorras para tapar la zona mientras el resto del cuerpo se baña en sol.
- Si tienes la oportunidad de ver un amanecer al aire libre, aprovecha el espectáculo visual, al tiempo que se beneficia tu piel. Al parecer, la radiación de infrarrojos naturales del amanecer preacondiciona la piel y la prepara para la radiación ultravioleta intensa del mediodía, reduciendo así el riesgo de quemadura.
- Y si tienes la oportunidad de ver un atardecer al aire libre, aprovéchala también. De igual forma que con el amanecer, la radiación natural de infrarrojos puede ayudar a reparar a través del metabolismo del colágeno. Por tanto, ambas son formas inteligentes de exponerse al sol. Las fuentes artificiales de infrarrojos no tienen este efecto beneficioso.
- Haz de tu casa un hogar reducido en tóxicos: busca cosmética, productos de higiene y droguería libres de tóxicos; reduce los envases plásticos; elige pinturas eco y materiales más saludables; ventila las estancias, y analiza lo que compras y selecciona. Ten la seguridad de que lo que compras marcará la tendencia de lo que se produce, y con esto ayudas al medio ambiente en el que tú y los tuyos os desarrolláis. Lo hemos estado haciendo mal o muy mal, consciente o inconscientemente, pero podemos empezar a hacerlo mejor. De hecho, ya es una urgencia el hacerlo mejor.

- Reduce el tabaquismo y el consumo de alcohol.
- Ayúdate de mis consejos nutricionales y de estilo de vida que te he dejado en este capítulo, y ponlos en práctica. Más vale un gramo de aplicación que un kilo de conocimiento.
- Hazte revisiones periódicas que incluyan tu vitamina D. No te conformes con los niveles de suficiencia mínimos rascando el límite. Pídele a tu nutricionista clínico o médico que te paute vitamina D3 si la tienes baja, que ajuste la dosis a tu peso y la presentación o tipo de preparado a la forma más acertada según tus características o condiciones clínicas especiales. Si no sabe cómo proceder, cambia de profesional.
- Si vas a cambiar de profesional, busca quien te realice una valoración nutricional o tenga en cuenta tu nutrición y capacidad absortiva intestinal, quien revise tu estilo de vida, quien estudie tu caso, tus niveles de inflamación sistémica y la interacción entre fármacos, plantas y suplementos nutricionales. Pero también que sepa interpretar, a través de diferentes parámetros analíticos, el conjunto del metabolismo de la vitamina D para hacer una correcta valoración inicial, control y seguimiento, buscando su máxima efectividad y reduciendo cualquier riesgo.
- Si te vas a suplementar, no decidas dejar la suplementación porque sí considerando que ya tienes suficiente; no funciona así. Las reservas se agotan por el uso o tiempo de vida limitado. Si la dejas, tendrás que cambiar hábitos y asegurarte de que los factores ambientales están a tu favor y son efectivos, pues si mantienes los mismos hábitos de antes de suplementarte vitamina D, ésta volverá a bajar en picado. Puedes comprobarlo con un análisis después de tan sólo un par de meses.

SUPLEMENTACIÓN: CUÁNDO Y CÓMO

Cuando no alcances los niveles séricos suficientes, debes plantearte la suplementación cuanto antes, pero lo conveniente es que, a la vez, analices qué no estás haciendo bien y qué sí estás haciendo a tu favor para conseguir y aprovechar la vitamina D. Y, a partir de ahí, identificar qué mantener de tu estilo de vida, qué reducir o eliminar, y qué añadir o incrementar. Toda una labor estratégica para poner orden en tu vida y salud.

Con este libro ya tienes información suficiente para encuadrar un protocolo de estilo de vida y trazar un plan de acción adaptado a ti. De esta manera podrás prevenir déficits de vitamina D y tratar de reducir al máximo la necesidad de suplementarte. Si no lo ves fácil o te faltan recursos, tu nutricionista te puede ayudar, especialmente si está capacitado en *coaching* de salud; juntos trazaréis un plan de acción lo más rico posible en recursos y adaptado a ti, a tus motivaciones y a tu contexto.

Si a lo largo del año consigues suficientes niveles de vitamina D, estás de suerte. No todo el mundo lo consigue ni poniendo empeño. En verano sí será más probable que lo consigas si sigues mis consejos.

Si te conformas con estar al límite de un nivel mínimamente suficiente de vitamina D, que en realidad se considera que es insuficiente, ya no hay más que contarte, aunque yo no me conformaría. El cambio de tener unos niveles en el límite mínimo a tener unos niveles óptimos a partir de 50 ng/ml es notable, y así lo manifiestan las personas que lo experimentan (además de los estudios que van saliendo). Según mi experiencia, el cambio es mucho más notable cuando los pacientes alcanzan niveles buenos a través del colecalciferol (vitamina D3) de uso diario que cuando lo obtienen por el calcidiol (Hidroferol), que se utiliza dejando semanas o meses entre dosis. Esto se puede deber a que con el calcidiol los niveles en sangre medidos engañan tras su reciente administración (falso resultado), a los altibajos de «ahora te aporto mucho y luego te quedas con las sobras», con un pico de subida y una estimulación del catabolismo, seguido de un descenso continuo, y también a que con el calcidiol no obtenemos la 20D ni otros metabolitos, privándonos así de sus beneficios.

Si no te conformas con estar al mínimo de la vitamina D, pero lo has conseguido, puedes pasar a complementarte. Se trata de mantener un estilo de vida beneficioso para la vitamina D complementándolo con un extra de vitamina D concentrada que compense el descenso de la efectividad de tu estilo de vida, que por motivos no voluntarios tiene lugar (contaminación, medicamentos, genética, etc.). Pregúntale a tu nutricionista qué cantidades y formas son las más adecuadas para ti.

Si tienes alguna enfermedad o desórdenes en la salud, y ya que la vitamina D está implicada en muchos procesos de salud y enfermedad, te recomiendo de nuevo que busques a un nutricionista clínico actualizado que considere no sólo tus niveles de vitamina D, sino también tu respuesta a ésta y tu estado nutricional en diferentes etapas, junto al conjunto de pruebas clínicas y diagnósticos médicos.

Tabla 10. Necesidades especiales en grupos de riesgo

GRUPOS DE POBLACIÓN	NECESIDADES ESPECIALES
Vegetarianos	Vitamina B12
Humano moderno o «humano caja»	Vitamina D3

Pero ¿cómo complementarse con vitamina D3 de forma provechosa? Te dejo algunas claves:

- Preferentemente hazlo por la mañana, con tu desayuno o a más tardar tu almuerzo. Al igual que si trabajases al aire libre obtendrías la vitamina D en el transcurso de la mañana, aporta a tu organismo esta molécula por la mañana, dejando un tiempo para su digestión y absorción intestinal.
- Hazlo a diario, para que una vez alcanzado el máximo nivel sanguíneo conseguido por la dosis regular, tratar de mantenerlo estable sin apenas altibajos. Deja que tu organismo sepa que dispone de vitamina D de forma constante y que la utilice a su favor.
- Siempre mejor en cápsula blanda oleosa que en comprimido seco. Ambas pueden ser absorbidas, pero la tasa de absorción puede disminuir cuando se presenta en formato de polvo o concentrado seco. En cápsula blanda tienes lo suficiente: aceite portador, la vitamina diluida y una gelatina que lo recubre y separa las dosis. Sobran los colorantes y los excipientes.
- En forma líquida o gotas oleosas es igual que en cápsulas blandas oleasas, pero sin recubrir con gelatina. La biodispo-

nibilidad de la vitamina D en estas formas es mayor porque va acompañada de un aceite o sustancia grasa que facilita su absorción, al tratarse de una vitamina liposoluble.

- Es conveniente tomarla acompañada de alimentos, de forma que éstos generen el estímulo de activar los procesos digestivos con secreción de jugos que permitan la emulsión de las grasas y su absorción.
- En el mercado existen diferentes tipos de aceites que acompañan a la vitamina D3: oliva, girasol, cánola, maíz, coco. El más extendido por su reconocimiento en calidad es el aceite de oliva virgen extra, que se está exportando a otros países para la fabricación de los preparados alimenticios. Se debe considerar la tolerancia al tipo de aceite y si existen alteraciones malabsortivas para adaptar el preparado al aceite más apropiado, pues según el tipo de grasa tenemos procesos digestivos distintos.
- Recientemente empezaron a salir preparados de vitamina D3 acompañados de vitamina K2. Esto tiene mucho sentido, pues ambas actúan en colaboración para aprovechar el calcio en el metabolismo óseo y evitar sus depósitos no funcionales en los tejidos blandos. No obstante, hay que valorar la alimentación de cada persona y si existe inflamación o disbiosis intestinal, para considerar su aporte en complementos. Si, por ejemplo, consumes habitualmente fermentados como el *chukrut* o *natto*, además de consumir frutas y verduras con fibra fermentable, es posible que la complementación con K2 no esté justificada. En la gastronomía española apenas se consumen productos fermentados ricos en vitamina K2, y se estima que la producción intestinal de esta vitamina por acción de las bacterias al fermentar la fibra alimentaria no llega al 50 por ciento de las necesidades, por lo que es más que razonable su aportación extra. Pregúntale a tu nutricionista por preparados confiables de K2, pues no todos los tipos son igual de útiles ni aprovechables, ni todas las formas estereoquímicas, que es la forma en que se distribuyen espacialmente los átomos que afectan a las propiedades de la molécula, y no todas las marcas especifican toda la información necesaria. Personalmente contacto con distin-

tos laboratorios para que me faciliten más información del producto y tener garantías.

- Los complementos de vitamina D no deben llevar calcio. Esta combinación no me gusta, salvo para casos muy excepcionales; en cambio, se usa y es pautada muy a menudo por profesionales sanitarios, sin hacer una valoración nutricional adecuada que incluya la dosis de vitamina D, el estado del magnesio, el aporte de vitamina K2, el aporte de calcio alimentario, la hidratación y otros aspectos. Mira bien el etiquetado, pues te puedes sorprender creyendo que compras un preparado de vitamina D3 con vitamina K2 (porque lo resaltan en la etiqueta), y resultar que en su composición también contiene calcio.
- No tienes que dejar de tomar el complemento de vitamina D3 días antes de una analítica (como sí debes hacer con el calcidiol-Hidroferol para tener un resultado certero). Tómalo con normalidad, y sólo el día de la analítica, al ayunar, retrasas su ingesta tras la extracción de sangre. Si se te olvida tomarlo algún día, no pasa nada, déjalo estar, pero has de tomarlo con regularidad para obtener resultados y tener bajo control tu respuesta. En verano puedes pausarlo, bajar la dosis o tomarlo de forma intermitente según si tomas el sol o no.

Y con todo esto espero haberte orientado y que pongas en práctica mis consejos tras consultar tu caso con un profesional sanitario competente.

9

¿Es la vitamina D una vitamina?

DE VITAMINA A HORMONA

Empiezo este capítulo lanzando esta pregunta: ¿Es la vitamina D una vitamina? Te preguntarás que a qué viene esta pregunta, pues parece absurda y contradictoria. Sería muy chocante que después de haber estado leyendo sobre ella, descubriéndola con detalles, conociéndola tanto a ella como a su clan, resultase que la conocida como vitamina D no es una vitamina.

Pues bien, a la vitamina D se le acusa de no ser una vitamina, sino una hormona. Es lo que se promueve al hablar de ella en los últimos tiempos. Parece que así tiene más caché, y que sólo unos pocos pueden llegar a comprender su complejidad.

Para ti no debe ser nuevo el que una parte del clan de la vitamina D actúe como una hormona. Hemos visto que la 1,25D es una hormona y que la 25D es su precursora. Pero la vitamina D nativa —la forma original D2 o D3— no es una hormona, porque no tiene actividad biológica. Cuando consumes a través de un alimento vitamina D2 o D3 no estás consumiendo hormonas, y cuando tomas un suplemento nutricional de vitamina D, tampoco estás tomando un concentrado hormonal, sino un concentrado de un nutriente, ya que las vitaminas son nutrientes.

Entonces, ¿qué está ocurriendo ahora para que se empeñen en decir que la vitamina D no es una vitamina, sino una hormona?, ¿en qué se basan? Si me lo permites, vamos a separarlo en dos afirmaciones: una que declara que la vitamina D no es una vitamina y otra que declara que la vitamina D es una hormona. De esta manera podrás entenderlo mejor, y a su vez decidir si estás de acuerdo o no.

Ambas afirmaciones serán justificadas en un juicio y ante un tribunal, al que te invito a asistir a continuación.

LA VITAMINA D A JUICIO

«La vitamina D no es una vitamina»

Esta afirmación se fundamenta en la premisa de que una vitamina no puede ser sintetizada por el cuerpo y que hemos de proveernos de ella a través de los alimentos. Ya sabemos que la vitamina D es una molécula que la puede sintetizar tu organismo si se expone al sol en condiciones óptimas, aunque los alimentos también te la puedan aportar. Por tanto, según la premisa anterior, la vitamina D no es una vitamina. ¿Y si sí?

Ahora viene mi aportación, ya que soy nutricionista. Permiso.

Como abogada de mi representada la vitamina D (me parece interesante tomar este rol), diré que, al igual que otras compañeras clasificadas como vitaminas, mi representada debe continuar ocupando su espacio como nutriente en la clasificación que se le otorgó.

Señores y señoras del jurado, no es la única vitamina que se fabrica en nuestro cuerpo y, al igual que las otras vitaminas producidas endógenamente, no estamos ante un error de clasificación. Cumplen como vitaminas, puesto que los alimentos que nos proveen de estas sustancias nos permiten suplir nuestras limitaciones de síntesis. La vitamina D alimentaria nos remedia del déficit grave en períodos fríos y alejados de la suficiente radiación solar en los que vive gran parte de la población mundial, para la que de forma natural no sería posible su obtención de otra manera. Por tanto, años antes de existir los concentrados llamados complementos o suplementos nutricionales, necesitábamos de los alimentos ricos en vitamina D para proveernos de esta sustancia y evitar así repercusiones clínicas por su déficit.

Permítanme que les presente algunas otras moléculas clasificadas como vitaminas a pesar de poder producirse en nuestro organismo:

- La vitamina K2 (menaquinona) es producida en nuestros intestinos por la acción de bacterias. Su producción es limitada, se cree que de alrededor del 50 por ciento de nuestras necesidades, por ello cuando la obtenemos de los alimentos cubrimos las necesidades y evitamos las carencias. Otras vitaminas del grupo B también son producidas en nuestros intestinos por acción de la microbiota intestinal; sin embargo, su síntesis no es suficiente para cubrir las necesidades, y puede verse mermada por el uso de antibióticos y otros fármacos comunes que reducen la cantidad y diversidad de las poblaciones microbianas, por lo que tienen que ser aportadas por la dieta.
- La vitamina B3 (niacina) es producida en nuestro organismo a partir de un aminoácido llamado triptófano, aunque también podemos obtenerla directamente de los alimentos. La carencia de proteínas (desnutrición proteica), y concretamente del triptófano, puede llevarnos a síntesis insuficiente.
- La vitamina A (retinol y ácido retinoico) es producida en nuestro organismo a partir de los carotenoides, unos pigmentos orgánicos presentes en los alimentos vegetales. También podemos obtenerla directamente de los animales que previamente ya la sintetizaron, en forma de alimento.
- De forma similar nos encontramos con la vitamina D (colecalciferol), que es producida en nuestro organismo por acción del sol a partir de una molécula de colesterol, y que podemos obtenerla directamente de los animales que previamente ya la sintetizaron, en forma de alimento, o bien de plantas y hongos (ergocalciferol), que previamente la sintetizaron.

Con todo esto, señores y señoras del jurado, pido que recapaciten y respeten la clasificación de bioquímica nutricional que se les otorgó a las moléculas de colecalciferol y ergocalciferol.

Nada más que añadir, señoría.

Saber +: Vitamina D en los inuit de Groenlandia

Entre los esquimales, los inuit son un claro ejemplo de la necesidad de vitamina D alimentaria para abastecerse. Tradicionalmente la han obtenido del consumo de pescados y mamíferos como la foca y la ballena. El descenso de sus niveles séricos de vitamina D ha llegado con la alimentación occidental, al tiempo que abandonan la tradicional.

La situación se evaluó en la población inuit de Groenlandia en 1987 y 2005-2010. El estado sérico disminuyó en todos los grupos de edad del 32 al 58 por ciento en ese período, especialmente entre los más jóvenes del grupo, entre los dieciocho y veintinueve años, y en menor medida en los grupos de mayor edad.

Con la adopción de la dieta occidental, el 77 por ciento de los individuos de entre dieciocho y veintinueve años presentaba niveles inferiores a 20 ng/ml, siendo el nivel sérico más bajo de 12,28 ng/ml.

Considerando esta información, me llama la atención ver en consulta a pacientes residentes en España con niveles séricos similares al nivel sérico más bajo entre los jóvenes inuit, teniendo en cuenta que España es un país soleado, con un grado de latitud mucho menor que Groenlandia.

«La vitamina D es una hormona»

Si la vitamina D no fuese una vitamina, habría que buscarle otra clasificación, por ello convinieron clasificarla como hormona. En realidad se están refiriendo a la 1,25D, no sabemos si por pereza u omisión de conceptos, si por influencia de la industria farmacéutica pensando en la administración de hormona 1,25D o la prehormona 25D, o por qué. Lo cierto es que de la matriarca del clan se olvidaron, como suelen olvidarse de considerar el estilo de vida y la nutrición en el campo médico.

Si consideramos sólo a la 1,25D, la afirmación de que es una hormona se fundamenta en la premisa de que una sustancia que es producida en una célula de un lugar equidistante del lugar donde lleva a cabo su acción es una hormona. Es decir, es una hormona cuando una sustancia biológicamente activa actúa en un lugar muy distinto, e incluso muy distante, de donde es producida (después de viajar por el torrente sanguíneo) influyendo en otras células lejos de su lugar de fabricación.

Ahora viene mi aportación, ante tanta exquisitez. Permiso.

Como abogada de mi representada, la vitamina D, recordaré que no es una molécula biológicamente activa, y por tanto no es una hormona. No es mi representada, sino su compañero de clan, el metabolito 1,25D, el que tiene actividad biológica en unión con el VDR. No obstante, al formar parte del clan que lidera mi representada, expondré sus particularidades.

Señores y señoras del jurado, recuerden que la 1,25D no es producida exclusivamente en los riñones para luego viajar distancias hacia otros tejidos repartidos por el organismo. Es cierto que puede ser así, pero también es cierto que la 1,25D puede ser producida *in situ*, dentro de las mitocondrias de las células de diferentes tejidos que son capaces de efectuar la hidroxilación requerida.

Permítanme que les presente algunos de los otros tejidos en los que conocemos que se expresa el gen *CYP27b1* para dar lugar a la hidroxilación que conlleva la producción de 1,25D, para su acción local:

- En los epitelios de la piel, próstata, colon, mama, endometrio.
- En los huesos, concretamente en los osteoblastos y condrocitos.
- En las glándulas tiroides, paratiroides, y páncreas.
- En el sistema inmunitario: monocitos y macrófagos, células dendríticas.
- En la placenta.
- En el cerebro.
- En la formación de tumores.

Por tanto, señores y señoras del jurado, ruego consideren la afirmación como «falacia de la verdad a medias», presentándose algo creíble que se toma como buena razón para creer que el resto de la presentación es verdadera. Una persona engañada por una verdad a medias podrá considerar la proposición o declaración como una verdad absoluta y actuar en consecuencia.

Nada más que añadir, señoría.

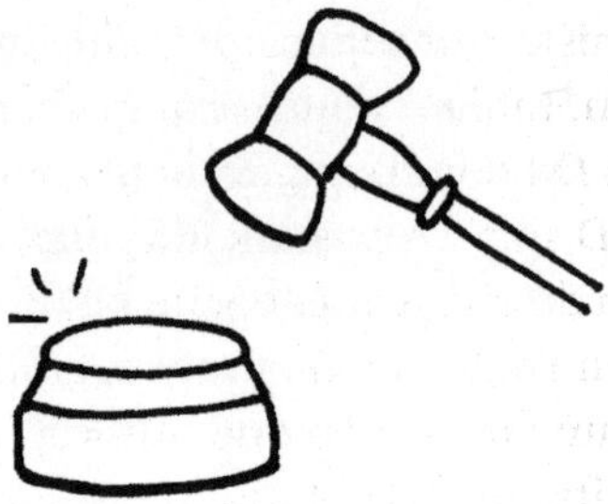

Y ahora, en espera del veredicto, puedes sacar tus conclusiones.

El veredicto

No va a ser necesario esperar un veredicto. La vitamina D sigue estando clasificada como vitamina de tipo liposoluble, dentro de los nutrientes. Y desde el conocimiento de la química nutricional no podría ser de otra manera.

Dejemos que pase el tiempo y esa moda de referirse a la vitamina D como «la mal llamada "vitamina D"», usado como un eslogan que llega a los congresos médicos, divulgación, entrevistas y otros círculos. Dicho eslogan aparenta que damos un paso adelante sabiendo más que lo que sabíamos de una vitamina que desconsiderábamos por ser eso, una simple vitamina, de la que se ha hablado mal y remal por continuas meteduras de pata, y todavía hoy algunos de esos que dan un paso adelante con su eslogan siguen confundiendo los nombres de los miembros del clan de la vitamina D, procedencias, tipos, funciones, acciones, ciclo vital, etc. ¿En manos de quién dejamos la vitamina D? ¿Dejarías a tus hijos en manos de una niñera que no se sepa sus nombres, que no conozca si tienen alergias alimentarias o alguna particularidad importante, que no distinga entre trillizas o que incluso crea que son una sola niña, o que no considere su edad ni su grado de madurez?

Abre los ojos y presta atención cuando escuches y consumas información. Si esa médica, experta en Inmunonutrición, dice en su red de Instagram que la vitamina D alimentaria es D2 (venga de los animales o vegetales) y sólo la solar es D3, ¡huye! Si ese médico o nutricionista con supuestos conocimientos avanzados dice por la televisión, radio o pódcast que en la piel tienes D2 que es transformada a D3 por acción del sol, o que el colecalciferol (D3) no es vitamina D sino un precursor de ésta, ¡huye! Si esa otra persona, en su afán de divulgar conocimiento, dice que la vitamina D se transforma en D2, y ésta finalmente en D3 activándose, ¡huye! Si escuchas de un facultativo que preside (o no) alguna sociedad médica que la vitamina D es tóxica porque se acumula en nuestro cuerpo y no podemos eliminarla de ninguna manera, ¡huye, desaparece! Y huye también si escuchas a un ginecólogo decir que los suplementos nutricionales de vitamina D no sirven para nada ni corrigen el déficit, que sólo sirve en forma de fármaco el calcidiol (Hidroferol). A estas alturas entiendo que te chirrían todas estas afirmaciones, pero todas ellas las he recopilado de declaraciones reales. Lo cierto es que si me haces caso, te pasarás el día huyendo, lo sé, aunque puedes hacerlo internamente, desaparecer tantas veces como quieras, en silencio. Y si quieres aportar tu granito de arena, te agradecería que recomendaras este libro si te parece útil para educar en vitamina D.

Es un avance social que se empiece a considerar el clan de la vitamina D con sus diferentes integrantes (aunque sólo se haga con los más famosos), diferenciándose la forma original de los relevos. Y es por ello por lo que empezamos a encontrar expresiones tipo «la hormona-vitamina D» o «la vitamina-hormona D». Si te gusta leer sobre vitamina D más allá de este libro, seguramente ya te habrás encontrado esta expresión en más de una ocasión. A mí me parece una forma más acertada e inclusiva que el pretender desclasificar a una molécula del grupo de las vitaminas.

Segunda Parte

VITAMINA D EN LA SALUD Y LA ENFERMEDAD. INMUNONUTRICIÓN

10

Inmunonutrición

LAS TRES ÍES

El sistema inmunitario, sobre el que podemos intervenir para fortalecerlo, regularlo o modularlo, participa en múltiples fenómenos, desde la inflamación que subyace a la depresión y al dolor crónico, pasando por el dolor agudo por daños en tejidos y la recuperación de los daños, hasta en las enfermedades autoinmunes, alergias, infecciones y procesos de cáncer.

Cuando dicha intervención la hacemos desde la Nutrición Clínica, lo llamamos Inmunonutrición, complementándose con otras estrategias de estilo de vida: tipo descanso, movimiento y ejercicio físico, gestión del estrés, interacción con el entorno y otros. De ahí que el campo de estudio e intervención sea más amplio, conocido como inmunología nutricional y de estilo de vida.

La Inmunonutrición es un campo de conocimiento emergente en el que se unen la medicina y la nutrición, y lo hacen en relación con lo que los autores reconocen como «las tres íes»:

1. Inflamación, con un rol clave en el desarrollo del dolor y de enfermedades.
2. Inmunidad, que engloba la autoinmunidad, infección, cáncer y alergia (según el tipo de respuesta alterada).
3. Injuria o daño en tejidos.

Sobre estas tres íes impactan la nutrición, la genética, los factores ambientales y el estilo de vida, todos ellos en continua interacción. Involucran a diferentes sistemas orgánicos, no sólo el inmunitario, también el nervioso y endocrino, en una comunicación neuro-inmuno-endocrina.

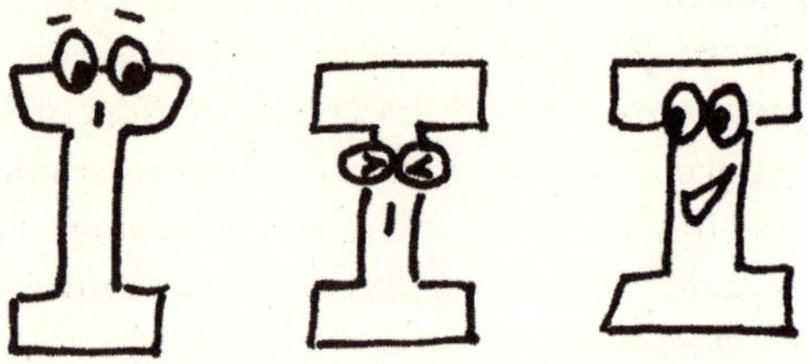

El CSIC cuenta con un grupo de investigación en materia de inmunonutrición, y cada vez son mayores los avances en este campo llegados de diferentes rincones del mundo. Inicialmente, la inmunonutrición puso su atención en el área funcional de los probióticos y prebióticos, pero pronto se abrió a una amplitud de compuestos alimentarios beneficiosos para la salud.

La vitamina D es un compuesto, entre tantos otros, con función inmunorreguladora. Sobre ella seguiremos poniendo la atención, esta vez desde sus posibilidades clínicas.

NO SÓLO PARA LA SALUD ÓSEA VIVE LA VITAMINA D

Quizá en esta nueva sección del libro eches en falta un capítulo sobre la salud ósea, lo sé, aunque te diré que no lo he incluido por alejarse del campo de la inmunonutrición en el que contextualizo la grandeza de la vitamina D.

Lo cierto es que sobre la vitamina D y los huesos ya se ha hablado mucho, es un tema muy explotado, por el que se ha reducido a la vitamina D a un mínimo de su expresión.

No comparto el enfoque nutricional limitado que se está considerando al respecto de la salud ósea, y una vez más considero que hay mucho por hacer si la nutrición no reduccionista se considera en la clínica, y partes del estilo de vida también. En mi trayectoria profesional, los resultados que he obtenido en la salud ósea de pacientes, con terapéutica nutricional que incluye también la vitamina D (en dosis y forma óptima), han sido muy positivos, incluso en casos tachados de imposibles. Es un mundo maravilloso, por el que presté un especial interés en la vitamina D desde hace muchos años, pero que no tiene cabida en este libro.

Otros temas sobre la vitamina D en relación con la salud cardiovascular, enfermedades neurológicas, enfermedades genéticas, etc., también se han omitido. A cambio, creo que te atraerán los temas seleccionados y te entusiasmarán tanto como a mí conforme avances en su lectura.

11

Experiencia del dolor

Esta segunda parte del libro está enfocada en la enfermedad y los desórdenes de salud en relación con la vitamina D. Antes de continuar quiero que entiendas que, aunque exista un vínculo entre un estado bajo de vitamina D y un proceso de enfermedad, no es necesariamente una relación directa de causa y efecto. En la enfermedad se involucran muchas variables endocrinas, inmunológicas, neurológicas, genéticas y de expresión génica. Curiosamente, la vitamina D repercute en todos los sistemas anteriores, pero no por ello debemos reducir la enfermedad al estado subóptimo de vitamina D. ¿Es por tanto la vitamina D el ingrediente secreto de la salud como afirmaba el ilustre Michael F. Holick? Yo diría que es un ingrediente indispensable que debemos garantizar de forma óptima, ni más ni menos (que no es poco).

Comenzamos por el dolor físico, porque es algo que hemos experimentado todos en algún momento de nuestras vidas y tiene una alta carga en la enfermedad.

CUANDO DUELE VIVIR

Aunque todos conocemos el dolor físico, lo experimentamos de diferentes formas. El alivio aparece cuando el dolor cesa y se va, o incluso cuando sabes que pasará. Pero la angustia vivencial y la desesperanza se presentan cuando el dolor físico se queda, se cronifica y se dificulta su alivio.

La persona que vive con dolor continuo dice sentir que ella o su vida se rompe, se separa en trozos, se desintegra; no hay un ser, sino despojos. Probablemente nadie que no experimente la vivencia crónica del dolor pueda comprender su impacto en su totalidad, de igual manera que nadie que no experimente su remisión como estado natural pueda comprender la alegría y la paz que ello produce. La comprensión cognitiva sólo es un acercamiento, pero es necesaria.

El siguiente paso es aliviar el dolor. Aliviar es una necesidad, y un derecho determinado por la Organización Mundial de la Salud, que se convierte en una obligación de los profesionales sanitarios que velan por la salud del paciente. El dolor es uno de los síntomas que más sufrimiento produce en cualquier enfermedad, y el dolor crónico es la principal causa de discapacidad y carga de enfermedad a nivel mundial.

La buena noticia es que la vitamina D puede contribuir al alivio y la remisión de algunos tipos de dolor, con lo que también influye en la mayor o menor necesidad de opioides y en su dependencia.

Del dolor agudo al crónico

Antes de continuar creo necesario que sepas diferenciar entre el dolor agudo y el crónico, y que reflexionemos sobre la funcionalidad del dolor sin pretender vivir en una burbuja de placer y ausencia de dolor.

El dolor agudo es un dolor normal, que protege el tejido lesionado del cuerpo para facilitar su recuperación. Es una capacidad del reino animal, donde estamos incluidos los seres humanos, como ventaja evolutiva. Sentimos dolor porque la sensación y las respuestas inducidas por éste sirven como sistema de alarma necesario para la autoconservación.

El dolor crónico, sin embargo, es anormal. De servir como beneficio para la autoconservación pasa a ser un camino hacia la discapacidad. Se considera crónico cuando no se resuelve al cabo de tres meses, mucho después de la lesión aguda. Generalmente es intratable con la analgesia convencional y se vuelve debilitante. La lesión podría deberse a inflamación (como en la artritis) o a un daño en el sistema nervioso (como en el dolor neuropático).

Hay personas que sacan para adelante tareas básicas con dolor crónico y un gran esfuerzo, otras que sacan discos musicales, bailan y se muestran en un escenario con una energía que nadie sospecharía lo que hay detrás, aunque otra cosa es a qué precio. En el siguiente apartado de «Curiosidades» te explico algunos casos de famosos artistas con dolor crónico. Mi intención es que empatices y que no te dejes llevar por el aspecto de la otra persona. Probablemente pienses que si tú padecieses un dolor crónico incesante y de episodios insoportables no tendrías buen aspecto, sino quizá de zombi, y por tanto si no ves zombis a tu alrededor, es que esa gente no está tan mal.

Curiosidades: Famosos y dolor crónico

Los famosos también sufren de dolor crónico. En octubre de 2019 la cantante australiana Sia, con cuarenta y tres años por entonces, anunció sufrir dolor crónico y síndrome de Ehlers-Danlos (SED). Tras haber obtenido falsos diagnósticos previos, llegó a este síndrome, que decía desconocer, en el que el dolor crónico es muy característico, y en muchos de los casos también la hiperlaxitud articular y ligamentosa (comúnmente conocida por flexibilidad). Esta hiperlaxitud o hipermovilidad puede estar bajo movimientos controlados, pero también puede expresarse con movimientos torpes. De fondo, existe un fallo en la síntesis u ordenación del colágeno, de naturaleza genética.

Una de las canciones más exitosas de Sia, y la más vista en YouTube hasta la fecha, fue *Chandelier*. En el vídeo aparece una niña de doce años, la bailarina Maddie Ziegler, que es una viva muestra de cuerpo ligero y flexible muy activo (véase el vídeo, en especial el minuto 2:00). Esta escenificación de laxitud podría ser un casual, pero lo cierto es que el vídeo y la canción contienen referencias a la vida y los sentimientos de la propia cantante. La niña cae, se levanta, choca, se oculta en movimientos falsos e inacabados y en automatismos, y busca la amplitud y libertad de movimiento, con movimientos que algunos interpretan como inhumanos, como de arañas.

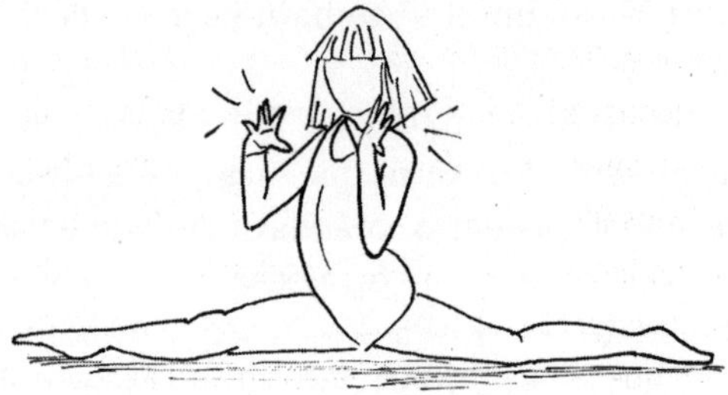

Entender el contexto y la letra de la canción de Sia implica conocer el hecho de haber pasado por dependencia farmacológica, alcoholismo, vacío existencial y pensamientos suicidas. Los estados de ansiedad, la depresión, el dolor crónico y la dependencia a fármacos son comunes en la evolución de su síndrome. Como en el caso de Sia, a muchas personas les lleva años (una media de diez) y sufrimiento hasta obtener un diagnóstico acertado de SED, y en algunos casos nunca llega por falta de preparación médica. Es un síndrome para el que la comunidad médica está poco preparada, por lo que no se considera y está infradiagnosticado.

A medida que una persona con SED tipo hiperlaxo o clásico avanza en sus manifestaciones (hay muchos tipos, aunque hasta la fecha se han reconocido trece, con sus semejanzas y diferencias, y no siempre con hiperlaxitud), se encuentra con que pocos fármacos le ayudan a combatir el dolor, un dolor de hasta veinticuatro horas cíclicas, que se reinicia cada día, que le impide dormir, y por tanto descansar y reparar, lo cual agrava el desorden que subyace en el síndrome y multiplica el riesgo de manifestaciones multisistémicas en forma de enfermedad sindrómica. Un horror, ¿verdad?

Otros cantantes conocidos, así como modelos, gimnastas y actrices, sufren de SED de forma reconocida, o se sospecha un tiempo después de su pérdida. Éste fue el caso de Michael Jackson, que además de confirmarse la enfermedad de vitíligo tras su muerte, se sabía que sufría de fuertes dolores crónicos y que su tratamiento le llevó a la muerte. Nunca se relacionó con el SED, hasta que la doctora suiza, Scarlet Huissoud, hizo saltar la noticia en 2009, exponiendo su hipótesis de que Michael Jackson podría haber padecido SED, tras la observación de sus movimientos y la variación del eje sobre el que se sostenía: «Baila con el peso del cuerpo sobre los talones, lo que se debe a una hipermovilidad de la planta, que bloquea para conservar su equilibrio. Su hiperlaxitud se ve también en su asombrosa apertura de la boca». Como el SED también puede afectar a la naturaleza de la piel, «explicaría algunos fracasos de las cirugías estéticas sucesivas sufridas por Michael Jackson. Esta enfermedad explicaría su vida fuera de las normas y su calvario», su hipermovilidad y su elasticidad excepcional, el cansancio de los últimos años y sobre todo los fuertes dolores difusos en el cuerpo que no llegaban a aliviarse con analgésicos potentes.

El profesor y doctor francés Claude Hamonet, referencia mundial en SED, consideró que la hipótesis de su colega suiza sobre Michael Jackson era inteligente y tomaba cuerpo. El conocido como «rey del pop», con sus excentricidades, parece que guardaba un mundo de dolor físico y sufrimiento que jamás podríamos imaginar.

VITAMINA D Y MODULACIÓN DEL DOLOR

El dolor crónico se ha asociado a la deficiencia de vitamina D y de magnesio, dos nutrientes que a su vez están estrechamente interrelacionados. Me centraré en la vitamina D, pero nunca te olvides que para metabolizarla es necesario un buen estado de magnesio y otros nutrientes.

Lo interesante en el tratamiento del dolor crónico con vitamina D es que se observa un beneficio clínico sin los efectos secundarios de los analgésicos actualmente disponibles. Además, los analgésicos pueden resultar inadecuados, ya que alrededor del 20 por ciento de quienes padecen dolor crónico no obtienen ningún beneficio con ellos.

Dolor musculoesquelético, dolor neuropático, dolor menstrual, dolor en procesos de cáncer, dolor en anemia de células falciformes, dolor en osteoartritis, dolor intestinal y visceral, dolor de cabeza, dolor lumbar y dolor al realizar las actividades diarias en personas de edad avanzada son algunos ejemplos de manifestaciones de dolor que pueden mejorar o remitir con tratamiento de vitamina D, especialmente si de partida existe una hipovitaminosis. No olvidemos que algunas personas tienen un índice bajo de respuesta a la vitamina D, y para ellas los niveles sanguíneos considerados en la población general como suficientes pueden ser insuficientes.

En varios estudios se ha informado de un incremento progresivo del dolor con la disminución de los niveles séricos de vitamina D y a la inversa; al aumentar los niveles séricos de vitamina D a través de la suplementación adecuada de ésta, se obtiene una mejora en el alivio del dolor crónico.

Incluso en otro estudio se planteó el posible beneficio de la vitamina D en el manejo del dolor posquirúrgico, y tras realizar un ensayo clínico (datos para los más curiosos en ciencia: controlado, aleatorizado y doble ciego), se encontró que la suplementación diaria preoperatoria con vitamina D3 atenuó la intensidad del dolor y redujo el nivel de los marcadores proinflamatorios después de la intervención (2019, *Frontiers in Pharmacology*).

La forma más habitual de vitamina D empleada en los estudios es la D3 (colecalciferol); sin embargo, aún no se conocen bien los mecanismos subyacentes por los cuales la vitamina D puede ejercer sus efectos analgésicos, si bien se consideran varias vías, que vemos a continuación.

Vitamina D y expresión génica

Los datos que van llegando sugieren que la vitamina D, en unión con su amado VDR, desempeña un papel en la detección y procesamiento del dolor a través de la modulación de genes clave. Se trata de genes diana en los que actúa la vitamina D y que codifican proteínas implicadas en las vías de señalización del dolor, como los receptores del factor de crecimiento, los canales iónicos, los factores neurotróficos y las proteínas implicadas en la modulación del crecimiento de los axones neuronales. Dejemos tantos tecnicismos y prosigamos.

Vitamina D, microbiota intestinal y dolor visceral

En varios estudios se indica que tanto la deficiencia de vitamina D como su reposición con suplementación cambian el perfil de la microbiota intestinal —conjunto de poblaciones bacterianas, virus y otros microorganismos que nos habitan a lo largo de nuestro tubo digestivo—. Así pues, un mejor estado de la vitamina D beneficia al equilibrio de la microbiota, mientras que un estado pobre en vitamina D lo perjudica, favoreciendo su desbalance y ruptura (llamada disbiosis), y el desarrollo de procesos inflamatorios. En consecuencia, esto puede repercutir en el dolor visceral asociado a la inflamación intestinal.

Se considera muy probable que la disbiosis del microbioma intestinal provoque inflamación intestinal crónica y enfermedades. La microbiota intestinal parece ser un regulador importante para la expresión de genes del dolor no sólo localmente, sino también en órganos alejados.

El dolor visceral puede provenir de la luz del intestino, por factores como la microbiota y sus productos derivados, y un estado proinflamatorio. ¿Cómo ocurre esto? La mayoría de las neuronas sensoriales viscerales son potentes sensores de cambios, que pueden estar ocurriendo en el intestino y pueden inducir dolor visceral crónico; son muy sensibles a las señales proinflamatorias, a la reducción del flujo sanguíneo con oxígeno y nutrientes en los tejidos, y a las sustancias químicas liberadas por los tejidos lesionados o amenazados. Por tanto, las señales generadas en el intestino se transforman en señales comprensibles a través del dolor, generando así un sistema de alerta de dentro hacia fuera.

Varios neurotransmisores gastrointestinales influyen en los mecanismos de detección del dolor. Por ejemplo, el neurotransmisor serotonina participa en la motilidad del intestino para impulsar el contenido y también modula la detección del dolor. Curiosamente, la síntesis de serotonina en las células intestinales se regula en respuesta a los metabolitos generados a partir de la microbiota intestinal, y también sabemos que la vitamina D participa en la síntesis de serotonina.

Vitamina D, sensibilidad y señalización del dolor

El receptor y amante de la vitamina D, y la maquinaria enzimática para activar y preparar a la vitamina D para unirse a su amante, se encuentran en tejidos relevantes en los procesos del dolor, por lo que se cree que pueden participar en cada fase del proceso. Los tejidos son:

- La piel, donde se reciben los estímulos que se transforman en señal del dolor.
- Las neuronas DRG: a través de sus fibras, se conducen hacia la médula espinal los impulsos eléctricos generados por los estímulos de dolor.
- La médula espinal: es el centro de modulación de la señal entrante (generalmente atenuándola), originada en la piel o intestino, y de transmisión hacia el córtex cerebral.
- El cerebro, donde se percibe el dolor.

La sensibilidad en todo el proceso puede verse afectada por factores inflamatorios y sustancias secretadas por las células inmunitarias y las neuronas dañadas. Al respecto, la vitamina D puede influir, ya que tiene una función antiinflamatoria, e inhibe la liberación de varias citocinas proinflamatorias y receptores tipo Toll (TLR) involucrados en los procesos de sensibilización central y cronificación del dolor. Por ejemplo, en estudios en humanos se demostró que la expresión de TLR2 y TLR4 está modulada por la vitamina D.

Vitamina D y dolor neuropático

Los últimos hallazgos en señalización del dolor apuntan a que quizá tanto la vitamina D como su receptor y amante VDR podrían desempeñar un papel en el dolor neuropático mediante la modulación de la expresión de genes (como *GDNF* y *CGRP*), la promoción de síntesis de neurotransmisores y de neurotrofinas que favorecen la supervivencia y reparación de las neuronas.

En 2021, en el *Journal of Pain Research* se publicó un estudio sobre los beneficios de la terapia de vitamina D3 en pacientes con neuropatía diabética. La terapia nutricional llevada a cabo fue complementaria al tratamiento estándar, con dosis moderadas de 5.000 UI diarias adicionadas a la dieta. Todos los participantes eran pacientes con DM2, hipovitaminosis D y aquejados de dolor y síntomas de neuropatía periférica diabética: dolor ardiente, dolor por descargas eléctricas, hormigueo y entumecimiento. Se encontró una mejora significativa del dolor y del estado de ánimo respecto a quienes no recibieron la terapia complementaria con vitamina D. Éste es sólo un ejemplo de tantos estudios existentes.

Para las enfermedades como la artritis reumatoide se ha encontrado que la inflamación no es la única responsable del dolor persistente, sino también la sensibilización crónica con neuropatía. Se postula que unos niveles bajos de vitamina D pueden resultar en hipersensibilidad e hiperinervación en las fibras nerviosas que transmiten la sensación de dolor, con un aumento en la percepción de éste. La atención temprana, evitando la hipovitaminosis D, es eficaz para evitar que surjan problemas neurológicos graves en los pacientes con esta enfermedad.

Vitamina D y uso de opioides

Los opioides siguen siendo los analgésicos más utilizados e indispensables para el tratamiento del dolor moderado a intenso, aunque sabemos del peligro de dependencia y sus secuelas adversas en los pacientes.

Lo cierto es que los humanos tenemos un sistema propio —endógeno— de analgesia sin necesidad de consumir drogas, porque nosotros también fabricamos opioides. Lo hacemos a través de la exposición al sol fabricando β-endorfinas. Cuando los niveles de vitamina D bajan, existe una mayor dependencia al sol de forma similar que la dependencia al uso de opioides externos. A diferencia de la exposición a los rayos UV, el uso de drogas no va seguido de la síntesis de vitamina D, lo que contribuye a un comportamiento desadaptativo adictivo que no tiene la exposición al sol.

Los opioides externos son drogas (legales o ilegales) que se unen a los receptores del sistema nervioso central y del tracto gastrointestinal bloqueando el dolor, produciendo sensación de tranquilidad y felicidad, pero también somnolencia, confusión, estreñimiento, náuseas, vómitos, adicción, enlentecimiento del ritmo respiratorio, infecciones y dolor muscular. Entre los opioides ilegales encontramos la heroína, y entre los legales los hay más débiles, como la codeína o el tramadol, y de una escala analgésica mayor, como el fentanilo o la morfina.

Se ha encontrado una mayor prevalencia de deficiencia de vitamina D en los pacientes diagnosticados con trastorno por uso de opioides, y también que, a menor dosis de vitamina D, mayor uso de opioides autoinformado, y viceversa.

Desde la red de clínicas ANR, ubicadas en los hospitales de referencia para el tratamiento de la dependencia de opioides en Estados Unidos y el manejo del dolor, se advierte que, si se sufre de dolor crónico o si se depende de medicamentos opioides, se verifiquen los niveles de vitamina D. Se recomienda la evaluación y el tratamiento con vitamina D como una forma económica y accesible, teniendo en cuenta que la vitamina D es una sustancia natural, y no un medicamento, que está fácilmente disponible como suplemento, además del aporte alimentario y la síntesis cutánea por el sol.

En un estudio (2020) con pacientes tratados con metadona para dejar la heroína, se observaron niveles bajos de vitamina D. El estudio tuvo como objetivo determinar el impacto de la ingesta de vitamina D en los síntomas de abstinencia, y la respuesta genética que presentan los pacientes tratados con metadona en relación con los trastornos metabólicos asociados con las citocinas inflamatorias y la resistencia a la insulina. La investigación se realizó en Kashan (Irán) con personas bajo tratamiento con metadona que consumieron suplementos de vitamina D, en dosis de 50.000 UI, o placebo cada dos semanas durante tres meses. Según los resultados del estudio, examinando la escala de abstinencia y la expresión génica, se concluyó que la vitamina D se puede recomendar como un complemento del tratamiento de mantenimiento con metadona, ya que puede elevar la calidad de vida y disminuir los efectos secundarios de la metadona.

Fármacos, descenso de vitamina D y dolor

Debe tenerse en cuenta que la terapia a largo plazo con algunos medicamentos comúnmente utilizados para tratar el dolor crónico, como los esteroides, los antiepilépticos y los anticonvulsivos, pueden disminuir los niveles de vitamina D. Esto puede alterar los efectos de la vitamina D en la modulación del dolor, en perjuicio del paciente.

Vitamina D y dolor musculoesquelético

Entre los tipos de dolor crónico tenemos el musculoesquelético, que puede presentarse de muy diversas formas. Veamos algunas.

El dolor lumbar es una de las condiciones de dolor crónico más frecuentes, y hay una clara asociación entre éste y la deficiencia de vitamina D como resultado del ablandamiento del hueso.

La fibromialgia es una patología característica del dolor musculoesquelético generalizado y prolongado que a menudo se acompaña de fatiga, trastornos del sueño, dolores de cabeza, rigidez y dificultades cognitivas.

Hay estudios en los que se informa de mejoría en los síntomas de dolor en fibromialgia tras la administración de vitamina D, aunque sigue habiendo discordancia entre los estudios. En mi opinión, como mínimo se deberían descartar aquellos estudios que sólo buscan normalizar los niveles séricos a valores próximos a 30 ng/ml y aquellos que, tras la reposición de vitamina D, no miden los resultados en un tiempo sostenido. Sigo defendiendo que la dosis es importante, que los niveles «aceptables» hoy en día no tienen suficiente impacto y que los estudios podrían estar mal planteados. Además, lo ideal sería valorar la individualidad, pero en los estudios se buscan niveles séricos que representen a la mayoría sin considerar si existe o no resistencia a la vitamina D.

Si subimos un escalón y empezamos a considerar niveles mínimos de 50 ng/ml de vitamina D sérica, los resultados podrían mejorar mucho más, aunque para algunas personas ese nivel sea todavía insuficiente. Lo creo firmemente porque así lo veo en mis pacientes. Y me alegro profundamente cuando algunos de ellos son alentados a continuar con la pauta de administración de vitamina D3 y valoración nutricional de conjunto que les llevo, con el visto bueno desde las unidades de fibromialgia. Otros pacientes no tienen esa suerte y, a pesar de sus notables o sobresalientes mejoras, son amonestados por parte de sus especialistas en reumatología o medicina interna, que sólo ven a la vitamina D como un enemigo o como algo inservible.

Existen estudios en los que se informa de un impacto aún más significativo en el alivio de los síntomas de fibromialgia cuando los niveles séricos de vitamina D superan los 50 ng/ml; sin embargo, también se encontró que los beneficios observados se disipan semanas después de suspender la suplementación con vitamina D, coincidiendo con el descenso de los niveles séricos. ¡Era de esperar! Esto respalda aún más la necesidad de mantener unos niveles séricos suficientes después de ser alcanzados, y para esa suficiencia no basta con salir de la hipovitaminosis D en los niveles que hoy se están considerando adecuados.

La fibromialgia se relaciona con la disfunción mitocondrial, esas «cocinas» celulares que abastecen los requerimientos energéticos, también con estados inflamatorios del organismo, y se baraja su relación con neurotransmisores y la genética. En todas estas líneas podría participar la vitamina D, a la luz del conocimiento que nos va llegando sobre sus acciones.

Has de saber que el deterioro de la función mitocondrial no es exclusivo de la fibromialgia, y si tienes hipovitaminosis D, tú también lo podrías estar sufriendo. Según las últimas investigaciones, la vitamina D tiene una influencia directa en dicho deterioro, que afecta a la debilidad y fatiga muscular, el rendimiento muscular y la recuperación del mismo, pudiendo llevar a estados de dolor. En un experimento con ratones publicado en *Journal of Endocrinology* (2021), se encontró que, tras tres meses de deficiencia de vitamina D, la función mitocondrial del músculo esquelético se reducía en un 37 por ciento.

La disfunción mitocondrial puede afectar a otros órganos y tejidos, como el sistema digestivo (hígado, páncreas, intestinos), los riñones, el cerebro y el sistema nervioso, el corazón y los órganos sensoriales como ojos y oídos.

Otro desorden que se debe considerar es la sarcopenia, un proceso de pérdida de masa muscular y fuerza, progresivo, degenerativo y debilitante, que puede ir acompañado de dolor musculoesquelético y que tiene lugar de forma natural con el envejecimiento. Pero, ¡ojo!, porque no es exclusivo de la vejez, y se va gestando desde tu infancia a través del conjunto de hábitos y modos de vida insanos, especialmente si tienes una vida sedentaria, de interior, y una alimentación pobre en proteínas o aminoácidos esenciales y otros nutrientes. Al llegar a la juventud o edad media podemos encontrar los primeros indicios de sarcopenia. En su evolución se produce una pérdida de masa muscular, que es sustituida por masa grasa, un descenso de densidad mineral ósea, una merma en la calidad de los tejidos y una pérdida de función mitocondrial. Y con ello aparece la atrofia muscular, acompañada de dolor. Los huesos también pueden volverse más blandos o porosos, pudiendo dar lugar a un dolor óseo difuso. Todo ello se ha relacionado con la falta de vitamina D. Un buen nivel de vitamina D y un estilo de vida saludable reducen el avance y las complicaciones propias de este desorden musculoesquelético.

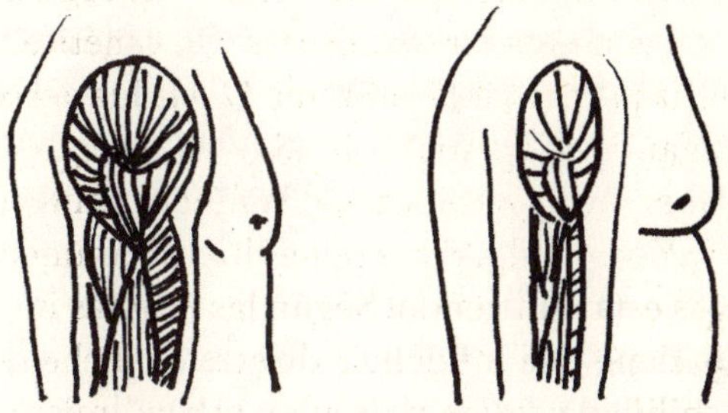

En los estudios no sólo se informa de que la insuficiencia o deficiencia de vitamina D está asociada con atrofia de la fibra muscular, mayor riesgo de dolor musculoesquelético crónico, sarcopenia y caídas asociadas, sino también que la suplementación con vitamina D demuestra efectos beneficiosos al contrarrestar la progresión de enfermedades como la miopatía (dolor muscular), sarcopenia, raquitismo, osteomalacia y distrofia muscular.

En condiciones normales, la vitamina D, en su forma 25D, se distribuye en diferentes compartimentos con una proporción del 20 por ciento en los músculos. Tras el reciente descubrimiento de que los músculos almacenan temporalmente vitamina D3, cabría preguntarse si entre su funcionalidad está la de asegurarse un reservorio para la modulación del dolor y de procesos inflamatorios ocasionados por el trabajo de fibras musculares o incluso por su inactividad, además de por asegurar la función mitocondrial y rendimiento. Sería muy coherente, teniendo en cuenta que estamos hechos para el movimiento, y éste nos permite la supervivencia.

LA IMPORTANCIA DE LA PERSONALIZACIÓN

Después de habernos acercado al dolor y las afecciones musculoesqueléticas, me gustaría hacer una aclaración de vital importancia. Hoy todavía mucha gente afirma que si una persona tuviese niveles subóptimos de vitamina D, entonces tendría desórdenes óseos como raquitismo (niños) u osteomalacia (adultos) —las afectaciones clásicas por falta de vitamina D—, y con este argumento anulan cualquier posibilidad de querer saber más sobre la vitamina D y sus bondades. Todo lo reducen a perjuicios en el hueso y se convierten en negacionistas de una hipovitaminosis D generalizada en la población y de la necesidad de mejorar los niveles séricos. Desconocen o desconsideran el hecho de que el raquitismo puede ser causado por la insuficiencia sólo de calcio, no exclusivamente de vitamina D, como se creía décadas atrás. El hueso hoy no queda tan perjudicado por falta de vitamina D porque tendemos a asegurar un aporte alto en calcio (por la mayor capacidad de adquirir alimentos y porque nos inculcaron que había que beber leche y tomar lácteos todos los días), cubriendo así los requerimientos óseos básicos. Recuerda que la vitamina D no es imprescindible para la absorción del calcio, aunque la favorece e incrementa. De manera que, en la actualidad, con abundancia de calcio en la dieta no corremos el mismo riesgo de padecer las enfermedades propias de otros siglos debidas a la falta de calcio y su aliada la vitamina D. Ahora bien, no por no sufrirlas estás libre de padecer otras afecciones por falta de vitamina D.

Años atrás creíamos que la medicina avanzaría hacia una «medicina de precisión» que tuviese en cuenta las particularidades de cada individuo, incluyendo una nutrición de precisión. Todavía creo que nos queda mucho camino por recorrer. Para conseguirlo se requiere no sólo de particularización, sino también de práctica de escucha activa al paciente, que requiere abrir los ojos o abandonar la ceguera que arrastramos respecto a la vitamina D. A continuación te explico por qué en relación con el dolor.

En una revisión publicada en 2020 en *Frontiers in Immunology* sobre vitamina D y señalización del dolor, se argumenta que el rango denominado «normal» para los niveles séricos de 25D debe definirse de forma individual y en su contexto clínico, considerando la experiencia particular del dolor crónico y las variaciones específicas en el estado de enfermedad de cada individuo.

En mi opinión, y al hilo de la argumentación anterior, si un paciente presenta mejoras y remisión del dolor acompañado de un nivel sérico de 25D superior a 100 ng/ml y sin signos de toxicidad, no debería de dirigírsele una amonestación por parte del profesional médico (como ocurre comúnmente a fecha de hoy, por falta de información y actualización), sino considerar el mantener dichos niveles. Cuando un paciente se estabiliza, podríamos plantear bajar los niveles séricos ligeramente para situarlos entre 50 y 100 ng/ml. Hay pacientes que necesitan mantenerse en el tiempo en niveles de alrededor de 70-90 ng/ml, otros de 100-120 ng/ml o más, para poder prescindir de los fármacos analgésicos, antiinflamatorios y ansiolíticos (algunos con efecto adictivo).

El paciente siempre tiene que ser escuchado, y de las manifestaciones de dolor en su cuerpo sabe él o ella. Si deja de necesitar fármacos para combatir el dolor y propiciar el descanso, debería ser felicitado, y no amonestado. ¿Acaso no es motivo de alegría la no dependencia de fármacos?

CUANDO SE ACUDE A MI CONSULTA

En mi consulta recojo el tratamiento que llevan mis pacientes para combatir el dolor, la inflamación, la ansiedad, el insomnio y demás. Quiero saber no sólo qué toman bajo prescripción médica (o por su cuenta), sino también con qué frecuencia y cantidad. A su vez, les pido que me indiquen el tipo de dolor que sufren, la localización y extensión, el grado de intensidad y la frecuencia. Todo esto antes de comenzar con terapéutica nutricional. Pasados unos tres meses, en una primera consulta de revisión y sucesivas, recojo los cambios con indicadores de evolución. Llama la atención que el dolor, la fatiga física y la niebla mental disminuyen notablemente, cuando no desaparecen por completo. Éstos suelen ser los primeros cambios que experimentan (junto a una mejora del estado anímico), y sobre esta gran mejora podemos seguir trabajando en reestablecer el equilibrio. Los medicamentos para combatir el dolor dejan de ser necesarios o se reduce su carga, incluso se reduce la frecuencia de sesiones de fisioterapia necesarias para aliviar el dolor, consiguiendo que dicha terapia sea más exitosa. Ten en cuenta que hablo desde mi experiencia en consulta, y que siempre hay casos en los que los resultados son diferentes.

Considero clave la vitamina D, con un buen manejo terapéutico individualizado. Hay una gran diferencia entre incluirla o no en el tratamiento, y cómo incluirla en dosis y frecuencia. Los motivos están justificados en este libro.

No en pocas ocasiones pido a mis pacientes que eviten los suplementos y sustancias que toman por su cuenta, pues quiero reducir las interferencias al ver los resultados.

Además, considero un éxito cuando conseguimos reducir la lista de suplementos o preparados a base de «sustancias naturales». Algunos pacientes me llegan con una larga lista de éstos, sin haber evaluado los riesgos que hay detrás de ellos al sumarse o ante la posibilidad de consumirlos por períodos largos, aun prescribiéndolos o recomendándolos un médico. Por ejemplo, podemos encontrar un exceso de vitamina C que favorezca la formación de cálculos renales, que algún mineral contenido en varios productos sumen una cantidad que altera el equilibrio de otros minerales que juegan un papel crucial en la inmunidad y el sistema nervioso, que se encuentre en la sangre un exceso de vitamina E por abusar de ésta como conservante antioxidante de otros productos como aceites con omega-3 o fitoestrógenos, que aparezcan hongos intestinales tras la administración de grandes cantidades de hierro oral que superan la capacidad de ser absorbido y sirven de alimento a los patógenos intestinales, o que aparezcan minerales y metales tóxicos tras consumir tisanas o extractos de plantas durante un período prolongado.

Entre tantas sustancias y medidas adoptadas, puede que les pregunte a los pacientes si mejoran con ellas o si saben identificar qué les funcionó. Por lo general la respuesta es un «no» tras analizar la evolución de sus síntomas en los que ponemos atención, o bien no saben qué es lo que verdaderamente les ayuda. Entiendo también cuando me dicen que llegan sin estar bien, pero que creen que sin su larga lista de suplementos podrían estar peor. Por eso valoro el ejercicio de querer soltar y desprenderse de esas sustancias a pesar de sus temores y darse un período de prueba, tras el cual siempre podrán volver a sus hábitos y consumo anterior (aunque informados de los riesgos, si los hay). El éxito llega cuando no resulta necesario retomarlos, ni para el caso de los suplementos ni para los fármacos tan usados como analgésicos, antiinflamatorios, ansiolíticos y antidepresivos.

Dolor menstrual

Independientemente de las diferentes patologías y desórdenes que traen las pacientes a consulta, en las mujeres en edad fértil pongo siempre la atención en los síntomas premenstruales y el dolor en la menstruación. El nivel de dolor previo y durante la menstruación es para mí un buen indicador de evolución cuando buscamos reponer niveles séricos óptimos de vitamina D. Me permite testar si vamos por buen camino.

La menstruación es una inflamación fisiológica parecida a la que se produciría al hacernos una herida, por eso se normaliza que duela, aunque hay grados de dolor fuera de lo común, y que por lo general se acompaña de otros síntomas molestos. Pues bien, es hora de que cambies el chip. La menstruación no tiene por qué doler si los niveles de vitamina D son óptimos y si no existen trastornos ginecológicos estructurales. Y aun existiendo esos otros trastornos, puede descender el dolor si la concentración de vitamina D es óptima.

La vitamina D regula los procesos inflamatorios, y esto se traduce en menor dolor. Pero ¿cuánto de menos? Según mi experiencia en consulta, la paciente debe ver descendidos sus síntomas y dolores sin necesidad de fármacos alrededor de los dos meses del inicio de la terapéutica con vitamina D en dosis personalizadas. El descenso es tal que cabe esperar que el dolor incluso desaparezca, y puede quedar a lo sumo un ligero malestar del primer día de menstruación por la inflamación que acompaña al proceso de desprendimiento de tejido endometrial con sangrado. Algunas mujeres me informan de no apreciar en su cuerpo las señales que avisan del inicio de la menstruación y ésta llegar de improviso y sin síntomas. Es decir, sin dolor intenso pélvico y abdominal ni retortijones invalidantes, sin hinchazón de vientre y pechos, sin migrañas, sin dolor de espalda, sin hipersensibilidad, sin uso de fármacos antiinflamatorios, con equilibrio y buen estado anímico.

¿Qué dice la ciencia respecto a esto? La ciencia coincide con mi experiencia en consulta, sólo que al estudiarse no se personalizó el tratamiento, sino que se utilizaron las mismas dosis para todas las mujeres. Veamos:

- En 2016 se realizó un ensayo en mujeres entre dieciocho y treinta años, todas ellas con niveles séricos de vitamina D < 30 ng/ml. Sesenta participantes fueron asignadas al azar para la administración de 50.000 UI de vitamina D3 oral semanalmente (lo que equivale a una media de 7.143 UI/día) durante ocho semanas o bien un placebo. Entre las mujeres que recibieron la vitamina D3 la intensidad del dolor se redujo significativamente después del tratamiento.
- En 2018 se realizó otro ensayo con 897 adolescentes, entre doce y dieciocho años, que recibieron 50.000 UI de vitamina D3 oral durante nueve semanas. Después del tratamiento, la incidencia de pacientes con dolor menstrual y con dolor menstrual más síndrome premenstrual se redujo significativamente. Para ambos casos se redujo la intensidad del dolor y el uso de fármacos para su alivio.

Teniendo en cuenta que la menstruación es un evento que acontece unas cuatrocientas veces en la vida de una mujer, y que en algunas llega a ser invalidante, merece la pena poner a punto los niveles séricos de vitamina D y comprometerse en mantenerlos, ¿no crees? Si eres mujer, considéralo y comparte esta información con otras, aunque el médico te haya dicho que no pasa «nada» por tener baja la vitamina D. «Algo» sí parece que pasa..., y lo estás descubriendo aquí.

12

Fertilidad, gestación y lactancia

En el área de la salud reproductiva, incluyendo a la mujer y al hombre, también está creciendo el interés por la vitamina D. Ésta juega un papel crucial tanto antes de la concepción como durante la gestación y la lactancia. Te adelanto que el nivel de vitamina D de la madre durante la gestación incluso marcará en el recién nacido sus próximos años de vida.

FERTILIDAD

En los países occidentales, la infertilidad es una condición que afecta a alrededor del 15-20 por ciento de las parejas en edad reproductiva. Muchos son los factores que influyen en el descenso de la fertilidad, tanto en los hombres como en las mujeres, y el estado de la vitamina D es uno de ellos.

Calidad del esperma

La vitamina D se relaciona con la calidad del esperma, puesto que interviene en el proceso de formación de los espermatozoides, en su maduración y movilidad, en la protección del ADN espermático y en la reacción acrosomal espermática. Es por ello por lo que se recomienda obtener vitamina D mediante un estilo de vida favorecedor, a través de la realización de ejercicio al aire libre y el consumo de pescados. Pero, cuidado, recuerda que el pescado contiene acúmulos de tóxicos disruptores hormonales que pueden afectar al metabolismo de la vitamina D y a la salud reproductiva del hombre. Hay evidencia acumulada de la exposición a pesticidas utilizados en la agricultura y alteraciones en el semen. Ya sabemos que los contaminantes están por todas partes, y desde organismos como la Sociedad Americana de Medicina Reproductiva se insta a las autoridades a implantar políticas de reducción a la exposición de tantos contaminantes.

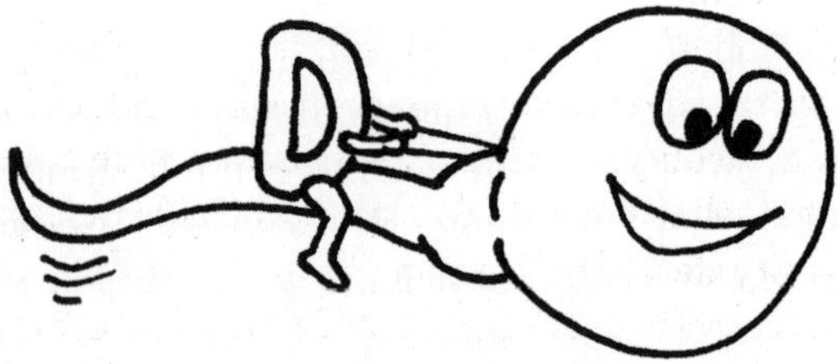

Respecto a la realización de ejercicio al aire libre, en un estudio publicado en *Nutrients* (2019) se informó que tanto la deficiencia como la insuficiencia de vitamina D son altamente prevalentes en jóvenes rusos jugadores de fútbol, y pueden superar el 80 por ciento incluso en los países con alta insolación. Se argumentó que quizá en los atletas las necesidades de vitamina D sean más altas que en la población en general. La actividad física regular y el uso diario de vitamina D3 en dosis de 5.000 UI resultaron eficaces para tratar la insuficiencia (para aquellos niveles levemente bajos respecto a 30 ng/ml).

Por otra parte, en adolescentes egipcios sanos de entre catorce y dieciocho años que acudían a escuelas de secundaria, se encontró que las chicas tenían mayor prevalencia de deficiencia de vitamina D que los chicos, concretamente del cien por cien. Se consideró que podía ser por la actividad física restringida en las mujeres, el uso de ropa conservadora y el empleo de bloqueador solar para evitar el oscurecimiento de la piel en cara y manos. No creas que los varones salían muy favorecidos, sólo ligeramente: los pocos que presentaban insuficiencia o suficiencia eran ellos, pero sólo un 1 por ciento de los varones presentaba suficiencia. Algo es algo; menos es nada.

Resistencia a la insulina

La resistencia a la insulina es una condición característica de la prediabetes y del síndrome de ovario poliquístico, y está relacionada con la infertilidad tanto en los hombres como en las mujeres. A su desarrollo también contribuyen la inactividad física, el estrés, el sobrepeso y obesidad, la obesidad abdominal (cuando la obesidad se concentra sólo en la barriga y alrededores), las dietas ricas en azúcares o alcohol, unos niveles anormales de colesterol y la tensión arterial alta, e incluso el uso de esteroides a largo plazo (la versión sintética de la testosterona).

Cuando hay resistencia a la insulina circulante, aumentan las concentraciones de insulina en sangre más de lo normal, siempre que el páncreas pueda seguir fabricándola. Esto ocurre porque las células no responden lo suficiente a la presencia de insulina y hay una resistencia a reconocerla y utilizarla, por ello el páncreas trata de fabricar más para contrarrestar el bajo aprovechamiento.

En un estudio publicado en *The Journal of Clinical Endocrinology & Metabolism* (2021), realizado con trescientos siete hombres infértiles escogidos al azar, se encontró que los que recibieron suplementación con vitamina D3 redujeron los niveles de insulina en ayunas (reduciéndose la resistencia a la insulina) y mejoraron el nivel de «colesterol bueno», conocido como HDL, en comparación con los que recibieron placebo. El grupo «vitaminaDo» recibió una única dosis de 300.000 UI de colecalciferol seguida de 1.400 UI diarias durante ciento cincuenta días.

El riesgo de DM2 se incrementa cuando mayor es la resistencia a la insulina, generando mayores complicaciones en la salud reproductiva del hombre (disfunción eréctil, eyaculación precoz) y de la mujer (cambios en los procesos de ovulación, reducción de la capacidad de implantación del embrión, asociación con posibilidad de aborto). En los estudios realizados al respecto se ha demostrado que la vitamina D juega un papel en la prevención de la DM2 al mejorar la sensibilidad a la insulina y la secreción de ésta, y al suprimir la inflamación sistémica. Aunque, cuidado, porque los resultados varían en función del aporte de magnesio. Se ha encontrado que los pacientes que incrementan los niveles de vitamina D a la par que aseguran un buen aporte dietético de magnesio reducen la incidencia de DM2 de forma significativa respecto a los que sólo suben los niveles de vitamina D con una ingesta baja de magnesio. Estos hallazgos (2021, *Frontiers in Nutrition*) responden a un buen análisis con visión nutricional de conjunto, tan necesario.

GESTACIÓN Y LACTANCIA

Beneficios de la vitamina D en la gestación

Los principales beneficios conocidos de un buen estado sérico de vitamina D en la gestación son:

- Menor riesgo de aborto espontáneo.
- Menor riesgo de parto prematuro.
- Menor riesgo de preeclampsia.
- Menor riesgo de diabetes gestacional.
- Menor riesgo de infección.
- Menor riesgo de depresión posparto.

En los estudios realizados al respecto se indica que las concentraciones séricas de vitamina D superiores a 40 mg/ml (en comparación con un promedio de 25 ng/ml) reducen los riesgos del embarazo de la madre y de la salud del bebé. Es importante mantener unos buenos niveles de vitamina D en todos los trimestres gestacionales; no basta con alcanzarlos antes del embarazo y luego dejar que desciendan.

Aunque las concentraciones de vitamina D en el suero de la madre afectan al estado de la vitamina D de la sangre del cordón umbilical en cualquier trimestre del embarazo, en un estudio (2021, *European Journal of Nutrition*) se encontró que, de los tres trimestres, el tercero es en el que más se correlaciona el estado sérico materno con el estado sérico del cordón umbilical que abastece al feto. Este trimestre podría considerarse como una ventana de tiempo sensible, algo coherente con la importancia de este trimestre en el desarrollo inmunitario del futuro neonato. Si naciste avanzado el invierno, o tras éste, ello podría justificar si sufriste afecciones pulmonares, dérmicas, alérgicas, infecciones recurrentes, etc.

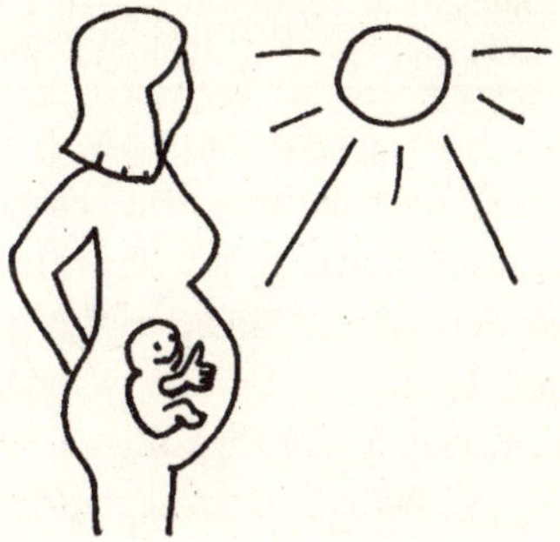

En todos los trimestres de gestación la vitamina D desempeña un papel inmunológico, regulándose los siguientes procesos:

- Trimestre 3: se producen cambios inmunológicos para preparar al neonato como actor en su inmunidad. La vitamina D protege de futuras afecciones relacionadas con su sistema inmunitario. Por ejemplo, en este trimestre es cuando se conforma el fenotipo alérgico, es decir, la predisposición del futuro neonato a las alergias.
- Trimestre 1: pasamos al otro extremo de la gestación para que veas que, por oposición, en este trimestre la madre es el actor clave de la inmunidad y los procesos inmunológicos se preparan para evitar el rechazo inmunológico de un posible feto incompatible con la madre. Gracias a esto, la vitamina D protege del aborto espontáneo.
- Trimestre 2: entre el primer y último trimestre se produce una transición con cambios inmunológicos gestacionales. La deficiencia de vitamina D a mediados del embarazo se relaciona con un mayor riesgo de depresión posparto.

Tabla 11. Inmunorregulación en los trimestres gestacionales

TRIMESTRE	PAPEL DE LA INMUNIDAD CON INTERVENCIÓN DE LA VITAMINA D
1	Protege del aborto espontáneo
2	Transición de cambios inmunológicos de la madre al feto
3	Se conforma el fenotipo alérgico del neonato y se le prepara para su propia protección inmunitaria

Sobre los beneficios de la vitamina D en el embarazo, aunque se señala a la vitamina D como una herramienta terapéutica eficaz en la prevención de complicaciones, no siempre se obtienen resultados favorecedores. Íñigo María Pérez Castillo, en su tesis doctoral sobre medicina clínica y salud pública (2011), dice: «Son necesarios nuevos ensayos clínicos aleatorizados, bien diseñados, que evalúen la eficacia de la suplementación con dosis fisiológicamente significativas de vitamina D en mujeres embarazadas [...]». Y es que todavía tenemos estudios realizados con dosis insignificantes, de las que poco o ningún impacto se puede esperar. El doctor Pérez Castillo encontró en una revisión de estudios que en muchos se empleaban dosis no suficientemente altas para poder observar un efecto protector. Además, entre los diversos estudios halló una disparidad entre los períodos de suplementación empleados, las dosis administradas y otros potenciales factores de confusión. Recordemos que las cantidades de ingesta diaria recomendadas todavía hoy no son suficientes para alcanzar niveles séricos de suficiencia, y mucho menos niveles de al menos 40 ng/ml.

La salud de los niños en relación con la vitamina D gestacional

La deficiencia prenatal de vitamina D influye en la salud de los niños hasta avanzada su edad, especialmente durante los primeros once años. ¿No te parece curioso? Algo del pasado que no dependía de ti, que ocurría durante tu gestación a través de los niveles séricos de vitamina D de tu madre, influyó en ti durante años después. Quizá desarrollaste alergias alimentarias o dermatitis atópica que durante mucho tiempo volvió locos a tus padres buscando causas y soluciones, pasando por muchos médicos. Quizá desarrollaste caries a pesar de una buena higiene bucal o durante tu infancia padecías asma y bronquiolitis. Y esto mismo lo puedes aplicar en tus hijos. De hecho, es ahora cuando estamos descubriendo las relaciones existentes entre las afecciones mencionadas y los niveles de vitamina D durante el embarazo (ya, lo sé, no tienen por costumbre mirarlos en la gestación).

Se debe prestar atención al estado nutricional de la vitamina D en la mujer gestante durante todo el embarazo, ya que una hipovitaminosis D puede llevar al recién nacido o durante su crecimiento a:

- Dermatitis atópica.
- Bronquiolitis, nasofaringitis y otras afecciones del tracto respiratorio.
- Asma y sibilancias recurrentes.
- Alergias.
- Peor desarrollo mental, motor y del lenguaje.
- Alteraciones en el desarrollo dentario, como erupción dentaria tardía, maloclusión, mala calidad del esmalte, predisposición a caries.
- Deformaciones esqueléticas.
- Dolor musculoesquelético, dolores de crecimiento.

Es posible que en tu caso, o el de tu pareja o esa amiga conocida, hicieses lo posible por medir los niveles séricos de vitamina D durante la gestación y se detectase hipovitaminosis D, pero que el ginecólogo hubiese dicho que nada de suplementar vitamina D durante el embarazo (lo sé, qué le vamos a hacer..., y también sé que responde al miedo y la inseguridad de qué hacer y cómo manejar la suplementación). Incluso si se está suplementando para compensar la falta de luz solar, se suele decir a la paciente que la abandone, aunque no haya llegado a niveles séricos ridículamente mínimos. Y yo me pregunto: ¿Se debería prohibir a una mujer tomar el sol durante su gestación? Si la respuesta es un «no», ¿por qué se le prohíbe la suplementación de D3 a falta de sol? Y si su horario laboral y obligaciones no le permiten ver el sol, ¿qué hacemos? Y si le espera un largo otoño e invierno gestacional, y llegada la primavera no dispone de terraza con orientación al sol para beneficiarse (si es que está de baja laboral para poder hacerlo), ¿qué hacemos? ¿Le decimos que beba leche, de esa que no contiene vitamina D pero la matrona insiste en que sí? Ya veo a «vitaminaDa indignada» asomar el ojo y la vara. Señor, dame paciencia.

Tu ginecólogo (o el de tu pareja, amiga o familiar que pretenda embarazarse) debería saber que un suplemento de 4.000 UI/día no entraña ningún peligro durante la gestación. Y aunque no sepa qué hacer con ello, no necesita mucho más conocimiento; con realizar controles periódicos generales es suficiente (si además hubiese una valoración nutricional de conjunto sería ideal, pero he querido ir al mínimo de lo aceptable). Si no lo sabe, lo deseable es que trate de actualizarse. En la literatura científica hay información a su alcance, házselo saber.

El director del Laboratorio de Neuropatología & Neuroprotección de UNIFESP, el doctor Cicero Galli, y su equipo han seguido muy de cerca los casos de mujeres que seguían un tratamiento médico de altas dosis de vitamina D3 (por enfermedad autoinmune con resistencia a la vitamina D) durante su gestación y a lactancia, y no encontraron complicaciones ni en ellas ni en los bebés. Sólo llamaba la atención los niveles altos de vitamina D, sin signos de toxicidad. Seguían un protocolo nutricional y de prevención de elevación del calcio, con chequeos periódicos.

La respuesta de un médico prescriptor a otro médico consultante, frente a la idoneidad de seguir el protocolo médico de altas dosis de vitamina D tratándose de una paciente gestante, fue: «He seguido más de setenta embarazos bajo el protocolo de altas dosis. Sin efectos adversos. El desarrollo neuropsicológico de los bebés y la salud general (incluyendo la resistencia a las infecciones) es fantástico. Los bebés nacen con niveles séricos de vitamina D muy altos y sostienen esos altos niveles durante la alimentación mamaria. Sin embargo, los niveles de calcio y creatinina en orina son normales». Algunos casos han sido mostrados en congresos médicos.

Cuando aquí te menciono un tratamiento de altas dosis, no me refiero a cantidades diarias de 4.000, 6.000 o 10.000 UI, sino a cantidades tipo 50.000 o 75.000 UI diarias. Pero recuerda que van acompañadas de un protocolo de actuación individualizado y de un control periódico, además de tener una justificación clínica.

Lactancia

Si la madre mantiene unos niveles mínimos suficientes de vitamina D durante todo su embarazo, de al menos 40 ng/ml, ¿es necesaria la administración de vitamina D en el recién nacido? Sí, es necesaria para mantenerla en el bebé. La forma natural de obtención es a través de la lactancia materna, y en su defecto de las leches de fórmula. Si una madre no obtiene suficiente vitamina D en su organismo, no tendrá para proporcionarle a su bebé en cantidad suficiente y la hipovitaminosis se extenderá de la madre al hijo.

En un estudio realizado en 2006 se encontró que dosis diarias de 6.400 UI de vitamina D3 en madres lactantes aumentaron sus niveles séricos de forma segura y supusieron una concentración mayor de vitamina D en su leche para sus bebés, aumentando de 82 UI a 873 UI/l. Recordemos que la EFSA establece como dosis segura y tolerable la cantidad de 1.000 UI/día para bebés hasta los seis meses de edad y de 1.400 UI/día desde los seis hasta los doce meses. Esto no quiere decir que unas cantidades mayores sean tóxicas, pero sin controles no se deben consumir.

CUANDO LOS PADRES LLEGAN A LA CONSULTA

Cuando los padres llegan a mi consulta de inmunonutrición preocupados por la salud de su niña o niño, con un intenso cuadro de dermatitis atópica, alergias alimentarias y de otra índole, y desórdenes inmunitarios varios, les pregunto cómo tenía la madre su vitamina D en sangre durante el embarazo y si tienen previsto tener más hijos, porque ésa es la clave para prevenir.

Podemos tratar a los niños con terapéutica de vitamina D y otras estrategias necesarias, favoreciendo la tolerancia inmunitaria con buenos resultados, pero si pudiésemos retroceder en el tiempo, sería en la madre en quien tendríamos que actuar. Si analizamos el perfil de la madre, podemos encontrar muchos signos propios de una insuficiencia o deficiencia de vitamina D no corregida en el tiempo, de manera que, aunque acuda por motivos de su peque, toca hacer un trabajo materno-infantil desde la inmunonutrición.

Los adultos no son los únicos que padecen hipovitaminosis D; es alarmante encontrar niveles sanguíneos bajos o muy bajos en edad infantil. Pocas veces se mide, pero cuando se mide sorprende, y así lo están indicando los estudios.

Siempre hemos de tratar de favorecer un estilo de vida saludable que permita a los niños exponerse al sol de forma segura y efectiva, además de vigilar su alimentación, pues ya sabemos que la vitamina D no es tan efectiva por sí sola, sino que necesita de nutrientes aliados. Además, por vía oral podemos asegurar ese aporte de vitamina D3 que puede estar fallando a través del sol, especialmente para los casos de afectación inmunitaria. Los niños con enfermedades autoinmunes pueden necesitar dosis mayores de vitamina D, según su peso, que los que no tienen un perfil clínico autoinmune. Cada caso debe abordarse de forma individualizada.

Me gustaría contarte el caso de una bebé llamada Julia que sufría de fuerte dermatitis atópica, que comenzó al mes de vida y se agravó cuando empezó la alimentación complementaria. Su madre acudió a mi consulta cuando Julia tenía ya dieciséis meses. Durante todo ese tiempo la niña siguió un tratamiento con corticoides en piel cuando ya no podía soportar las lesiones en la piel. Además, la niña había desarrollado varias alergias, algo que se presupone común en los niños con bajos niveles de vitamina D o con madres gestantes con hipovitaminosis D. En el momento de la consulta la madre tenía un nivel de vitamina D sérica de 11 ng/ml (¡socorro!) y un hiperparatiroidismo sospechoso de ser secundario al déficit de vitamina D que nadie había apreciado antes porque tampoco se había buscado (¡SOS con bengala!), a pesar de que durante el embarazo ya presentó síntomas para sospechar, como rotura de muelas, y tenía muy baja tolerancia al sol. Para el caso de la niña recibía todos los días su dosis de bloqueador solar al salir de la guardería. Comenzamos un tratamiento acorde al peso y edad de Julia. Algo más de seis meses después de la visita de la madre de Julia, en pleno invierno, recibí noticias de ella:

> Julia está mucho mejor. Hemos pasado meses sin una rojez ni picores... La piel está totalmente normal hasta que hizo fiebre un día y le salieron las lesiones (aunque bastantes, han sido más leves que antes). Pero estamos muchísimo mejor que antes del tratamiento. Estamos muy contentos con su evolución.
>
> En cuanto tenga las fotos te las envío para que veas la diferencia. Ha sido una mejoría muy grande.
>
> ¡Muchísimas gracias por habernos dado una solución al problema!

Te comparto este ejemplo porque es muy común y para que veas que en seis meses puede que no se consiga una mejora completa, que reaparezca de forma esporádica y leve, aunque cabe esperar que en un año más ya no se acuerden de la dermatitis si no es por las fotografías.

Me gustaría también contarte el caso de Natalia. Un mes antes de dar a luz a su primera hija sufrió de colestasis hepática del embarazo, una afectación del hígado en la que influye la deficiencia de vitamina D, además de los cambios hormonales durante la gestación. En su caso iba acompañada de un picor insoportable por todo el cuerpo y la bilirrubina y las transaminasas hepáticas salían elevadas en análisis de sangre. Tras el parto casi se normaliza, hasta que tres años después, en su segundo embarazo, vuelve a rebrotar y ya no remite. Durante los siguientes seis años sus transaminasas hepáticas estaban siempre elevadas en los controles periódicos cada seis meses. Llega el momento en el que Natalia pide a su médico la medición de vitamina D sérica, que nunca le habían mirado. Aparece un déficit y comienza con suplementación diaria de vitamina D3, ajustando también el aporte de magnesio. No recibía ningún otro tipo de tratamiento. Cerca de tres meses después, en su siguiente revisión con el médico digestivo, éste le informó que por primera vez sus transaminasas hepáticas empezaban a estar en orden y le preguntó si había hecho algo o había ocurrido algo diferente, a lo que ella contestó que, desde que conoció que tenía hipovitaminosis D, empezó una terapéutica nutricional para corregir el desorden y evitar su reaparición. Natalia es nutricionista infantil y farmacéutica, y ahora está orientando y ayudando a mucha gente tras su experiencia, después de haberse formado en terapéutica avanzada con vitamina D.

13

Salud bucodental

La nutrición ha ganado popularidad en el área de la salud bucodental. En investigaciones recientes se han hallado relaciones cada vez más relevantes entre déficits nutricionales y enfermedades bucodentales.

En este capítulo veremos la relación que guarda la vitamina D con la salud bucodental. No obstante, ten en cuenta que las enfermedades bucodentales son multifactoriales, por lo que no debes quedarte con la idea de que todo se reduce a la vitamina D ni al estado nutricional.

Para introducirte en el tema te diré que la hipovitaminosis D compromete la formación dentaria y se relaciona con el desarrollo de maloclusión y estrechamiento maxilar y mandibular. No obstante, los mecanismos de acción de la vitamina no son exclusivamente los que corresponden al metabolismo óseo, como cabría esperar años atrás, sino que también lo son los inmunológicos. Es por ello que la hipovitaminosis D también se relaciona con la infección y una peor salud periodontal. Además, la deficiencia en vitamina D, junto a periodontitis, se relaciona con repercusiones sistémicas en el embarazo, durante el tratamiento de ortodoncia, en las mujeres posmenopáusicas y en las patologías orales.

MINERALIZACIÓN, CARIES Y OCLUSIÓN DENTAL

El proceso de mineralización del diente ocurre a la par que la mineralización esquelética, y la vitamina D juega un papel importante en la mineralización de los dientes y huesos. De igual manera que los niños pueden sufrir raquitismo por falta de vitamina D, también pueden sufrir de «diente raquítico», que es defectuoso, tiene una baja mineralización y es susceptible de fracturas y caries.

Todo empieza en el vientre materno. Durante el embarazo existe un riesgo importante de que desciendan los niveles séricos de vitamina D, y dependerá de la semana de gestación en la que se produzca el déficit el cómo afecte en la mineralización del feto. El inicio del segundo trimestre es crucial en el inicio de la mineralización y los defectos de esmalte.

En un estudio publicado en 2021, en el que se llevó el seguimiento de un conjunto de 188 niños nacidos en Asturias (España) hasta los diez años y de sus madres durante la gestación, se encontró que el riesgo de caries en los niños se triplicó cuando los niveles séricos de vitamina D durante la gestación fueron menores de 20 ng/ml. También fueron analizados los hábitos dietéticos, nutricionales y de higiene bucodental. Además, se encontró que un 50 por ciento de los niños presentaban déficit de vitamina D a los cuatro años (¡SOS!).

Se cree que la vitamina D es importante durante el desarrollo de los niños, y también en los adultos, en la prevención de caries a través de la respuesta inmunitaria, ejerciendo un papel modulador de la microbiota oral y su actividad cariogénica, y estimulando la producción de péptidos antimicrobianos que nos defienden contra bacterias patógenas, hongos y virus. No obstante, existe una bacteria capaz de resistir la acción de los péptidos antimicrobianos presentes en la saliva, se trata de *Streptococcus mutans*, que tiene una gran influencia en el desarrollo de la caries dental.

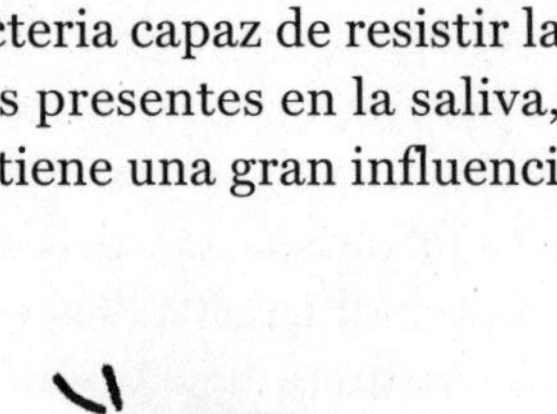

Las variaciones genéticas que porten los niños y que afecten al metabolismo de la vitamina D y fallos en el receptor también les predisponen a fallos en la formación del esmalte y dentina, menor mineralización y mayor riesgo de caries. Los contaminantes ambientales también podrían influir, al afectar en el aprovechamiento de la vitamina D (de esa poquita que parece ser que consiguen actualmente los niños). Tu dentista de familia debe considerarlo como una posibilidad, y si no, lo puede hacer tu nutricionista clínico de familia al valorar el historial clínico. Es una satisfacción para mí tener odontólogos como alumnos en la formación avanzada que imparto sobre vitamina D, y gracias a ello tengo la convicción de que poco a poco te será más fácil encontrar un profesional de la salud actualizado para guiarte, alertarte, orientarte o abordar debidamente la problemática de hipovitaminosis D y tu perfil de salud. La vitamina D se postula como un nuevo actor imprescindible en la prevención de las afectaciones bucodentales.

Te recomiendo la cuenta de Instagram «La dentista inconformista», de Eider Unamuno, una odontóloga actualizada en vitamina D. Antes de ser alumna mía del «VitaminaDos – Curso avanzado en vitamina D, salud y enfermedad» ya había publicado el libro *Cuida los dientes de tu hijo,* y siempre ha puesto su atención en la valoración del paciente en su totalidad y en la prevención antes de recurrir a los aparatos de ortodoncia. No mirar sólo la boca, sino también el resto del cuerpo, es su máxima, que ha sabido transmitir a otros profesionales de su sector para una mejora en la atención al paciente, conformando la red de profesionales «Los sin aparatos». Ellos ponen mucha atención en prevenir la maloclusión, que da lugar a alteraciones funcionales, además de estéticas, en el aparato masticatorio. El bajo estado sérico de la vitamina D es uno de los factores que se señala como actor en el desarrollo de la maloclusión dental, además del tipo de respiración, la masticación por sólo un lado de la boca, la consistencia de los alimentos, el uso de chupete, dormir sobre el mismo lado, etc.

PERIODONTITIS

La periodontitis es una inflamación crónica de las encías, provocada por placa e infección bacteriana, que daña el tejido que hay alrededor de los dientes y puede provocar que éstos se aflojen o pierdan. Es una de las dos enfermedades más prevalentes en todo el mundo. Más allá de la afectación local en la boca, se ha relacionado con otras afecciones como artritis reumatoide, enfermedad inflamatoria intestinal, diabetes, enfermedades cardiovasculares, accidente cerebrovascular isquémico, nivel de inflamación postrasplante de órganos, Alzheimer o parto prematuro. Sorprendente, ¿verdad?

Las acciones inflamatorias son desencadenadas por el sistema inmunitario, que lucha contra los patógenos periodontales. Los niveles más bajos de vitamina D en la saliva se asocian con niveles más altos de biomarcadores de inflamación en periodontitis, favoreciendo un ambiente inflamatorio cronificado. La suplementación con vitamina D, antes de empezar con un tratamiento periodontal no quirúrgico, se ha relacionado con la disminución de sustancias inflamatorias presentes en la saliva. Niveles mayores de vitamina D se han relacionado con un menor sangrado. Además, la vitamina D contribuye al mantenimiento de la densidad mineral del diente y, en su conjunto, a la salud periodontal.

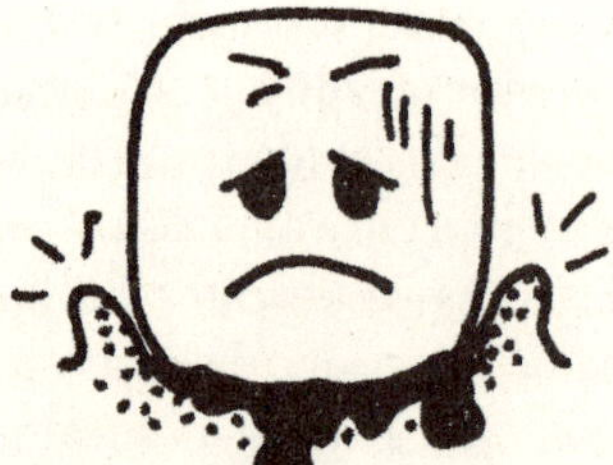

En un estudio publicado en *Oral Diseases* (2019) se evaluó la influencia de la suplementación con vitamina D, en dosis diarias de 4.000 UI, en pacientes de piel oscura con periodontitis (ya sabemos que la piel oscura obstaculiza la producción de vitamina D en áreas geográficas alejadas del ecuador, favoreciendo el déficit crónico de vitamina D). Tras tres meses de suplementación diaria subieron los niveles séricos de vitamina D, se redujeron sustancias salivales proinflamatorias, y también el número de linfocitos citotóxicos en sangre, que son células atacantes de otras células infectadas inyectándoles toxinas que provocan la destrucción. Además de los efectos de reducción de inflamación sistémica, el grupo «vitaminaDo» suplementado con vitamina D, en comparación con el no suplementado, presentó un mayor número de proteínas relacionadas con la autofagia, que permiten una acción antimicrobiana eficaz.

Para el caso de la cirugía periodontal, aunque se necesitan más estudios para afirmar que la suplementación con vitamina D influye en el éxito de ésta, se ha observado que su déficit sí influye negativamente en los resultados.

CONSULTA DE INMUNONUTRICIÓN

En el campo de la inmunonutrición y otros próximos, se investigan los efectos de nutrientes y compuestos bioactivos, de alimentos y preparados probióticos, de posbióticos —unas sustancias producidas por bacterias o tras el uso de probióticos (pueden ser lípidos, proteínas, enzimas o polisacáridos)—, de extractos vegetales concentrados y de aceites vegetales tratados con ozono, entre otros. Su interés radica en el papel activo en los procesos inmunitarios y en las acciones antiséptica y antiinflamatoria. Sirven de apoyo terapéutico para combatir hongos, bacterias y otros patógenos bucales, del tracto digestivo y del aparato genitourinario, o para prevenir su reaparición. Las investigaciones al respecto suelen ser modestas, pero se está avanzando en investigación y ensayos clínicos favorables.

En mi consulta es cada vez más común la presencia de pacientes que han desarrollado resistencia a los antibióticos o que quieren evitarlos. Generalmente ocurre que, bien ellos o bien conocidos, no han conseguido el efecto esperado tras tratamientos agresivos o incluso se han visto perjudicados. En ocasiones es necesario combinar estrategias terapéuticas, y por supuesto acompañarlo de una valoración del conjunto. Para ello se necesita de tiempo de escucha, estudio y valoración del caso y la persona. No es una consulta al uso, en la que los pacientes acostumbran a que los médicos receten un fármaco o sustancia aislada, una medicina rápida y empobrecida (*fast medicine*) parecida a la comida rápida (*fast food*). Y también se requiere tiempo de adaptaciones.

Para el caso de la caries, además de una buena higiene bucodental y contar con un buen estado de la vitamina D, es importante reducir la bacteria *Streptococcus mutans* en la boca. Existen cepas probióticas que interfieren en el desarrollo de una biopelícula cariogénica, reduciendo la colonización de las principales bacterias productoras de caries dental. También se ha estudiado la acción preventiva y terapéutica de los probióticos frente a los patógenos periodontales y gingivitis. Los productos alimenticios son un vehículo estupendo para hacer llegar los probióticos y compuestos activos a la cavidad oral. La matriz y consistencia del alimento son importantes en el tratamiento, y por ello se consideran en las consultas de inmunonutrición.

No se trata sólo de atacar a la bacteria indeseable como harían los antibióticos (aunque éstos suelen atacar también a las bacterias beneficiosas, como una bomba que no discrimina allá donde cae), sino de combatir desestabilizándola, modulando el pH salival, compitiendo por nutrientes, produciendo compuestos inhibidores y antioxidantes, y actuando por mecanismos de coagregación y adhesión al tejido oral, al tiempo que se cuida de la salud de los tejidos y se refuerza el sistema inmunitario con una correcta nutrición, descanso y estilo de vida, repasando hábitos como el tabaco, el consumo de alcohol y sustancias irritantes, y otros.

Como dijo Shakespeare, «una onza de prevención nos libera de una libra de dolor»; y también en la salud bucodental. Especialmente cuando ya ha habido daños y se sale de la fase crítica, la terapéutica preventiva evita la repetición de daños y complicaciones mayores.

14

Afecciones del tracto respiratorio

La vitamina D se ha relacionado fuertemente con la función pulmonar y la defensa del tracto respiratorio frente a las infecciones. Al igual que fortalece en defensas la mucosa oral, también lo hace en la mucosa nasal, pero ahí no queda todo. Veamos.

INFECCIONES RESPIRATORIAS

Para prevenir las infecciones del tracto respiratorio (ITR) se ha observado como positivo un nivel mínimo de 40 ng/ml de vitamina D sérica (25D), recomendándose alcanzar niveles de 40-60 ng/ml. Concretamente, unos niveles de 53 ng/ml frente a niveles de 26 ng/ml o menos se asociaron con una reducción del 27 por ciento de enfermedades similares a la gripe. A partir de la información y la evidencia disponible respecto a la vitamina D, se hipotetizó que elevar sus concentraciones séricas por suplementación (dada la dificultad de conseguirlo en invierno sólo por el sol) podría reducir la incidencia, la gravedad y el riesgo de muerte por gripe, neumonía y COVID-19.

En las personas con deficiencia de anticuerpos y en los pacientes con ITR frecuentes, considerando a quienes tenían no una ni dos ni tres, sino hasta cuatro infecciones al año —incluyendo infección de oídos, senos nasales y vías respiratorias—, se encontró que la suplementación con vitamina D3 puede proteger y reducir la carga de enfermedad. Ya en 2012 (*BMJ Open*) se informó de ello en un estudio de intervención (aleatorizado y doble ciego) en ciento cuarenta pacientes. La intervención se llevó a cabo durante todo un año administrando por vía oral vitamina D3 diaria, consiguiendo niveles séricos estables de alrededor de 53 ng/ml en la población estudiada. Se midieron los niveles séricos de vitamina D durante todo el proceso, se tuvieron en cuenta los polimorfismos genéticos y se hicieron pruebas de seguridad y control de toxicidad, así como cultivos bacterianos, análisis microbiológicos y de péptidos antimicrobianos en fluido nasal (que nos protegen frente a la llegada de las bacterias patógenas, hongos y virus en las fosas nasales). ¿Quieres saber qué ocurrió?

- Los autores encontraron un efecto protector con suplementación de vitamina D3 en una dosis administrada mucho más alta de la recomendación diaria establecida por el Instituto Americano de Medicina, y con un nivel sérico mayor del considerado hoy en día como bueno y aceptable.
- Se redujo el uso de antibióticos en un 63,5 por ciento, y el tiempo de uso de treinta y tres a dieciséis días al año.
- Aumentó el nivel de péptidos antimicrobianos en el líquido nasal, sin detección de patógenos primarios. En cambio, los pacientes del grupo de placebo (sin administración de vitamina D) permanecieron igual y presentaron una mezcla de microbiota normal y patógena.

En una revisión de los estudios existentes, publicada en marzo de 2020 (*Nutrients*), se propuso la suplementación de vitamina D y magnesio para aumentar las concentraciones séricas de vitamina D en la población, que por lo general están muy por debajo de las encontradas positivas de 40-60 ng/ml, para así reducir el riesgo de infecciones y muertes por la gripe y COVID-19. Concretamente se propuso la toma de 10.000 UI/día de vitamina D3 durante algunas semanas, para aumentar rápidamente las concentraciones séricas, y luego continuar con 5.000 UI/día, aunque se mencionó que para el tratamiento de las personas ya infectadas podrían ser útiles dosis más altas de vitamina D, pues se ha observado que durante la infección descienden rápidamente los niveles séricos, posiblemente por el mayor requerimiento de vitamina D como activador y mediador inmunitario frente a la infección. Esta propuesta no es nada descabellada. Como recordarás, la EFSA establece como niveles sin efectos adversos observables la dosis de 10.000 UI para los adultos, y por tanto la recomendación por sólo unas semanas para la población en general difícilmente genere más daños que beneficios (si es que diese lugar a algún daño a alguien por hacerlo sin control en un corto tiempo). Pese a ello hubo reacciones contrarias a la recomendación, principalmente por no existir evidencia clínica «suficiente» que respalde la recomendación. Es decir, algo que no daña pero que sabemos que puede beneficiar, ¿no se considera adecuado para recomendar porque no hay evidencia suficiente? Parece que algunos no quieran que llegue a haber «suficiente» evidencia. Además, a modo de símil, sería como decir que no existe evidencia clínica suficiente de que alimentarse bien no contribuya a enfermar a lo largo de nuestras vidas, así que luz verde para seguir alimentándonos mal o fatal.

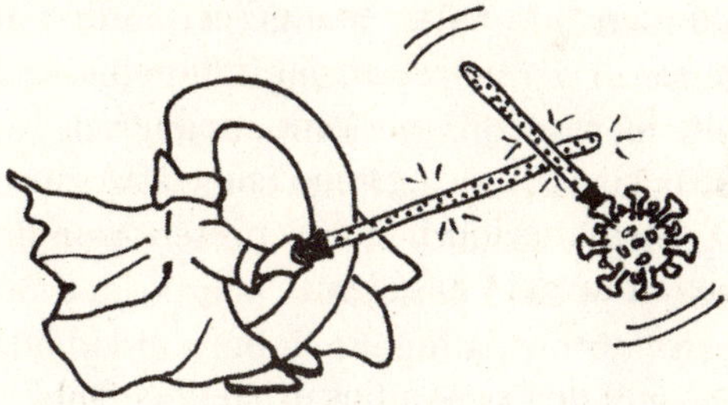

Cómo puede ayudar la vitamina D en la COVID-19 y otras infecciones

A continuación te cuento cómo la vitamina D nos protege frente a los virus y otros patógenos, de manera que podrás entender el porqué de los buenos resultados observados en las ITR. Al ser el SARS-CoV-2 un virus respiratorio, para él también se han de considerar los conocidos beneficios de la vitamina D.

- La vitamina D mejora la inmunidad innata, que son unas barreras que impiden que los patógenos ingresen y proliferen en el organismo. Esto lo hace induciendo la producción de péptidos antimicrobianos y sustancias antivirales como las defensinas y catelicidinas, las cuales limitan el ataque vírico, reducen la replicación y disminuyen la infección; es decir, frenan el avance del virus en la primera línea de defensa. Existen datos positivos respecto al virus de la influenza A (gripe), rotavirus y virus del dengue.
- La vitamina D también mejora la inmunidad celular, al reducir la cascada inflamatoria producida por el sistema inmunitario innato ante una infección. Con ello previene el desarrollo de fallo pulmonar agudo y dificulta que el organismo se dirija hacia una inflamación masiva y el consecuente *shock*. Y ello lo hace aumentando la producción de sustancias antiinflamatorias y reduciendo la de sustancias proinflamatorias. La vitamina D actúa en una ruta biológica llamada sistema renina-angiotensina disminuyendo una sustancia activadora del sistema (la renina), que en cascada da lugar a otras que producen inflamación, desequilibrio electrolítico, vasoconstricción y aumento de la presión arterial, que colapsa en situaciones como el síndrome de dificultad respiratoria aguda.
- Una vez que te has infectado, tu cuerpo guarda memoria del acontecimiento y da lugar a la inmunidad adaptativa si se vuelve a encontrar ante una situación idéntica o muy similar. La vitamina D contribuye aquí a modular esta respuesta contribuyendo a una defensa efectiva sin dispararse los procesos inflamatorios.

En la fecha en la que me encuentro escribiéndote esto, pocas personas en la población tienen niveles séricos de vitamina D iguales o superiores a 50 ng/ml. A falta de encontrar población suficiente que alcance o supere estos niveles, a finales de 2021 se publicó (*Nutrients*) una revisión sistemática y metaanálisis de estudios realizados, que halló que a mayores niveles de vitamina D sérica previa a la infección, o el día del ingreso hospitalario, menor riesgo de mortalidad. Según los cálculos, el punto teórico de «mortalidad cero» se alcanza en aproximadamente 50 ng/ml, por lo que se recomienda elevar por encima de 50 ng/ml la concentración sérica de vitamina D, además de utilizar las vacunas.

Veamos algunas reflexiones que nos dejó el mencionado metaanálisis:

> La vacunación es y será una piedra angular importante en nuestra lucha contra el SARS-CoV-2. Sin embargo, los datos actuales muestran claramente que la vacunación por sí sola no puede prevenir todas las infecciones por el SARS-CoV-2 y la diseminación del virus. Este escenario posiblemente se agrave mucho en el caso de nuevas mutaciones del virus que no sean muy susceptibles a las vacunas actuales o incluso no sensibles a ninguna vacuna.
>
> Por lo tanto, con base en nuestros datos, los autores recomiendan encarecidamente combinar la vacunación con el fortalecimiento rutinario del sistema inmunológico de toda la población mediante la suplementación con vitamina D3 para garantizar consistentemente niveles en sangre superiores a 50 ng/ml. Desde un punto de vista médico, esto no sólo salvará muchas vidas, sino que también aumentará el éxito de la vacunación. Desde un punto de vista social y político, reducirá la necesidad de más restricciones de contacto y cierres. Desde un punto de vista económico, ahorrará miles de millones de dólares en todo el mundo, ya que la vitamina D3 es barata y, junto con las vacunas, brinda una buena oportunidad para controlar la propagación del SARS-CoV-2.

ASMA

En las últimas tres décadas, la prevalencia mundial de asma en pediatría se ha incrementado notablemente. Con el aumento de los contaminantes ambientales y la falta de vitamina D, que juega un papel crucial en el desarrollo y mantenimiento del sistema inmunitario, la predisposición está servida en bandeja.

El asma es una enfermedad pulmonar crónica que provoca que las vías respiratorias pulmonares se estrechen e hinchen, pudiendo producir mayor mucosidad, dificultad de la respiración, un silbido al exhalar, falta de aire y dolor en el pecho.

Es desencadenada por una respuesta exacerbada frente a las sustancias que provocan alergias tipo esporas de moho, polen, residuos de cucarachas, ácaros del polvo y piel de animales domésticos, pero también frente a estímulos estresores, bien sean físicos, químicos o emocionales, como emociones fuertes y estrés, cambios bruscos de temperatura o temperaturas extremas, ejercicio intenso, medicamentos, agentes ambientales contaminantes, polución, sulfitos y conservantes añadidos a los alimentos y bebidas.

Podemos prestar atención al listado de agentes (descrito anteriormente) que estimulan la respuesta brusca o bien a la propia respuesta desencadenada. Una respuesta violenta y exacerbada está fuera de lugar, nos puede llevar a una inflamación aguda, a la agresión e incluso a la muerte. En ella entran en juego las células inmunitarias, que actúan con violencia, y hay una falta de células inmunitarias pacíficas y discretas para las que la vitamina D es necesaria. Sobre ello hablaré más en el próximo capítulo de enfermedades autoinmunes.

Ahora vamos a situarnos en un sistema de plantas en el Edificio de la Inmunidad: planta subterránea, planta baja y planta alta. Te propongo este símil porque considero que te permitirá situarte fácilmente entre las diferentes enfermedades inmunitarias que iremos viendo en los próximos capítulos.

- En la planta baja, a pie de calle, tendríamos la respuesta inmunitaria adecuada, en equilibrio. Se puede entrar y salir con total tranquilidad.
- En la planta subterránea tendríamos la respuesta inmunitaria mermada, o insuficiente para combatir agentes que llevan a infección o cáncer. Podemos pasarlo muy mal, incluso no salir de ella y no ver la luz.
- Y por último tenemos la planta de arriba o ático con terrazas, con una respuesta brusca y agresiva de ataque frente a los agentes que el sistema inmunitario considera dañinos (incluso por error), donde se sitúan la enfermedad autoinmune y la alergia. Es un lugar de explosiones del que puedes salir despedido por los aires, recibir metralla o dinamita, y sufrir continuas quemaduras.

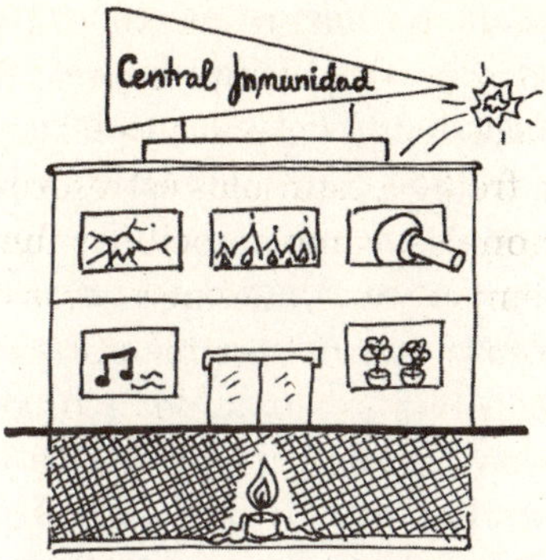

Pues bien, en el caso del asma nos situamos en el piso de arriba de la inmunidad, a medio camino entre la alergia y la autoinmunidad, aunque antes de subir arriba se puede haber pasado por el piso de abajo, con vaivenes entre plantas. El asma se relaciona con ITR, es común en jóvenes y niños que han sufrido bronquiolitis y catarros recurrentes, y también tiene un componente genético. Algo similar ocurre con la celiaquía, una enfermedad a medio camino entre la autoinmunidad y la alergia, a la que se puede llegar tras haber pasado por el piso de abajo de infección por reovirus (causante de infecciones respiratorias y digestivas), y que a su vez tiene un componente genético predisponente.

En diversos estudios se ha encontrado una relación entre niños asmáticos y niveles insuficientes de vitamina D, con menores niveles que los niños no asmáticos. Se encontró relación con parámetros pulmonares como tasa de flujo espirado, volumen espirado forzado y capacidad vital forzada.

En un metaanálisis (2019, *Respiratory Medicine*) de catorce ensayos, en los que se aleatorizaron 1.421 participantes, se encontró una asociación entre la suplementación de vitamina D y el control del asma, reduciendo su exacerbación. También se encontró un efecto positivo sobre la función pulmonar.

En otro metaanálisis más reciente (2022, *Research Square*) se revisaron estudios en pacientes entre dos y dieciocho años de todas las etnias y los géneros, aquejados de asma y con dificultad para controlar la enfermedad. Se encontró que unos niveles más altos de vitamina D se correspondían con un mejor control de la enfermedad y menor gravedad.

Una vez instalada la enfermedad respiratoria del asma, la vitamina D actúa en el sistema inmunológico con acción directa sobre la cascada inflamatoria que se produce. Actúa sobre las células dendríticas, que son como agentes de vigilancia y reconocimiento facial de todo transeúnte, coordinando la respuesta contra la amenaza, que no será igual en presencia o ausencia de vitamina D. Aumentando su presencia, estos agentes son más amables, lo cual permite que la respuesta inmunitaria prosiga en un estado estable y tolerante, regulando la actuación de las células inmunitarias productoras de mediadores inflamatorios. Aunque esto ya lo sabíamos, no fue hasta principios del año 2022 cuando se publicó sobre los mecanismos por los que la vitamina D promueve las características tolerantes en las células dendríticas. Puedes considerarte una persona afortunada si estás leyendo esto, pues estás a la última sobre vitamina D, aunque rápidamente vendrán más cosas.

El efecto protector del aumento sérico de la vitamina D (conjuntamente con el magnesio, no se nos olvide) debe seguir estudiándose, especialmente considerando dosis alejadas de las viejas y pobres recomendaciones, y considerando posibles grados de resistencia a la vitamina D que pueden venir marcados por la genética e infecciones víricas. Aún nos queda camino para llegar hasta ahí, sin una mirada reduccionista y limitada respecto a la dinámica de la vitamina D.

RINITIS ALÉRGICA

Se han identificado más de novecientos polimorfismos genéticos que afectan al VDR impidiendo que éste y la vitamina D se unan o acoplen y realicen una función correcta, y esto puede dar lugar al desarrollo de enfermedades como la rinitis alérgica, una afección inflamatoria de la mucosa nasal por hipersensibilidad alérgica. El riesgo de padecer rinitis es mayor si se porta el polimorfismo, aunque por la pérdida de funcionalidad que se produce en la recepción de la vitamina D cabe sospechar que un aumento de vitamina D en estos pacientes podría salvar su resistencia a la vitamina D y quizá revertir los síntomas.

En la mayoría de los ensayos clínicos realizados con suplementación de vitamina D (aleatorizados, placebo controlados y con diferentes dosis y tiempos de tratamiento), se concluye una mejoría de los pacientes, según una revisión publicada en 2022 (*Rev Alerg Mex*). Veamos algunos ejemplos:

- Se ha observado que, si se recibe el tratamiento de inmunoterapia alérgica específica subcutánea, unos mayores niveles de vitamina D pueden influir positivamente potenciando el efecto del tratamiento (estudio de 2019), y también con el uso de la suplementación (estudio de 2019). Tras la administración oral semanal y diaria de vitamina D3 se observó una disminución importante de la sintomatología y una mejoría en los parámetros bioquímicos de control.
- Sólo con la suplementación oral de vitamina D3 diaria durante ocho semanas (estudio de 2020), también se observaron mejoras significativas en niños y adultos, a pesar de que no se alcanzaron niveles de suficiencia sérica de vitamina D (de partida existía insuficiencia o deficiencia). En este caso es posible que te preguntes cuánta vitamina D recibieron para no alcanzar la suficiencia en dos meses. Pues para el caso de los niños, 5.000 UI diarias de D3, y para los adultos, 6.000 UI diarias.

CONSULTA DE INMUNONUTRICIÓN

En mi consulta es cada vez más común la presencia de padres que consultan por sus hijos inicialmente por dermatitis atópica, pero que además —como las estadísticas apuntan— suele acompañar de bronquiolitis, una infección pulmonar que causa inflamación y congestión en las pequeñas vías respiratorias. El tratamiento suele ser efectivo a la par para ambas afecciones. Así pues, creo conveniente actuar tan pronto como sea posible en la infancia, evitando la afección de larga evolución y la posible aparición de asma.

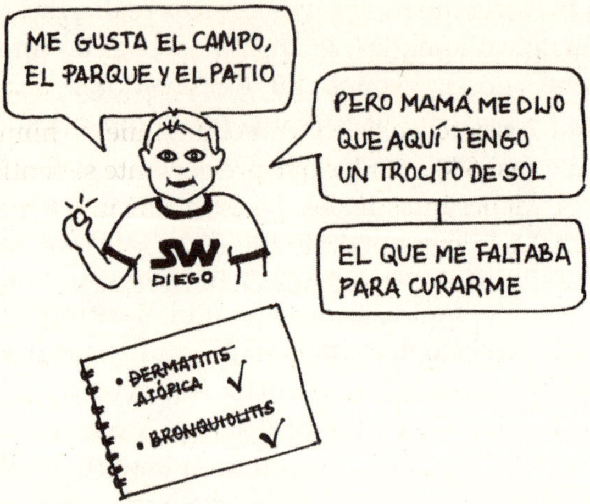
ME GUSTA EL CAMPO, EL PARQUE Y EL PATIO
PERO MAMÁ ME DIJO QUE AQUÍ TENGO UN TROCITO DE SOL
EL QUE ME FALTABA PARA CURARME
SW
DIEGO
• DERMATITIS ATÓPICA
• BRONQUIOLITIS

Los maestros, que están en contacto con los niños, tienen un riesgo alto de catarros y resfriados si su sistema inmunitario está debilitado. Un éxito desde mi experiencia ha sido conseguir que los maestros no recaigan en catarros frecuentes, o que los pasen de forma tan débil que les permita seguir con sus quehaceres diarios con normalidad.

Recuerdo el caso de una maestra de inglés que me envió un vídeo con su testimonio para compartir con mis alumnos, y por su generosidad compartiré aquí su caso. Ella acudió a mi consulta por su sistema inmunitario. Relataba que durante el período escolar solapaba los resfriados con procesos alérgicos, y un invierno atrás lo pasó por completo con mucosidad y los síntomas molestos que acompañan a ambos procesos, sin tregua ninguna. Desde que empezó con el tratamiento de inmunonutrición con vitamina D no se había resfriado en todo el invierno. La alergia continuó, pero según ella «muchísimo más suave» de lo que acostumbraba y sin tomar medicación, pues refería que apenas la notaba. Además, el factor reumatoide (un indicador de inmunidad activa frente a un estímulo tipo virus o agente bacteriano) le salía elevado en las analíticas antes del tratamiento, pero tras comenzar con éste descendió a niveles normales. Por otra parte, llevaba muchos años haciendo dietas restrictivas, así que finalmente acudió a una dietista-nutricionista para mejorar su alimentación desde un estilo de vida óptimo y saludable —sin agresiones y carencias nutricionales—, consiguiendo estabilizar su peso, aunque los últimos kilos que sentía que le sobraban se resistían pese a sus esfuerzos con una vida activa y ejercicio físico. Tras el tratamiento inmunonutricional perdió casi 6 kg, por los que previamente se sentía hinchada y con desórdenes intestinales. Lo consiguió manteniendo todo lo demás igual, por lo que podríamos decir que por fin estaba recobrando el equilibrio que su organismo necesitaba para guardar un orden.

Reforzar el sistema inmunitario va más allá de la vitamina D, pero ésta es una parte muy importante. La relación entre el cobre y el zinc también juega un papel crucial dentro del área inmunonutricional, entre otros.

En general observo un abuso de vitamina C, por lo que me pregunto por qué seguimos creyendo que esta vitamina en dosis alta previene o cura los resfriados, catarros o gripes. Esto no es cierto, lo cual no implica que no debamos de proveernos de una alimentación rica en vitamina C. Para los resfriados, catarros y gripes deberíamos cambiar la letra C por la D. Además, por la vía oral no es posible obtener todos los beneficios que aporta la vitamina C adquirida por vía intravenosa para otras causas (por ejemplo, en procesos de cáncer), pero sí se pueden obtener perjuicios en dosis altas. En el capítulo sobre el dolor ya te comenté que los suplementos altamente concentrados de vitamina C pueden favorecer la aparición de cálculos renales, concretamente de oxalato, y también desprotegernos de nuestro mecanismo natural frente a la litiasis renal.

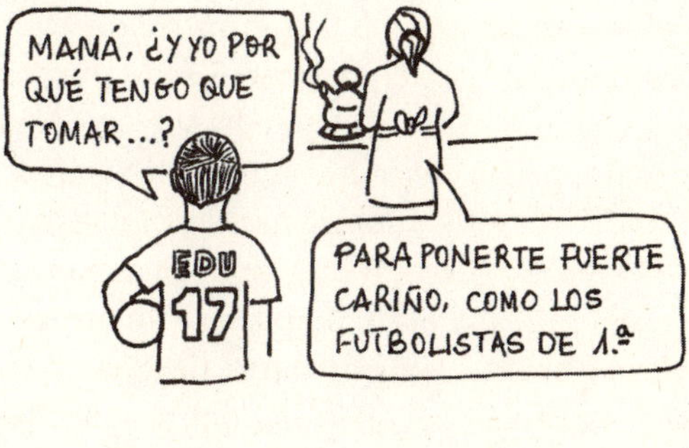
MAMÁ, ¿Y YO POR QUÉ TENGO QUE TOMAR...?
EDU
17
PARA PONERTE FUERTE CARIÑO, COMO LOS FUTBOLISTAS DE 1.ª

15

Enfermedades del espectro autoinmune

La enfermedad autoinmune es una afección en la que el sistema inmunitario responde atacando equivocadamente al propio cuerpo. Esta equivocación se ha relacionado con niveles bajos de vitamina D, y más concretamente con resistencia a la vitamina D.

EL ESPECTRO AUTOINMUNE

La enfermedad autoinmune no es una sola, sino que incluye a una amplia gama de dolencias o enfermedades que podemos englobar dentro del espectro autoinmune. Todas estas dolencias son ocasionadas por una respuesta inmunitaria alterada, poco acertada y fuera de control, pero se diferencian en los sistemas o tejidos afectados con diversas manifestaciones. Ahora bien, hay que tener cuidado porque estas afecciones pueden no venir solas e ir acompañadas de otras del mismo espectro, en cascada, de manera que se pueden tener varias enfermedades autoinmunes a la vez.

Dentro del espectro autoinmune encontramos una gran variedad de patologías, aunque te nombro algunas: esclerosis múltiple, artritis reumatoide, hipotiroidismo de Hashimoto, DM1, cirrosis biliar primaria, enfermedad de Crohn, psoriasis, lupus eritematoso discoide o sistémico, uveítis, colitis microscópica, neuritis óptica, polineuropatía, esclerodermia, vitíligo, miastenia gravis, enfermedad de Devic, enfermedad de Addison y síndrome de Guillain-Barré.

La lista es larga y no está cerrada, ya que al listado irán agregándose nuevas dolencias. Veamos algunas candidatas:

- La fibromialgia: hace tiempo que se sospecha que esta enfermedad tiene un componente autoinmune; es decir, que la enfermedad no se origina en el cerebro, sino en el sistema inmunológico. En 2021 se publicó un estudio (*Journal of Clinical Investigation*) en el que se demostró que los síntomas de la fibromialgia son consecuencia de los anticuerpos del paciente, y cuando hay anticuerpos, es que el sistema inmunitario está actuando. No obstante, la confirmación de la autoinmunidad en la fibromialgia debería servir de patrón diferenciador entre afecciones hacia un diagnóstico más preciso, pues durante tiempo se ha sospechado que el diagnóstico de fibromialgia es un cajón de sastre común a varias afecciones no identificadas que comparten manifestaciones. Por ejemplo, algunos autores defienden la teoría de que cerca de un 50 por ciento de los pacientes con fibromialgia pueden ser en realidad pacientes con síndrome de Ehlers-Danlos no diagnosticado (acuérdate de lo explicado sobre Sia y Michael Jackson para situarte en esta patología).
- Los trastornos del espectro autista (TEA): en ellos también se ha encontrado una disfunción del sistema inmunológico con componente autoinmune. Para saber si hay autoinmunidad, se tiene que analizar el tipaje linfocitario de los pacientes a través de una prueba de sangre que nos dice, de entre las células inmunitarias, qué tipo de linfocitos presentan. Si aparecen los linfocitos Th17, ¡ojo a la autoinmunidad! Bien, pues en un metaanálisis (2021, *Molecular Autism*) se analizaron aquellos estudios que exploraron los tipos de linfocitos en niños con TEA, y se encontró que hay una disminución de un tipo de linfocitos amables y buena gente sobre los que influye la vitamina D, que repercute negativamente en un aumento de linfocitos Th17 característicos de la autoinmunidad.

A veces no es tan sencillo clasificar una enfermedad, pues no todas las afecciones con un componente autoinmune son estrictamente autoinmunes. Por ejemplo, a medio camino entre la respuesta autoinmune y la alérgica encontramos dolencias como el asma, la dermatitis atópica o la celiaquía.

Esta última es una enfermedad autoinmune, no una alergia entendida típicamente (ni mucho menos una intolerancia alimentaria), pero tiene un componente de respuesta inmune alérgica o de hipersensibilidad a la proteína del gluten no mediada por una sustancia llamada inmunoglobulina E, que es la que está presente en las alergias de reacción inmediata. Esto lleva a que las reacciones no se produzcan de forma rápida, sino pasado un tiempo.

Las enfermedades del espectro autoinmune parecen tener una predisposición genética combinada con factores ambientales que afectan al medio interno y que llevan a la ruptura del equilibrio. Por ejemplo, repercuten un fuerte nivel de estrés psíquico sostenido o estrés agudo de alto impacto, la alimentación industrial, el estrés intestinal y exceso de permeabilidad, los niveles bajos de vitamina D, las infecciones por patógenos oportunistas que pueden afectar a la inmunidad a través de un mecanismo como el bloqueo del VDR (generando resistencia a ésta), etc. A principios de 2022 se publicó la noticia de la relación entre la esclerosis múltiple con el virus de Epstein-Barr, un virus que puede no traerte sintomatología al adquirirlo, pero que se queda de okupa y en cualquier momento puede hacer fechorías celulares. Para ti no es algo nuevo, pues ya leíste la posible relación del asma y la celiaquía con infecciones víricas previas. También se ha relacionado con la DM1, y debemos estar abiertos a recibir nueva información.

La autoinmunidad suele comenzar a manifestarse con síntomas poco frecuentes, los cuales van aumentando en frecuencia e intensidad: de una o dos veces al mes, pasando a de una o dos veces a la semana, a padecerlos todos los días. Y todo este progreso va acompañado de inflamación. A veces los pacientes debutan con un fuerte brote sin verlo venir, aunque si echamos la vista atrás en la entrevista clínica, los pacientes suelen identificar síntomas que ya estaban pero a los que no prestaron atención o los normalizaron. Algunos de esos síntomas también son comunes a otras enfermedades no autoinmunes, como fatiga, depresión, dolor intestinal, dolor muscular, dolor articular, debilidad muscular, dermatitis, trastornos del sueño, migrañas, niebla mental, estreñimiento o diarrea, caída del cabello, abortos de repetición, etc., por lo que el diagnóstico es difícil en los primeros estadios sintomáticos.

DEL ATAQUE AUTOINMUNE A LA TOLERANCIA INMUNITARIA

En el anterior capítulo ya te hablé sobre el edificio de plantas que conforman la inmunidad según el sistema de respuestas inmunitarias. ¿Te acuerdas? Pues bien, en autoinmunidad nos situaremos de nuevo en la planta de arriba, donde se producen las respuestas inmunitarias exacerbadas en las que entran en juego las células inmunitarias violentas, iracundas, a la defensiva y al ataque, con ganas de pelea, de destrucción y de hacer arder lo que les rodea. No es tanto lo que ocurra fuera que se acerque, como sí lo es para el caso de las alergias, sino sus ganas de montar bulla aun sin motivo alguno justificado.

Entre las células inmunitarias de cooperación al ataque están los linfocitos T de tipo Th1, Th2 y Th17. «La banda del 17» (los Th17) es especial, porque aunque no exista ninguna amenaza, ellos se la inventan y se desmadran, interpretan mal alguna señal o toman por enemigos a quienes no lo son, y organizan una batalla campal rompiendo todo a su paso: farolas, vidrios, puertas, letreros, contenedores, que hacen arder, etc. Esta banda es característica de las enfermedades del espectro autoinmune, como ya sabes.

No todos los linfocitos T son violentos o macarras. Entre ellos hay un grupo muy cordial, el de los linfocitos T reguladores (para los amigos, linfocitos Treg). Son como linfocitos mediadores, capaces de llegar al diálogo sin violencia, y a los que les gusta tener resultados eficaces pero sin destrucción. Unos niveles adecuados de vitamina D consiguen una mayor presencia de Treg, regulando el proceso inmunitario sin respuestas abruptas cuando no son necesarias, que se consigue orquestando las actuaciones de defensa en armonía y favoreciendo la tolerancia inmunitaria.

El que parecía ser el hermano pequeño de esta familia de linfocitos, al que poco se le prestaba atención, el Treg, resultó ser el más sensato y con mayor influencia en el equilibrio familiar, aunque para poder conseguirlo necesita de la acción de la vitamina D. Ésta, entendida como un clan, se presenta como un factor clave en el control metabólico de la función inmunológica y en la tolerancia inmunitaria.

Respecto a la autoinmunidad, los Treg son capaces, además de hacer descender la actuación de «la banda del 17» y silenciarlos sin conflictos, de inducir la producción de sustancias antiinflamatorias a través de las IL-35 e IL-10. El resultado es que se consigue frenar el avance de la enfermedad y conseguir la estabilidad en el paciente con una afectación autoinmune.

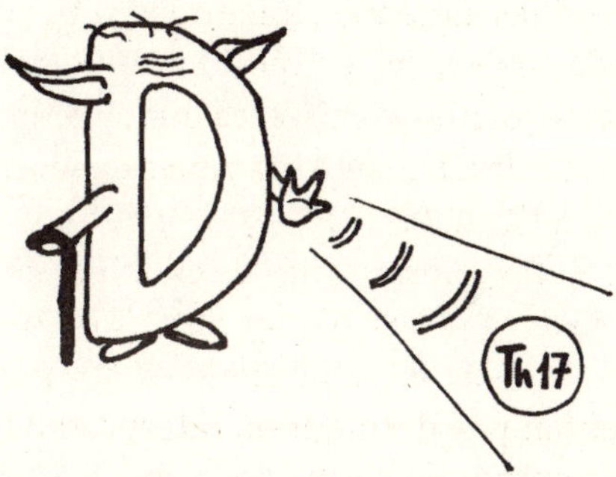

En mis cursos y congresos expongo casos clínicos reales de pacientes cuya estabilidad llegó tras una terapéutica nutricional que incluyó protocolos de vitamina D en dosis adecuadas.

Las dosis de vitamina D dependen del grado de resistencia que presentan los pacientes, y el tipo de afección suele orientarnos, aunque cada caso es particular. Por ejemplo, una esclerosis múltiple suele ser una afección de alta o muy alta resistencia a la vitamina D, por lo que se requieren dosis altas o muy altas de vitamina D, con las que yo no trabajo, así que lo dejo en manos de médicos preparados que conocen el protocolo de administración de altas dosis de vitamina D. Pero existen casos de esclerosis múltiple, que debutan o evolucionan sin fuertes consecuencias, que se estabilizan y se frena su progreso con dosis moderadamente altas de vitamina D, sin llegar a dosis muy altas.

Tabla 12. Desórdenes autoinmunes y posibles niveles de resistencia a la vitamina D

POSIBLE NIVEL DE RESISTENCIA A LA VITAMINA D	DESÓRDENES AUTOINMUNES
Entre ligero y moderadamente alto	Esclerodermia sistémica, pioderma gangrenoso, gastritis autoinmune, espondilitis anquilosante, hipotiroidismo de Hashimoto, colitis ulcerosa, enfermedad de Crohn, psoriasis, vitíligo
Alto	Artritis psoriásica, artritis reumatoide, lupus eritematoso sistémico, miastenia gravis
Muy alto	Esclerosis múltiple

Entre 1930 y 1940 ya se trataban y controlaban enfermedades como la artritis reumatoide, asma, tuberculosis y raquitismo con dosis de vitamina D de 60.000 a 600.000 UI/día, según se describe en los estudios, pero aquella práctica se abandonó por la aparición de algunos casos de hipercalcemia al usar estas dosis suprafisiológicas sin medidas de prevención de complicaciones. Estas medidas ya se contemplan en la actualidad bajo protocolos de intervención y ajustando las dosis a la persona, sin dar más porque sí. Éste es el caso del protocolo Coimbra, que se empezó a desarrollar en el año 2002.

El protocolo Coimbra es un protocolo de altas dosis de vitamina D que sigue una larga tradición médica en la que las resistencias de los VDR que portan los pacientes autoinmunes se compensan aplicando dosis más altas. Se han realizado investigaciones con dosis altas modestas con muy buenos resultados, pero no ha habido la misma aceptación con dosis todavía más altas. Pese a organizarse recursos dentro de los altos estándares de investigación, con diferentes hospitales involucrados y facultades de medicina, para seguimiento de casos y grupos de control, investigando con dosis más altas bajo protocolos de seguridad y prevención, aún no se ha aceptado. Debe ser aprobado por un comité ético y médico, y hasta la fecha no se ha conseguido tal aprobación. Esto no quiere decir que no se esté aplicando el protocolo de altas dosis de vitamina D en pacientes, sólo que los resultados no pueden mostrarse ni publicarse como correspondería en la literatura científica, aunque sí se exponen en escasas jornadas clínicas y algún congreso.

Veamos a continuación algunos resultados de lo que sí se ha podido investigar.

NO ES CIENCIA FICCIÓN

Esclerosis múltiple

No es ilusionismo ni ciencia ficción. La suplementación con vitamina D puede reparar el ADN en los pacientes con esclerosis múltiple (EM), además de inmunomodular y prevenir la inflamación y la autoinmunidad. En un estudio publicado en la revista *Gene* (2021) se informaba de ello. Después de un tratamiento con vitamina D en pacientes con EM, se indicó una regulación al alza de los genes de reparación del ADN, frente a la inestabilidad genómica aumentada con deficiencia en vitamina D. Esto es porque entre las acciones de la vitamina D está la de regulación de la expresión génica.

Además, en las investigaciones con administración de vitamina D (en su forma nativa D3 o colecalciferol) se encontraron resultados prometedores:

- Evita que los pacientes con síndrome clínicamente aislado se conviertan en pacientes con EM clínicamente definida, es decir, se frena el avance hacia la instauración de la EM desde un síndrome previo. La mayoría de los pacientes con EM debutan con un síndrome clínicamente aislado, con inflamación y desmielinización en el sistema nervioso. La mielina es la cubierta protectora de las fibras nerviosas, es como la cubierta de los cables de electricidad por donde ésta se transfiere, y su integridad evita cortocircuitos y daños. Si la mielina falla, se producen daños neurológicos, se forman lesiones cicatrizantes y se genera dolor, debilidad y una discapacidad progresiva.
- Reduce la probabilidad de desmielinización con cambios observables por resonancia magnética. No sólo hay una me-

nor probabilidad de nuevas lesiones, sino que también se reduce el volumen de la lesión existente.

- Promueve la remielinización por la proliferación de células neurales, que viajan hasta el sitio de la lesión y se transforman en células productoras de mielina. Se hipotetiza que no importa si existe déficit o no de vitamina D para actuar suplementándola, sino que su administración en dosis altas es la que promueve la proliferación de células activas en la producción de mielina.
- Mejora la salud mental y la calidad de vida de los pacientes con EM.
- Tenemos respuestas diferentes a la suplementación con vitamina D, y en los pacientes con EM esta respuesta diferenciada se remarca más por los polimorfismos genéticos asociados a la enfermedad. Los polimorfismos genéticos afectan a la respuesta serológica frente a la suplementación con vitamina D, lo que puede ser un factor de confusión relevante en los estudios generales de suplementación. Hasta ahora no se han observado casos de toxicidad por hipercalcemia en estudios con altas dosis de vitamina D3 administrada en el curso de la enfermedad.
- La falta de vitamina D es el factor reconocido como principal o más influyente, dentro de los factores ambientales y en combinación con la predisposición genética, que favorece la aparición de la EM o empeora su evolución. Aunque también se suman otros factores como el tabaco (que agrava la falta de vitamina D), una microbiota intestinal no equilibrada o alterada (influida por la falta de vitamina D), procesos infecciosos (también con influencia negativa de una falta de vitamina D) y la ingesta excesiva de sal, entre otros.
- De todas las sustancias empleadas como complementos nutricionales, sólo la vitamina D se asoció con una menor tasa de recaída y menores lesiones, con resultados suficientemente significativos como para merecer la aplicación clínica. Otros nutrientes de apoyo también mostraron posibles efectos positivos. Por ejemplo, las vitaminas A, B1 y B7 se relacionaron con la reducción de la fatiga, nitidez visual, fuerza muscular, niveles de energía, estado de ánimo o coor-

dinación motora; las vitaminas C y E, el ácido fólico y otras vitaminas del grupo B no mostraron efectos, y tampoco la creatina, curcumina, extracto de té verde y resveratrol (todos ellos tan usados como ayudas naturales); y la cafeína, la carnitina, la coenzima Q10, el ginkgo biloba, el ácido lipoico, los ácidos grasos poliinsaturados y los probióticos mostraron algún efecto, pero ninguno se consideró significativo.

- La falta de vitamina D en la EM es como la pescadilla que se muerde la cola: con déficit de vitamina D y estímulos inflamatorios, ocurre que la variante genética asociada a la EM, llamada *rs10877013*, afecta a los genes que intervienen en la activación de la vitamina D en su forma hormonal (1,25D) y también al receptor de ésta (el VDR), y por tanto compromete a su unión necesaria para que la vitamina D pueda actuar con eficacia.

Hipotiroidismo

Hablemos del hipotiroidismo de Hashimoto. Recibe este nombre cuando el hipotiroidismo es de naturaleza autoinmune, y se sospecha que es así en la mayoría de los casos. Pero ¿cómo saberlo con garantías? Pues midiendo en una analítica de sangre los anticuerpos tiroideos y viendo si están alterados. Es una afección que afecta principalmente a las mujeres, pero no de forma exclusiva, y produce letargo, cansancio, apatía, somnolencia, intolerancia al frío, niebla mental, caída del cabello, piel seca, fragilidad de las uñas y aumento de peso, entre otros síntomas.

Las continuas investigaciones apuntan a que la deficiencia de vitamina D puede ser un factor predisponente para la enfermedad, y se advierte que las iniciativas de detección masiva de deficiencia de vitamina D entre la población podrían disminuir significativamente el riesgo de hipotiroidismo a largo plazo si se subsana.

Además, es interesante observar la respuesta frente al tratamiento con vitamina D una vez ya instaurado el hipotiroidismo autoinmune. En una revisión sistemática y metaanálisis (2021, *Journal of International Medical Research*) se encontró que el tratamiento con vitamina D3 por más de tres meses resultó en una disminución de los anticuerpos, destacando la eficacia de la forma D3 (colecalciferol) en el progreso de la enfermedad.

Vitíligo y psoriasis

Ambas son afecciones de la piel, aunque producen diferentes tipos de lesiones. Las lesiones del vitíligo se aprecian como manchas blancas o zonas extensas sin pigmentar, mientras que las de la psoriasis suelen ser rojas y escamosas, y con picazón.

En un estudio (2013, *Dermato-Endocrinology*) se informó sobre el efecto de la administración de 35.0000 UI de vitamina D3 diaria, durante medio año, en dieciséis pacientes con vitíligo y nueve con psoriasis. Se encontró que:

- El cien por cien de los pacientes con psoriasis presentaron una mejora clínica significativa.
- Más del 85 por ciento de los pacientes con vitíligo tenían entre el 25 y el 75 por ciento de repigmentación.

En un estudio más reciente (2022, *Clinical Immunology Communications*) se ha reportado una serie de seis casos de psoriasis tratados con vitamina D3 oral diaria, en dosis de 30.000 a 60.000 UI según el peso del paciente. El tratamiento duró entre dos y seis meses, que fue el tiempo necesario para llegar a la desaparición de lesiones en el cien por cien de los casos, para luego continuar con dosis diarias más bajas de mantenimiento, logrando el control completo de la enfermedad, sin recaídas durante el tiempo informado. Algunos pacientes partían de niveles séricos buenos (entre 39 y 61,5 ng/ml) al inicio del tratamiento, pero otros partían de deficiencia, y para estos últimos se empleó además una dosis inicial de carga que favoreciese el restablecimiento de los niveles séricos en un nivel mayor.

Diabetes mellitus tipo 1

Esta afección autoinmune, que se abrevia como DM1, se caracteriza por la ausencia de insulina en el organismo. El páncreas pasa a producir muy poca insulina, o directamente deja de producirla, por una destrucción de las células pancreáticas que la producen. La insulina es necesaria para que la glucosa ingrese en las células y se obtenga energía con ella.

La enfermedad suele debutar en la edad infantil o adolescencia. Se ha informado que la administración de vitamina D reduce los niveles séricos de anticuerpos y retrasa la progresión en la destrucción de las células pancreáticas productoras de insulina, aunque para ello hay que actuar en las primeras etapas de la enfermedad. Posteriormente se puede aspirar a mejorar el control de la enfermedad, pues se ha informado de mejoras en los índices de control glucémico, con lo que se respalda su administración como terapia de apoyo.

Incluso si se logra el control de la glucosa, se ha observado con estudios de conducción nerviosa que la hipovitaminosis D en personas con DM1 puede conducir al desarrollo de cambios neuropáticos, particularmente en los nervios de las extremidades inferiores, incluso en las primeras etapas de la enfermedad.

Enfermedad inflamatoria intestinal

La enfermedad inflamatoria intestinal (EII) se caracteriza por la autoinflamación del tracto digestivo, que puede dar lugar a llagas, sangrado, dolor, déficits nutricionales por malabsorción, diarreas, etc. Hasta hace poco englobaba varios trastornos, como la enfermedad de Crohn y la colitis ulcerosa con unos altos niveles de inflamación. Hoy se suman más trastornos como la colitis microscópica, que se llama así porque no se aprecian lesiones por visualización con cámara en la colonoscopia, sino que hay que recoger muestras de tejidos y analizarlas bajo un microscopio para observar las alteraciones en los tejidos, y así proceder a un correcto diagnóstico.

En una revisión publicada en 2019 (*Life Sciences*) se informó que «la vitamina D se considera una terapia eficaz y segura en los pacientes con enfermedad de Crohn, con dosis que deben considerarse caso por caso». Se observa una reducción de la inflamación intestinal y mantenimiento de la microbiota intestinal, preservando la función inmune de la mucosa.

En otra revisión con metaanálisis publicada también en 2019 (*Alimentary Pharmacology and Therapeutics*) se evaluó la asociación del estado sérico de la vitamina D con los resultados clínicos en 5.201 pacientes adultos con Crohn y 3.115 con colitis ulcerosa. Un estado bajo se asoció con mayores probabilidades de enfermedad activa, inflamación de la mucosa, peor calidad de vida y mayor riesgo de recaída futura.

En otra revisión de estudios más reciente (2021, *Food & Function*) se analizaron dosis y frecuencia de administración de vitamina D, y se encontró que la administración más frecuente fue más potente en el aumento de los niveles séricos de vitamina D que una única dosis más elevada. Y que la suplementación oral de alta frecuencia, del tipo diaria, al tiempo que mantiene niveles séricos altos, se relaciona con niveles menores de inflamación (hallados en los marcadores de inflamación de fase aguda o los marcadores de inflamación intestinal). No obstante, las dosis empleadas en los estudios fueron muy moderadas y posiblemente muy bajas en los pacientes con EII, ya que por lo general buscan conformarse con conseguir niveles séricos de 30 ng/ml o poco más.

Al respecto de las dosis, en una revisión de 2022 (*Medwave*) se ha encontrado que las dosis más altas utilizadas de vitamina D son las que disminuyen las recaídas y mejoran el curso clínico de la enfermedad. En dosis analizadas hasta 10.000 UI diarias, se ha encontrado que menos de 2.000 UI/día no reporta efectos beneficiosos, pero sí para dosis de 2.000 UI/día en pacientes en fase inactiva, reduciendo el avance de la actividad de la enfermedad. En los pacientes con enfermedad activa, unas dosis diarias entre 5.000 y 10.000 UI ha mostrado beneficios sobre la enfermedad. Como ves, al investigar sí importa la dosis.

Artritis reumatoide

La artritis reumatoide es una enfermedad inflamatoria crónica que afecta a las articulaciones, erosionándolas y deformándolas. Además, puede dañar los ojos, el corazón y los vasos sanguíneos, la piel y otros tejidos.

La vitamina D, junto con los factores genéticos y ambientales, se considera un factor clave en la aparición de la enfermedad. Unos bajos niveles séricos de vitamina D se asocian con la susceptibilidad a la artritis reumatoide, con el grado de actividad de la enfermedad y con las complicaciones patológicas relacionadas.

Fíjate con qué violencia ataca la autoinmunidad que no tolera ni sus propios tejidos. Ya sabes que la lista de afecciones puede ser muy larga.

Ahora pasaré a mostrarte algunos casos reales que he atendido.

CASOS EN CONSULTA

Una afección autoinmune y un tanto peculiar es la celiaquía. Es peculiar porque el principal tratamiento es la exclusión del gluten en la dieta. No hay negociación alguna, ha de ser así para mejorar y evitar otros trastornos sistémicos asociados. No se usan antiinflamatorios, corticoides ni inmunosupresores, como en otras patologías autoinmunes. A veces ocurre que el paciente no mejora tras haber retirado el gluten; los daños intestinales siguen estando. Si la dieta se ha hecho correctamente, con exclusión estricta del gluten y sin contaminación por el entorno culinario, y si el daño intestinal persiste, estamos ante una celiaquía refractaria, la forma más grave de enfermedad celíaca que puede derivar en un linfoma. El desastre se produce porque el sistema inmunitario sigue atacando al intestino, a pesar de no haber gluten. En estos casos, por esta respuesta inmunitaria exacerbada y fuera de control, se puede considerar la necesidad de usar inmunosupresores. Pero ¿y si usásemos la terapia con vitamina D, que es inmunomoduladora y favorece la tolerancia inmunitaria?

Una paciente con celiaquía refractaria, nutricionista y con una alimentación estricta sin gluten muy bien controlada, decidió iniciar conmigo un tratamiento con vitamina D junto a otros nutrientes oportunos. De partida, y tras seguir el tratamiento dietético sin gluten, mantenía un índice de atrofia vellositaria intestinal Marsh 3C, que quiere decir que es total o completa (y no parcial o subtotal). Un año después, tras hacerse de nuevo pruebas con muestras de tejidos, acudió a la consulta de su médica digestiva para obtener los resultados y hablar del pronóstico de la enfermedad y la necesidad o no de comenzar un tratamiento añadido. La doctora le notificó los cambios encontrados: daño cero, nulo, ¡intestino sano! Fue una inmensa alegría para ella que nos transmitió a muchos compañeros de profesión por grupos y redes sociales, incluyendo a médicos que están en el camino del manejo terapéutico con la vitamina D. Considero importante destacar que esta paciente, al poco de comenzar el tratamiento con vitamina D, ya observó algún cambio importante, como dejar atrás el estreñimiento que padecía durante muchos años pese a su buena alimentación preventiva, pero había que esperar hasta transcurrir el año y saber qué pasaba por ahí dentro de su tubo digestivo. La paciente le informó a la doctora sobre el tratamiento que seguía con vitamina D, y ésta lo anotó y le comentó que empezaría a prestarle atención. Ahora la que fue mi paciente, que al tiempo es profesional sanitaria nutricionista y también fue alumna mía, está ayudando a sus pacientes poniendo atención en la vitamina D y haciendo un manejo adecuado de su uso.

Otra consecuencia que observo al tratar la celiaquía con vitamina D es la desaparición de una forma de dermatitis asociada a esta enfermedad, llamada dermatitis herpetiforme. Cuando se abandona el gluten, la dermatitis puede perdurar hasta dos años, aunque he tenido pacientes a los que les perduraba más (lo que me lleva a sospechar de una celiaquía refractaria no valorada por falta de exploración), pero lo habitual es que tras uno o dos años sin gluten mejore y desaparezca. Con el tratamiento con vitamina D conseguimos que remita en pocos meses.

Recuerdo también un caso en consulta de pioderma gangrenoso, una afección autoinmune que se manifiesta en la piel con llagas y úlceras. Es poco común y suele estar asociada a la enfermedad intestinal de Crohn, pero para este caso se daba de forma aislada. Recuerdo los vaivenes en las mejoras de la paciente con pioderma en el tiempo que la atendía. Aunque las recaídas eran más espaciadas en tiempo y menos intensas, no llegaba a la remisión y, por supuesto, se ayudaba del tratamiento que su médico le pautaba. Descubrí que la paciente no tenía continuidad con el tratamiento de inmunonutrición, o no lo hacía al completo. Al año siguiente de decidirse a llevarlo a rajatabla, contactó conmigo para decirme que, desde entonces, no había tenido ningún brote de su enfermedad, pero estaba preocupada por alguna pequeña alteración en las analíticas que no sabía interpretar, y que nos corresponde a los profesionales atender en seguimiento y control periódico. No había signos de toxicidad como ella temía, todo estaba en orden. Pese a la estabilidad, que nunca antes había conseguido en el curso de su enfermedad tratada por fármacos, y sin ningún signo de toxicidad durante el seguimiento de su administración de vitamina D, ocurría que sí recibía del entorno estímulos tóxicos en forma de miedo hacia la administración de vitamina D, por eso le costaba cumplir con el tratamiento. Es muy importante la adherencia al tratamiento para conseguir mejoras, aunque más importante es hacerlo sin temor, porque el miedo es destructivo, estresa y desestabiliza el sistema inmunitario. La calma es lo principal, y para conseguirlo la paciente debe estar bajo control y seguimiento, acompañada de quien le sepa explicar la dinámica de algunos cambios serológicos y se puedan hacer reajustes en caso necesario.

En mi consulta es muy frecuente ver casos de colitis ulcerosa, enfermedad de Crohn y patologías que afectan al aparato digestivo. Ver cómo desaparece la inflamación, cómo mejoran las deposiciones, cómo se renueva el tejido ulcerado por tejido sano con el paso del tiempo y cómo se cambia el curso de las consecuencias que generan estos desórdenes es muy satisfactorio. No hay interpretaciones dudosas de los cambios, pues el paciente sigue en seguimiento con su médico digestivo, sus controles periódicos y sus pruebas diagnósticas, sumadas a las mías. Además de la evolución de los síntomas que experimenta el paciente, tenemos los parámetros bioquímicos de evolución y las pruebas de imagen que su especialista solicita.

De la misma forma que en los pacientes con EII tratados con vitamina D veo cómo desciende el principal marcador de evolución de la enfermedad (un parámetro que se mide en heces, que hace de indicador de inflamación intestinal), también veo cómo los anticuerpos de pacientes hipotiroideas descienden, al tiempo que mejoran sus síntomas, el volumen y calidad del pelo, la vitalidad recuperada, la calidad del sueño, la desaparición de dolores, la capacidad de vivir el día a día...; en definitiva, vivir con calidad. No es un cambio de un día para otro, pero en ocasiones sí se produce en pocas semanas o unos meses.

Ahora bien, mucha atención a esto: la enfermedad autoinmune depende mucho del equilibrio emocional y del equilibrio intestinal. Un intestino con desórdenes, disbiosis (tan habitual tras el uso de antibióticos, antiinflamatorios, inhibidores de la bomba de protones mal llamados protectores de estómago y otros), inflamación y permeabilidad intestinal, es una puerta de entrada para la autoinmunidad en quienes tienen una predisposición genética, o bien para las recaídas con nuevos brotes. La inmunonutrición es crucial (desde la alimentación y la micronutrición), junto a otras estrategias de estilo de vida, ejercicio, psicoterapia y farmacología, indispensable en algunos casos.

16

Cáncer

Conforme vivimos más años tenemos más probabilidades de desarrollar un cáncer, tanto por exposición a ambientes dañinos como por tiempo vivido, pues el cáncer es el resultado final de una acumulación de daños en nuestras células.

LEY DE COLABORACIÓN

En un segundo mueren alrededor de dos millones de células por muerte programada, ya que tras un tiempo de vida se sacrifican y autodestruyen para no entorpecer el orden que reina en nuestras biologías. Incluso una célula dañada muere al instante para no dañar al organismo. Es el resultado de aplicar la ley de colaboración que impera en nuestro organismo para el orden y el control. Pese a ello, algunas células dañadas deciden no seguir las reglas, no les importa el equilibrio de conjunto, sólo piensan en ellas, en su supervivencia y su extensión (algo parecido a la historia de la humanidad). En ese momento se inicia un despliegue de recursos para impedir el avance de las células egoístas que perturban el orden sin piedad. Nuestro sistema inmunitario despliega sus tropas y se declara el «estado de sitio».

En esta circunstancia, la tolerancia inmunitaria, tan necesaria en las enfermedades autoinmunes, deja de ser útil, y si se diese, sería una permisividad disfuncional. Hay que atacar con firmeza o se pierde todavía más el control. Tampoco es útil la inmunodeficiencia que presentan algunas personas, por la que el organismo es incapaz de montar una respuesta inmune adecuada para combatir el avance de las células malignas porque le faltan recursos. Y para el caso de los pacientes autoinmunes tratados con inmunosupresores (en vez de con inmunomoduladores), éstos corren el riesgo de la inmunosupresión, que implica que, aun teniendo recursos, éstos quedan inhabilitados, por lo que se quedan desprotegidos ante las células egoístas malignas.

A pesar de la activación de recursos e impedimentos, la ambición desmedida de las células egoístas puede llevarlas a la extensión del cáncer, y con ello a su desaparición, pues el hecho de destruir el medio en que habitan las lleva a su propia extinción.

El doctor Carlos López-Otín, catedrático de Bioquímica y Biología Celular que investiga el cáncer, y autor de *Egoístas, inmortales y viajeras*, dice que lo sorprendente es no tener cáncer a lo largo de nuestras vidas, pues es un proceso natural que forma parte de nuestras biologías al acumularse daños en el tiempo vivido. Prevenir es anticiparse al desarrollo de tumores, preservando muchas vidas. López-Otín considera tres formas de prevención: la nutrición, el ejercicio y evitar las toxicidades. Entre las toxicidades están el hábito del tabaco, alcohol, drogas, contaminación ambiental y otras, como la toxicidad emocional, que genera inflamación y estrés molecular.

La vitamina D activa regula hasta dos mil genes que controlan el crecimiento celular y sus funciones. Los propios tejidos amenazados se benefician de ella de forma independiente, pues como ya vimos en la primera parte del libro, las células son capaces de autoproducir vitamina D en su forma activa sin depender de la síntesis renal, siempre que dispongan de materia prima, y así protegerse por diversos mecanismos.

Una de las acciones en las que participa la vitamina D es la apoptosis o muerte celular programada, de la que ya te he hablado, y que permite que la célula dañada no sobreviva, y por tanto que no siga multiplicándose. Lo hace a través de la acción de la llave 1,25D bien acoplada en la cerradura o VDR. Entonces, ¿cómo consigue la célula egoísta burlar este mecanismo colaborativo de autodestrucción? Pues bloqueando la cerradura, de forma que cuando llegue la vitamina D activa en su forma de llave, se encontrará con la imposibilidad de acoplarse y accionar el sistema que correspondería. El bloqueo se efectúa por la regulación de una proteína crucial presente en el núcleo celular, llamada factor de transcripción genética, que altera la expresión genética.

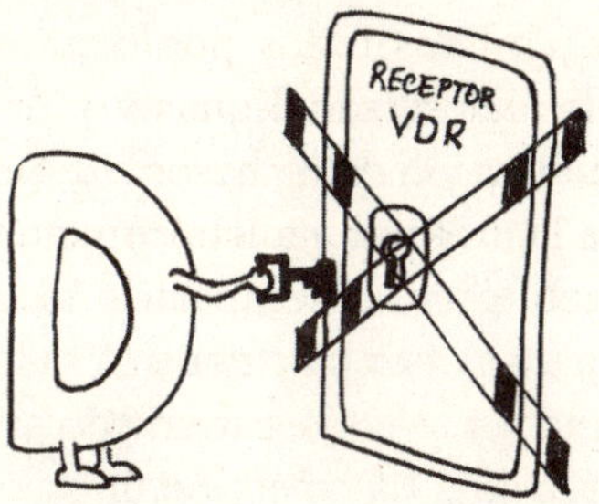

De manera que este sistema de protección puede ser útil en las primeras fases del cáncer si la cantidad disponible de vitamina D activa es suficiente antes de que las células cancerosas se extiendan y tomen el control. Aunque éste es sólo un mecanismo de defensa de la vitamina D, entre otros, para el control de un tumor.

PROTECCIÓN DE LA VITAMINA D

Cómo protege la vitamina D del cáncer

Los mecanismos conocidos por los que la vitamina D tiene efectos anticancerígenos sobre las células tumorales son:

- Directamente, a través del control de la diferenciación celular, la proliferación y apoptosis de las células neoplásicas o tumorales (por control de sus genes).
- Indirectamente, mediante la regulación de las células inmunitarias (a través del control de sus genes de nuevo). Estas células actúan en el microambiente de los tumores malignos y repercuten sobre las células tumorales.

En definitiva, la vitamina D actúa en la prevención del establecimiento de un tumor y también en su control una vez éste se ha establecido.

¿Beneficios para todos?

El mejor efecto anticancerígeno de la vitamina D es la prevención, que junto a la actuación precoz salva vidas. Una vez instaurado el cáncer, la vitamina D juega un papel protector frente a los efectos secundarios del tratamiento, mejorando la calidad de vida, frenando el avance de un tumor bajo control y evitando su extensión a otros tejidos. Y una vez se consigue erradicar el tumor, contribuye a minimizar la recaída. La nutrición en su conjunto fortalecerá al paciente frente a la nueva situación de cáncer que ha de vivir y le ayudará a reponerse tras superarlo.

¿Toda la población se puede beneficiar de la acción preventiva de la vitamina D? Pues parece que ello dependerá de la dosis individualizada o de los niveles alcanzados según las necesidades personales. En una reciente revisión (2022) de estudios en relación con los efectos de la vitamina D frente al cáncer, se muestra que los efectos preventivos encontrados no son evidentes para toda la población, e incorpora (¡por fin!) el concepto de índice de respuesta a la vitamina D personalizado, que vimos en la primera parte del libro junto al concepto de resistencia a la vitamina D. Esto supone que algunas personas necesitan aumentar su dosis administrada de vitamina D para llegar a un beneficio clínico completo. En cambio, los que son altamente respondedores logran beneficios incluso con niveles bajos de vitamina D y se ven menos afectados por enfermedades contra las cuales la vitamina D tiene una función protectora, como el cáncer.

Si buscamos estudiar el efecto de la vitamina D en las mismas dosis para todos, o en las mismas concentraciones séricas para todos, estaremos cayendo en un error. Superarlo será el próximo reto de la ciencia, y tenerlo en cuenta será el reto de quienes concluyen con una mirada y análisis limitado.

SOL Y CÁNCER

Exposición al sol y cáncer

Posiblemente pienses que si lo mejor del sol es el abastecimiento de vitamina D, lo peor es el riesgo de sufrir un cáncer de piel. Sin duda hemos de prestarle atención a este perjuicio, pero antes permíteme que te exponga datos en relación con otros tipos de cáncer.

En 2001, en la revista *The Lancet* se publicó un artículo en el que se observó una relación entre la exposición al sol y una menor tasa de cáncer de próstata en hombres británicos. Se mostró que aquellos que pasaban mucho tiempo al sol solían desarrollar cáncer de próstata de forma más tardía que quienes no lo hacían; y que aquellos que pasaban sus vacaciones en países soleados como España, que habitualmente tomaban el sol y que incluso se quemaban, tenían muchas menos probabilidades de desarrollar cáncer de próstata. (Un momento, ¿acaso no se queman alguna vez al veranear en España? Las terrazas de Benidorm son una muestra de británicos rojos como gambas a la plancha, quizá también por el efecto vasodilatador de las cervezas... Seguro que no es toda la muestra de población, pero la que se ve es muy llamativa.)

Poco después se observó que el riesgo de morir de cáncer de próstata o mama era menor en las personas que viven cerca del ecuador, donde hay más horas de sol y la radiación ultravioleta es mayor.

Ya sabes que las personas de origen africano, o de las zonas próximas al ecuador, tienen una mayor pigmentación de piel que hace de filtro para el exceso de radiación ultravioleta, minimizando así los daños en su piel por la acción solar. Y también sabes que este mismo factor de protección se convierte en un factor de riesgo fuera de su ambiente natural. Pues bien, su piel oscura se considera un fuerte factor de riesgo frente al cáncer cuando estas personas cambian su hábitat por países con baja intensidad de radiación solar (sin reposición de vitamina D). Éste es el caso de los afroamericanos, cuya tasa de incidencia de cáncer es mayor a la de los caucásicos, y la tasa de supervivencia una vez diagnosticados es menor. Los niveles bajos en vitamina D se posicionan como principal factor, entre otros analizados, como el acceso a la sanidad, la pobreza, el consumo de alcohol y el tabaco.

Investigadores de Harvard demostraron que, después de normalizar factores de riesgo dietéticos, de nivel de vida y médicos, los hombres afroamericanos tenían un 32 por ciento más de riesgo de cáncer, especialmente en el tracto digestivo (colon, recto, estómago, esófago, boca y páncreas), y un 89 por ciento más de riesgo de muerte por cáncer que los caucásicos.

En 1937, ya por entonces el doctor Sigismund Peller defendía que la radiación ultravioleta del sol podía prevenir el desarrollo de cánceres malignos, aunque pudiese provocar cánceres de piel benignos y curables. Observó a un colectivo expuesto a una fuerte radiación, el de los marines estadounidenses, y encontró que tenía un porcentaje de cáncer de piel no melanoma (el melanoma es el más mortífero) ocho veces mayor y un 60 por ciento menos de muertes debidas a otros cánceres. Tengamos en cuenta que el mar refleja la radiación solar, multiplicando su impacto sobre la piel de los marines. Años después, entre 1970 y 1980, se siguió observando al personal de la marina estadounidense, encontrándose el mismo patrón observado por el doctor Peller.

Menos del 0,5 por ciento de las personas que padecen cáncer de piel no melanoma mueren por ello, lo cual se podría prevenir con una exposición responsable e inteligente para la que no se nos está educando; en cambio, sí hay campañas que desinforman y nos dirigen hacia el consumo de productos cosméticos que bloquean la radiación del sol (además de propiciar alteraciones metabólicas y citotoxicidad). Un exceso de sol, al igual que un exceso de ejercicio físico, un exceso de descanso o un exceso de sodio alimentario, produce estragos en nuestra salud, pero su ausencia también.

El doctor Michael Holick defiende la exposición inteligente al sol. Estima, según las estadísticas existentes, que por cada persona que muere por una exposición excesiva al sol, mueren cincuenta y cinco por no exponerse lo suficiente a la radiación solar; la proporción es la misma para mujeres u hombres, siendo una relación de 1:55.

Cáncer de piel

La forma más mortífera de cáncer de piel es el melanoma, y representa sólo un 5 por ciento de todos los cánceres de piel. Cuidado con exponerte al sol tras largos períodos en sombría, sin estar tu piel preparada. No hay pruebas de que la exposición moderada al sol produzca melanoma; en cambio, en varios estudios sí se observó que quienes trabajan al aire libre tenían las tasas de melanoma más bajas, y, por el contrario, quienes trabajan en espacios cerrados y se exponen menos al sol tienen las más altas. La mayoría de los melanomas aparecen en las partes del cuerpo que reciben poca luz del sol, aunque no siempre es así.

Las quemaduras en profundidad por rayos UVA pueden afectar a las células inmunitarias de vigilancia, y si se daña algún melanocito (célula productora del pigmento melanina que nos broncea), éste puede quedar fuera de control y convertirse en una célula egoísta y muy invasora.

Hay pruebas de que los protectores solares que sólo filtran la radiación UVB (la necesaria para sintetizar la vitamina D por la piel), pero no la UVA, que es la más dañina en profundidad, contribuyen a originar el melanoma. Estos tipos de protectores ya están desapareciendo, pero sería recomendable que te cerciores bien cuando te compres uno. Las camas de bronceado son otro ejemplo de rayos UVA que no necesariamente emiten rayos UVB, y esa descompensación en la ratio UVB/UVA que penetra la piel puede contribuir al melanoma.

Los cánceres de piel son tratables y curables si se detectan a tiempo. Para evitarlos, hemos de cuidar que nuestra exposición al sol sea progresiva, según nuestra tolerancia, sin llegar al eritema de piel. En definitiva, hacer una exposición inteligente y responsable. En el tipo de cáncer no melanoma influye el exceso de exposición al sol desde que éramos niños, acumulándose daños en la juventud y etapa adulta, aunque también existe una predisposición genética para desarrollarlo. Cuando el gen *p53* —conocido como «gen de control de calidad»— sufre una variación, perdemos capacidad de reparación de las células dañadas, que pueden multiplicarse en la piel.

Por tanto, debemos evitar tanto la baja o nula exposición al sol como las quemaduras. Y si no te puedes exponer o tu síntesis de vitamina D es ineficaz, has de plantearte la reposición de vitamina D3 para cubrir su falta. Recuerda —tras la lectura de la primera parte del libro— que de la vitamina D en su forma nativa (D3) podemos obtener también la forma 20D, que protege nuestra piel con la misma eficacia que la 1,25D (procedente de su forma precursora la 25D), incluso de forma más eficiente.

VITAMINA D Y TODOS LOS TIPOS DE CÁNCER

El déficit de vitamina D incrementa el riesgo de desarrollar cáncer; son pocos los tipos de tumores que se escapan a dicha asociación encontrada. La exposición a la luz solar resulta crucial para evitar el desarrollo de esta enfermedad. Un mayor nivel de vitamina D también puede incrementar la tasa de supervivencia en cáncer.

La literatura médica ha recomendado desde tiempo atrás la concentración de al menos 40 ng/ml para la prevención del cáncer. Este nivel sanguíneo se asocia con más de un 65 por ciento en la reducción del riesgo de cáncer invasivo de múltiples tipos. Ya sabemos que no sirve el mismo nivel sérico para todos, no lo olvides.

Para investigar aún más esta asociación observada entre la vitamina D y el riesgo de cáncer, se replicó su estudio en mujeres de cincuenta y cinco años o más y se comparó la incidencia de cáncer durante varios años de acuerdo con la concentración sérica de vitamina D medida en continuas ocasiones, con independencia de las fuentes de ingreso de vitamina D, ingestas o tratamiento recibido. Las concentraciones séricas se dividieron en tres categorías: < 20 ng/ml, 20-39 ng/ml y ≥ 40 ng/ml. ¿Qué pasó? De nuevo se observó un descenso prolongado de la incidencia de cánceres en niveles entre 40 y 60 ng/ml. El análisis se realizó con un ensayo clínico (aleatorizado y controlado), con participantes de cincuenta y dos países, en el que se tuvo en cuenta la edad, el índice de masa corporal, el tabaquismo y el consumo de suplementos de calcio.

En resumen, un estado sérico de vitamina D de al menos 40 ng/ml se asocia con menor incidencia de cánceres invasivos.

Una vez más, también en el cáncer las concentraciones séricas ≥ 40 ng/ml se posicionan como un protector de salud. A pesar de ello, todavía hoy las recomendaciones más extendidas dan por buenos niveles séricos de 30 ng/ml, o incluso de 20 ng/ml. Lo peor de todo es que las autoridades sanitarias no recomienden revisar el estado sérico de la vitamina D en los chequeos periódicos.

Cáncer de colon

Este cáncer corresponde al último tramo del tracto digestivo, en el intestino grueso, también conocido como cáncer colorrectal. Afecta a mujeres y hombres, y está influido por la dieta, el sedentarismo, la genética y otros factores, como los niveles de vitamina D. Actualmente es el cáncer más frecuente en Europa, y su incidencia está creciendo en edades cada vez más tempranas.

Es el tumor que más se relaciona con la deficiencia de vitamina D. Para que el tumor prolifere necesita del crecimiento de nuevos vasos sanguíneos que lleven oxígeno y nutrientes a las células tumorales, fenómeno conocido como angiogénesis. A finales del siglo pasado ya se sospechaba que la vitamina D en su forma activa era capaz de bloquear la angiogénesis, inhibiendo el cáncer de colon y otros. Ya comenzado este siglo (2005) esta idea se confirmó, observando el efecto de la vitamina D en diferentes líneas celulares de carcinoma de colon.

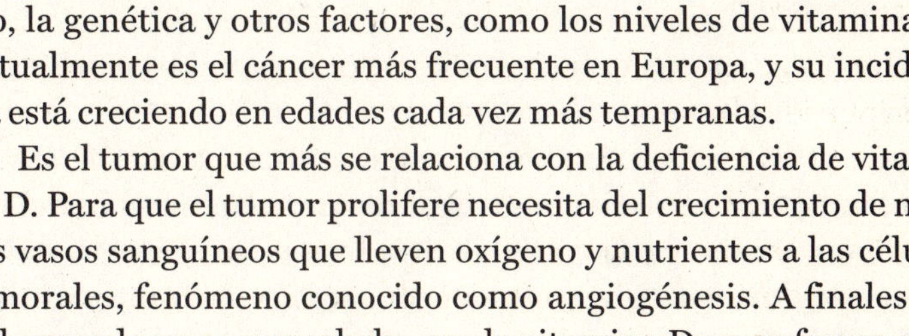

También se ha demostrado el papel de la vitamina D en su forma activa sobre la diferenciación celular en el proceso de desarrollo del cáncer de colon. En 2020 se publicó en *The FEBS Journal* un estudio realizado por un equipo de científicos españoles, en su mayoría de los Centros de Redes de Investigación Biomédica-Oncología (CIBERONC), que nos indicaba cómo la vitamina D regula de manera diferencial las células madre del colon. Lo hicieron controlando los tejidos en ambientes desarrollados en el laboratorio, simulando escenarios normales y tumorales a partir de biopsias de tejido de colon sano y tumoral. Los autores hallaron la relación entre la forma activa de la vitamina D y las células del colon en los procesos tumorales frenando la proliferación de las células cancerosas. Confirmaron que el VDR se expresa en las células madre de colon humano, y que éstas responden a la presencia de 1,25D en unión al VDR, con un papel regulador y un efecto de equilibrio en el epitelio del colon, con implicaciones beneficiosas en la EII y el cáncer colorrectal.

En numerosos estudios se ha observado que unos niveles altos en sangre de vitamina D —en su forma intermedia 25D—, frente a unos niveles bajos, aumenta la tasa de supervivencia de los pacientes con cáncer de colon, concretamente en un 48 por ciento según un estudio publicado en 2008. Para la investigación se midieron los niveles séricos durante al menos dos años antes del diagnóstico de enfermedad, con un seguimiento de trescientos cuatro pacientes diagnosticados entre 1991 y 2002, hasta su muerte o hasta la fecha de cese del estudio, en 2005. Los pacientes eran de ambos sexos, en una proporción muy similar, con niveles séricos que oscilaban de menos de 20 ng/ml a 40 ng/ml o más. Se descubrió que los pacientes con niveles más altos de vitamina D tuvieron un 39 por ciento menos de probabilidad de morir de cáncer colorrectal.

La dieta y el tipo de microbiota intestinal también parecen influir en el desarrollo del cáncer colorrectal. Dado el hallazgo de que la microbiota se ve alterada por el déficit de vitamina D, se considera plausible un efecto antitumoral indirecto añadido para la vitamina D.

Nunca es tarde para la prevención. Si ya has pasado un cáncer de colon, deberías plantearte considerar un buen estado sérico de la vitamina D para prevenir una recaída. En un estudio publicado en 2021 se encontró que, en 795 pacientes con cáncer de colon en estadios I-III, la deficiencia de vitamina D un año después de la resección quirúrgica (por la que se extirpa el cáncer y tejidos circundantes) se asoció con un aumento de la reincidencia de la enfermedad.

Cáncer de mama

Otro de los cánceres con mayor incidencia es el de mama, pero una vez más, las investigaciones apuntan a que unos niveles mayores de vitamina D podrían reducir su incidencia y mortalidad.

La exposición al sol durante el desarrollo de los senos, en la adolescencia y juventud, podría jugar un papel importante en el riesgo de cáncer de mama futuro. Esto es lo que la doctora Julia Knight y su equipo de la Universidad de Toronto encontraron en un estudio epidemiológico de 2007. Las mujeres que se habían expuesto más al sol en su juventud y adolescencia tenían un 60 por ciento menos de riesgo de desarrollar cáncer de mama. Anteriormente, en investigaciones con ratas expuestas a carcinógenos, se había encontrado que la vitamina D resultaba antiproliferativa y proapoptótica, favorecedora del proceso de muerte celular programada para eliminar las células dañadas durante las primeras etapas de desarrollo del cáncer en las líneas celulares de cáncer de mama, reduciendo así el desarrollo de tumores mamarios.

La supervivencia en los casos de cáncer de mama mejora con niveles mayores de vitamina D. Tras el diagnóstico de este cáncer se evaluaron los resultados de supervivencia en 3.995 pacientes durante diez años. En el estudio, publicado en 2021 en el *Journal of Clinical Oncology*, se encontró que niveles de 30 ng/ml, respecto a niveles por debajo de 20 ng/ml, se asociaban con un menor pronóstico de la enfermedad y con resultados de supervivencia significativamente mejores. Los pacientes de piel negra tenían los niveles más bajos de vitamina D, y ello contribuyó a una peor supervivencia en comparación con los pacientes de piel blanca. Los hallazgos asociados a la vitamina D se hicieron considerando y controlando otras variables.

Estudiando directamente la acción de la vitamina D en las células humanas, se ha encontrado que:

- Suprime la progresión del carcinoma ductal, que es la presencia de células cancerosas en los conductos mamarios o lácteos. Esto ha sido hallado *in vivo*, que por si no lo recuerdas quiere decir que los resultados se extraen de observar los efectos en tejidos vivos dentro del organismo (no por ensayo *in vitro*, en condiciones replicadas en laboratorio que tratan de simular el medio interno y que podría diferir en alguna medida al comportamiento real en el propio organismo).
- Inhibe *in vitro* las células madre cancerosas en cultivos de «mamosfera», que son un sistema que se asemeja a la tridimensionalidad de los tumores de mama, para este caso desde el estudio de esferas tumorales multicelulares. Las células madre cancerosas son un subconjunto de células cancerosas que se cree que son responsables de la progresión tumoral, la resistencia al tratamiento y la metástasis.

No todos los cánceres de mama son iguales. El más agresivo, o el que responde menos a las terapias y tiene una alta tasa de recaídas, es el cáncer de mama triple negativo, debido a la presencia de fenotipos agresivos y a la ausencia de receptores hormonales. Es por ello por lo que es tan importante su prevención temprana para el retraso de la progresión de este tipo de cáncer. Actualmente representa alrededor del 10 por ciento de todos los casos de cáncer de mama, y cerca del 35 por ciento de los pacientes sufren metástasis a los pocos años del diagnóstico.

En el año 2017 se publicó un estudio, en el *Journal of Steroid Biochemistry & Molecular Biology*, en el que se evaluó el cáncer de mama triple negativo en cultivos de mamosfera bajo los efectos de la vitamina D en su forma activa (1,25D) y un análogo similar (BXL0124). Los resultados sugieren que ambos compuestos pueden servir como agentes preventivos para inhibir el cáncer de mama triple negativo, inhibiendo la autorrenovación de las células madre del cáncer de mama. Concretamente, los hallazgos encontrados para ambas formas de la vitamina D fueron:

- Reducción de la eficiencia de formación de mamosferas en los diferentes subcultivos (clasificados como primarios, secundarios y terciarios).

- Inhibición de la autorrenovación de la mamosfera.
- Represión de marcadores de pluripotencia (o capacidad de producir varias respuestas biológicas) y genes de células madre.
- Represión de moléculas de señalización implicadas en el mantenimiento de células madre cancerosas.
- Ligera disminución de marcadores de diferenciación para la modulación del linaje epitelial mamario específico.

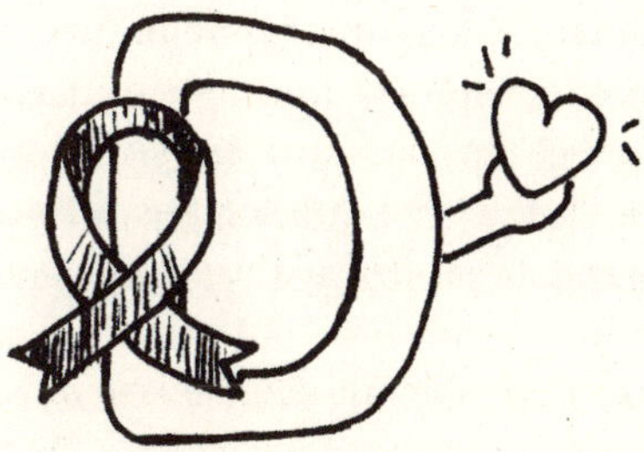

Cáncer de próstata

El cáncer de próstata mata a uno de cada cuatro hombres a quienes se les diagnostica la enfermedad, aunque el cáncer de pulmón o incluso los ataques al corazón lo superan.

Como ya vimos, la exposición a la radiación solar parece beneficiar en el descenso de la incidencia de cáncer de próstata. En un estudio se dividió a los participantes en grupos según la cantidad de radiación solar que recibían, y se encontró que el grupo que recibía más tenía un 66 por ciento menos de probabilidades de tener un cáncer de próstata, mientras que el grupo que recibía menos tenía tres veces más probabilidades de padecerlo.

Te comparto ahora un estudio de 2012 (*The Journal Clinical Endocrinology and Metabolism*) que me parece mucho más interesante. En él se encontró que los pacientes con cáncer de próstata de bajo riesgo —bajo vigilancia activa de su progresión— pueden beneficiarse de la suplementación con vitamina D3 para el control de la enfermedad, sin necesidad de llegar a cirugía, radiación o una combinación de éstos, y superando los niveles séricos recomendados hasta la actualidad. Durante un año se suplementó con 4.000 UI/día a cuarenta y ocho pacientes, cuyos niveles séricos de partida eran de alrededor de 32 ng/ml (nivel de suficiencia según los estándares actuales). Tras el aporte extra se alcanzó un máximo de 70 ng/ml (para el caso más alto, que no era común a todos) sin ningún signo de toxicidad o efecto adverso. De los cuarenta y ocho pacientes, cuarenta y cuatro aceptaron someterse a una biopsia por punción al inicio y al final del año con suplementación. Ésta es una intervención bastante molesta, por lo que es normal que se descuelgue alguien de las directrices del estudio, pero que resulta necesaria para recoger muestras de tejido y analizar los denominados núcleos de tejido en busca de actividad del cáncer. Para este estudio, la punción se realizaba en doce puntos diferentes de los tejidos. Como resultado se observó un descenso de núcleos positivos; es decir, no sólo no avanzaba la enfermedad, sino que se reducía.

Los autores del estudio anterior recalcaron la diferencia entre los niveles de vitamina D preventivos o terapéuticos encontrados y los niveles recomendados en la actualidad, y plantearon la hipótesis de que los diferentes sistemas biológicos tienen diferentes requisitos o umbrales de vitamina D, por ejemplo, próstata frente a esqueleto. De nuevo volvemos a la necesidad de dejar atrás la perspectiva limitada de la prevención ósea.

Otros cánceres

En 2012 se publicó una investigación sobre la asociación entre los niveles séricos de vitamina D y el riesgo de muerte en pacientes noruegos con cáncer. La población de estudio fue de 658 pacientes: 251 con cáncer de mama, 210 de pulmón, 52 de colon y 145 linfomas. Se recogieron muestras de suero dentro de los noventa días posteriores al diagnóstico de cáncer (entre 1984 y 2004) y fueron seguidos hasta la muerte o el año 2008. Murieron 399 pacientes durante el seguimiento, de los cuales el 86 por ciento fue por causa del cáncer. Los pacientes con niveles séricos circulantes de vitamina D por debajo de 18,4 ng/ml en el momento del diagnóstico experimentaron una supervivencia más corta; en cambio, los niveles séricos circulantes más altos, mayores de 32,4 ng/ml, se asociaron positivamente con la supervivencia de los cánceres de mama, pulmón, colon y linfoma (con peor pronóstico el linfoma no Hodgkin y la leucemia linfocítica crónica). Otro dato interesante de esta investigación es que los resultados de los análisis realizados con mortalidad general por todas las causas revelaron resultados similares a los de la muerte específica por cáncer.

Si aumentamos todavía más los niveles séricos, encontramos que mantenerse entre al menos 40 y 60 ng/ml se asocia con una reducción del cáncer colorrectal, de próstata, de ovarios, de mama y de páncreas (en los que más evidencia hay). Pero ahí no queda la cosa, ya que además se reduce el riesgo de hipertensión y ataques cardíacos en un 50 por ciento, el de artritis reumatoide en un 42 por ciento y el de esclerosis múltiple en más de un 40 por ciento, mejora la fertilidad y previene complicaciones en la gestación y de alteraciones en la salud del bebé y su vida futura (lo recuerdas, ¿verdad?). Pues como para no tenerlo en cuenta después de estar informados.

INMUNOLOGÍA NUTRICIONAL Y DE ESTILO DE VIDA

Inmunosenescencia

A medida que el cuerpo humano envejece, la función inmunológica también lo hace, y a este hecho se le denomina inmunosenescencia. La inmunosenescencia da como resultado inflamación crónica de bajo grado, mayor incidencia de cáncer, enfermedades autoinmunes, enfermedades alérgicas, respuestas deficientes a las vacunas, mayor susceptibilidad a infecciones graves y alta mortalidad en los ancianos.

En nuestro organismo tenemos un subgrupo de células inmunitarias, llamadas *natural killer* (NK) —que en español equivaldría a llamarlas células «asesinas naturales»—, que pertenecen al grupo de los linfocitos. Las células NK no necesitan memoria del sistema inmunitario para actuar (aunque también tienen memoria) y son las primeras en responder a las reacciones inmunitarias para protegernos. Son capaces de reconocer células cancerosas y atacar sus membranas para destruirlas. Una disminución en la actividad de las NK o defectos funcionales en ellas te expone al riesgo de desarrollar un cáncer y a infecciones críticas por inmunodeficiencia.

Este grupo de células inmunitarias NK, tan importantes en la protección contra el cáncer (entre otras), se ve reducido y con acción mermada en la inmunosenescencia. De hecho, se ha observado que los recuentos de células NK y su actividad pueden servir como un buen parámetro para valorar la inmunosenescencia o el envejecimiento inmunológico saludable. En un estudio (2021, *Frontiers in Immunology*) se mostró que la vitamina D redujo el riesgo de actividad muy baja de las células NK en hombres, y el ejercicio físico lo hizo en mujeres y en individuos con sesenta años o más.

Existen factores de estilo de vida, como el tipo de ejercicio físico, el estado nutricional y los niveles séricos de vitamina D, que definen una mejor función inmunológica y que están interrelacionados con factores como la edad, el género y enfermedades subyacentes. Hablemos sobre el tipo de ejercicio físico.

El conocimiento reciente indica que puede haber una relación de causa y efecto entre el ejercicio físico y los resultados de salud mediados por una función inmunológica. En diversos estudios se investigó el papel del ejercicio físico en la mejora de la inmunosenescencia. Según el tipo de ejercicio, se encontró que:

- El ejercicio cardiovascular moderado en adultos mayores sanos resultó en una mayor seroprotección después de la vacunación contra la gripe, mientras que la intervención sobre el equilibrio y la flexibilidad no lo hizo.
- El entrenamiento combinado de fuerza y resistencia en dosis bajas durante seis semanas en ancianos dio como resultado mejoras en una serie de marcadores inmunológicos: aumento de la proporción de células T CD4+/CD8+ y disminución en los niveles sistémicos de interleucinas proinflamatorias y de factor de crecimiento endotelial vascular.

Te cuento todo esto porque quisiera, por un momento, detenerme en el ejercicio físico y que lo consideres un aliado, ya no por estética (para la pérdida de peso o grasa corporal, o para conseguir una figura corporal determinada), sino por salud.

La inmunología nutricional y de estilo de vida propone evitar la pérdida de función muscular mediante el ejercicio físico, alcanzar buenos niveles séricos de vitamina D y asegurar un buen aporte nutricional (especialmente con atención en la ingesta proteica y de zinc en edades avanzadas), además de una buena relación entre nutrientes; todos ellos combinados como una estrategia para retrasar la inmunosenescencia. Además, para el equilibrio inmunológico hemos de considerar el descenso de los niveles altos de estrés, un buen descanso y algún otro factor protector más que añadiremos en el próximo capítulo.

Proteger y cuidar

Hasta ahora hemos estado considerando a la vitamina D en su papel protector contra el cáncer; no obstante, además de protectora también es cuidadora. Los pacientes que consideran la terapéutica nutricional, que incluye a la vitamina D, reducen su fatiga, aumentan su vitalidad, reducen sus dolores y mejoran su estado anímico, además de obtener otros beneficios como mejoras del tránsito intestinal, resolución de algunas dermatitis, etc.

Debemos de procurar un buen nivel sérico de vitamina D en toda persona que pasa por un proceso de cáncer para su protección, también en quien está en fase terminal por el papel que desempeña la vitamina D en el cuidado del paciente y su calidad de vida. Se trata de cuidar además de proteger.

Diversos estudios avalan que unos niveles bajos de vitamina D se relacionan con la fatiga en los pacientes con cáncer, y en un ensayo clínico reciente (*Palliative-D*, controlado, aleatorizado y doble ciego) se encontró que la corrección de la deficiencia redujo el uso de opioides y la fatiga en los pacientes ingresados en cuidados paliativos con cáncer metastásico. Se encontró un efecto mayor en los hombres que en las mujeres para una misma dosis de suplementación —4.000 UI diarias durante doce semanas—, pero este efecto no se halló en quienes tomaban 400 UI diarias o placebo.

Según mi experiencia, 4.000 UI de vitamina D3 es la dosis diaria mínima que provoca algunas mejoras en los pacientes, aunque algunos necesitan una dosis mayor para tener un impacto en ellas, encontrando así beneficios que no obtenían con sólo 4.000 UI.

En capítulos anteriores hemos visto que la vitamina D influye sobre la experiencia del dolor y la sensación de vitalidad o fatiga afectando a la función mitocondrial, esas «cocinas» celulares que abundan en nuestros músculos, corazón, hígado, riñón y, en cierta medida, en el cerebro. En consecuencia, no deberían extrañarnos los beneficios obtenidos al reponer la vitamina D que no estábamos obteniendo como nuestras fisiologías necesitan.

17

Depresión y salud mental

En el primer capítulo te conté cómo en 2019, en una librería de Bilbao, me encontré con que una psiquiatra llamada Marian Rojas Estapé hablaba sobre la vitamina D en su obra *Cómo hacer que te pasen cosas buenas* enfocándose en el bienestar y la salud mental. Anteriormente había escuchado a Marian en una entrevista de radio, y me cautivó con su perspectiva en salud fundamentada en las recientes investigaciones. Hablaba de que podemos influir sobre el curso de lo que nos pasa, teniendo en cuenta lo que nuestra genética expresa, con nuestros pensamientos, actos y estilo de vida, lo cual incluye la alimentación. A algunos esto quizá les suene a magia o a falsas palabras; sin embargo, otros sabrán que se trata de epigenética, un área de la ciencia de la que estamos descubriendo las posibilidades que tenemos para influir sobre nuestras vidas y los mecanismos que subyacen.

En su obra, esta psiquiatra dice: «Hoy sabemos que el estrés, el tabaco, las alteraciones digestivas y los niveles bajos de vitamina D van acompañados de una respuesta inflamatoria. La inflamación no sólo fomenta el inicio de la depresión, sino que también es un factor clave en su respuesta y remisión», entre otras menciones a la vitamina D. Sobre las alteraciones digestivas y ruptura de la salud intestinal, vitamina D y estrés, estuve divulgando el día anterior en una charla, de manera que sentí estar frente a una gran casualidad al leer aquello nada más abrir el libro. Sentí que por fin algo estaba cambiando respecto a la vitamina D, y que era necesario dar un paso más para divulgar en la actividad de esta vitamina y sus bondades. Escribir para que muchos más pudiesen beneficiarse, para poner el conocimiento al alcance de más personas, y no sólo entre un subgrupo de profesionales actualizados. Fue como un chasquido de dedos, que me sacó de un estado de obnubilación, para llevar la atención a algo concreto que se hizo presente y comenzó a tomar fuerza en lo que hoy tienes en tus manos: este libro.

Y con este capítulo cierro este viaje por el universo de la vitamina D, deseando que su lectura te haya sido provechosa.

DEPRESIÓN

Déficits nutricionales y metabólicos

La doctora Rojas Estapé contó en 2018 que los psiquiatras estaban comenzando a evaluar los niveles de vitamina D en sus pacientes, y que habían observado una mejoría en los síntomas depresivos tras el tratamiento con vitamina D.

Rafael Santandreu, psicólogo y escritor español, declaró al respecto: «Si tuviera que hablar de un solo componente que tiene efectos en la salud emocional, mencionaría la vitamina D. Por supuesto que existen otros factores, pero si sólo dispusiese de veinte minutos para hablar de salud emocional, mencionaría la vitamina D». Con su declaración, Santandreu deja patente su consideración de que, más allá del mundo de las ideas y las emociones, hay un conjunto de elementos químicos y procesos fisiológicos de los que depende nuestro bienestar y el sentirnos bien.

A este respecto se postula sobre tres factores nutricionales principales que afectan a los procesos de depresión: la deficiencia de vitamina D, la deficiencia de magnesio y el déficit de vitamina B9, a los que les siguen los déficits de vitamina B12 y B6. Estos factores interactúan entre sí en los procesos metabólicos, y además detrás de dichos procesos pueden existir alteraciones genéticas que afectan a la metilación del folato (vitamina B9), activación, transporte y recepción celular de la vitamina D que conducen a déficits metabólicos.

El primer paso es asegurarnos el aporte de estos nutrientes en la alimentación (y exposición al sol en el caso de la vitamina D), para no comprometer el acceso a la materia prima necesaria para nuestro equilibrio orgánico y psíquico. El segundo es considerar la existencia de alteraciones que dificultan la utilización de nuestra materia prima suministrada y buscar opciones para estos casos, personalizando la nutrición en cantidad y forma útil.

Vitamina D y depresión

La vitamina D tiene múltiples relaciones con el manejo de los signos de la depresión. Lo hace a través del metabolismo y control del calcio, la expresión de genes antioxidantes, el control de formación de serotonina, los procesos de inflamación, la función mitocondrial y la epigenética a través de desmetilasas.

La serotonina es un neurotransmisor que relacionamos con el estado anímico y la sensación de bienestar. La vitamina D tiene un fuerte vínculo con su síntesis y su velocidad de paso, afectando directamente a los niveles de serotonina.

El estrés puede activar el sistema inmunológico mediante la liberación de patrones moleculares asociados al peligro que pueden iniciar una respuesta inmunitaria mediante la activación de la expresión de genes proinflamatorios, mientras que disminuye la expresión de genes antiinflamatorios. Se sabe que la vitamina D actúa como un agente antiinflamatorio y antioxidante, así como antidepresivo.

El estrés cronificado es un factor predisponente a la depresión, evocando un modelo bien conocido de activación y cambios en los niveles de citocinas proinflamatorias, y estrés oxidativo en el hipocampo y corteza prefrontal, que afectan a las funciones cognitivas y al estado de ánimo. El aumento de las citocinas inflamatorias (como TNF-α, IL-6, IL-1β) modifica la liberación y función de algunos neurotransmisores, incluidos serotonina, dopamina y glutamato, que finalmente pueden conducir a diversos trastornos físicos y psicológicos, entre los cuales la depresión es el más común y conocido.

En el año 2019 se publicó un metaanálisis sobre la eficacia de la suplementación con vitamina D en casos con depresión mayor (trastorno que afecta al desempeño de la vida diaria durante un largo período de tiempo). La suplementación con vitamina D impactó favorablemente en las calificaciones de depresión con un efecto moderado. Estos hallazgos deben tomarse con prudencia debido al limitado número de ensayos disponibles, pero alienta a seguir investigando, y en mi opinión lo importante es considerar el impacto según la dosis administrada y el tiempo.

En un estudio publicado en 2021 se sugirió que la vitamina D3 desafía eficazmente a la inflamación y el estrés oxidativo generados por el estrés crónico, al igual que la fluoxetina (fármaco conocido por Prozac) y otros antidepresivos similares utilizados para reducir los efectos negativos de citocinas inflamatorias y agentes oxidantes en el cerebro.

En ratones se observó que, aumentando la concentración de vitamina D, con dosis altas de 400 UI/kg, ésta mostraba una acción aún más fuerte que el Prozac en la regulación de los niveles de citocinas proinflamatorias y cnzimas antioxidantes. Con ello se confirmó en ratones que la dosis sí importa en los resultados.

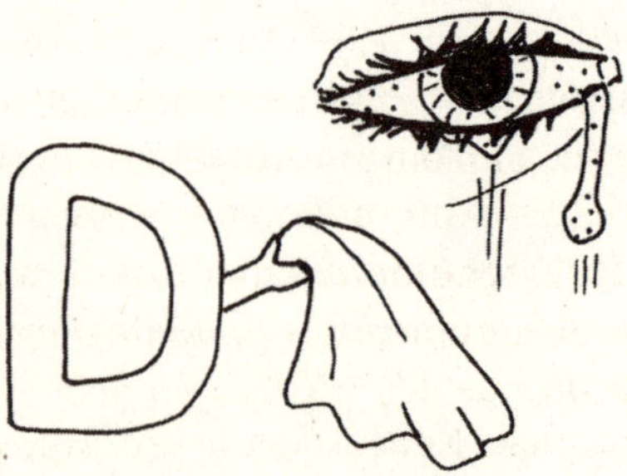

Déficit de folato y depresión

Para que la vitamina D activada pueda tener efectos en la modulación génica, que puede repercutir sobre estados depresivos y otras alteraciones de la salud, es necesario que a su vez se lleve a cabo adecuadamente un proceso conocido como ciclo del folato, que se inicia con la disposición de vitamina B9.

En un metaanálisis de 2018, llamado «The Correlation between Depression and Folate Deficiency», se analizaron los niveles séricos bajos de vitamina B9 (folato o ácido fólico) y vitamina B12 (cobalamina), y su asociación con la depresión. Se concluyó que cada vez hay mayor evidencia de que el folato está relacionado causalmente con la depresión, y que suplementar el folato puede contribuir a la prevención y el tratamiento de la depresión en la población.

Comer adecuadamente con fuentes de folato en todas las etapas de la vida también contribuiría a la prevención. El folato es la forma natural en la que se encuentra la vitamina B9 en los alimentos, especialmente en las legumbres, hortalizas de hojas verdes, otras verduras y frutos. Coincide con los alimentos que han sufrido una drástica reducción en su consumo en las últimas décadas, aunque anteriormente formaban la base de la dieta mediterránea tradicional. La solución reduccionista de suplementar esta sustancia (vitamina B9) aislada de sus alimentos originales no contribuye en la transformación necesaria para la conquista de nuestros determinantes de salud.

Volver a una alimentación saludable y recuperar la costumbre de comer alimentos reales, que están siendo desplazados por sucedáneos ultraprocesados, es una medida que supera con creces la ayuda que puede ofrecer un suplemento vitamínico aislado para la población en general.

Además, se ha extendido el uso de vitamina B9 en forma de ácido fólico en suplementación, a pesar de que existe alguna evidencia y altas sospechas de que el ácido fólico no es beneficioso para todas las personas. Es decir, se está abusando de él, en vez de usar la forma original o folato.

Magnesio y depresión

Como tú ya sabes, el magnesio es imprescindible para el aprovechamiento de la vitamina D. Además, la enzima que participa en el objetivo final de la ruta metabólica que utiliza el ciclo de los folatos necesita de magnesio.

Desde un punto de vista neurológico, el magnesio juega un papel esencial en la transmisión nerviosa y la conducción neuromuscular. Tiene una función protectora contra la excitación excesiva, que puede conducir a la muerte celular neuronal o excitotoxicidad, y se ha implicado en múltiples trastornos neurológicos. Hay datos sólidos que sugieren un papel activo del magnesio en la depresión y la migraña, y datos emergentes para sugerir un efecto protector contra la ansiedad, el dolor crónico y el accidente cerebrovascular.

Tanto la deficiencia de vitamina D como la de magnesio tienen una mayor prevalencia y se han asociado con un mayor riesgo y una mayor gravedad de los síntomas tanto en la depresión como en la esquizofrenia (este efecto parece más pronunciado en las poblaciones más jóvenes). El magnesio es un mineral de gran interés para la posible prevención y tratamiento de los trastornos neurológicos.

VITAMINA D, NEUROPROTECCIÓN Y SALUD MENTAL

Trastornos mentales

La vitamina D se ha mostrado importante para la plasticidad cerebral, hasta el punto de que su deficiencia puede ser determinante en el desarrollo de trastornos cognitivos, incluyendo la depresión y la esquizofrenia.

La hipovitaminosis D está asociada con el riesgo de suicidio, la agorafobia, la depresión mayor y el consumo de antidepresivos en la esquizofrenia. También hay algunas pruebas de que la hipovitaminosis puede actuar como factor de riesgo para la esquizofrenia, la bipolaridad y el autismo.

La Sociedad Internacional de Investigación en Psiquiatría Nutricional señalaba en un documento de consenso que los datos epidemiológicos, las investigaciones y la evidencia clínica «sugieren que la dieta influye tanto en el riesgo como en los resultados de los trastornos mentales». Sus miembros defendían los cambios nutricionales y la prescripción de nutracéuticos como un medio para mejorar la salud mental. Y entre esos nutrientes con un vínculo claro con la salud mental se incluía la vitamina D.

El diagnóstico de trastorno del espectro bipolar ha crecido notablemente en las últimas décadas en los jóvenes, y se especula que ello guarda cierta relación con la vitamina D. En un ensayo clínico (2015) con menores de entre seis y diecisiete años, entre los que se incluían pacientes con trastorno del espectro bipolar que presentaban síntomas maníacos, y a quienes se administraron dosis diarias de 2.000 UI de vitamina D3 durante dos meses, se observó una mejoría en la neuroquímica cerebral y en los síntomas del estado de ánimo tras recibir la vitamina D.

En 2021, en el marco del Congreso de la Asociación Europea de Psiquiatría, los investigadores discutieron sobre el equilibrio del calcio sérico en la gravedad de la enfermedad bipolar. Un descenso de concentración de vitamina D aumenta el nivel de PTH en sangre, que a su vez lleva a un aumento de calcio sérico, lo cual se asocia con peores resultados clínicos, por lo que la suplementación con vitamina D se sugirió como tratamiento adicional. El nivel sérico de vitamina D se asocia con la edad de primer contacto psiquiátrico y se correlaciona inversamente con el número total de episodios depresivos y un temperamento ciclotómico en el caso de trastorno del espectro bipolar.

En un ensayo clínico (2016) en el que se administró vitamina D3 a niños con TEA, se encontró que es una forma de tratamiento segura y rentable que puede mejorar significativamente el resultado de algunos de estos niños, especialmente en los menores de tres años. Se plantea que los niños mayores de tres años quizá necesitarían dosis más altas, por su mayor peso, para poder observarse mayor mejoría de las encontradas en el estudio. En este ensayo, la vitamina D3 se administró mediante inyección intramuscular mensual, con un apoyo oral diario, con un total de 5.400 UI de media al día.

En otro ensayo clínico (2015) con niños con TEA se administraron dosis de 300 UI/kg al día durante tres meses, pero sin exceder la dosis diaria de 5.000 UI independientemente del peso. El 80,72 por ciento de los niños que recibieron el tratamiento tuvieron resultados significativamente mejorados. De los dieciséis parámetros medidos, en diez se observaron mejorías altamente significativas estadísticamente, como la respuesta de escucha y visual, el uso corporal y de objetos, la relación con la gente y la imitación, entre otros.

Además, en varios estudios se ha demostrado una asociación entre los polimorfismos del gen del receptor de la hormona-vitamina D (VDR) y los trastornos del sistema nervioso. En esta línea se investigó el riesgo de autismo en niños con TEA y niños sanos. Se encontró que existen alteraciones genéticas en el gen VDR que pueden alterar la susceptibilidad de los niños al TEA. Además se observó que las personas portadoras del genotipo asociado al riesgo de TEA, que también lo portan pacientes con esclerosis múltiple, pueden tener concentraciones séricas de 25D significativamente más altas, probablemente por compensación debido a la actividad reducida del VDR. Esto sirve de muestra para reflexionar sobre la confusión al considerar sólo los niveles séricos en los pacientes como un marcador de la efectividad de la vitamina D. ¡Fijarnos sólo en ello es un error!

Función cognitiva

En 2020 se publicó un estudio, que llevó a cabo el Queensland Brain Institute, en ratones con el que se obtuvieron evidencias de que los niveles de vitamina D influyen en las redes perneuronales, que:

- Participan en la cognición y en funciones de la memoria.
- Protegen a las neuronas del estrés oxidativo y las neurotoxinas.
- Estabilizan los contactos que estas células hacen con otras neuronas.
- Cuando hay un claro déficit de vitamina D comienzan a degradarse las redes perneuronales por acción enzimática. Así, las neuronas en el hipocampo empiezan a tener problemas para mantener las conexiones, lo que conduce a una pérdida de la función cognitiva.

La vitamina D es fundamental para la salud del cerebro y una candidata prometedora para prevenir el deterioro cognitivo y la aparición de la enfermedad de Alzheimer, en relación con la atrofia cortical.

Al respecto, en un estudio publicado en *The Journal of Nutrition* en 2021 se tuvo como objetivo determinar la asociación entre la ingesta de vitamina D proveniente de la dieta y los suplementos, y el grosor cortical del cerebro en adultos mayores. En el estudio, denominado MIND —«Intervención mediterránea - DASH para el retraso neurodegenerativo»—, con una duración de tres años, participaron 263 personas sin deterioro cognitivo con una edad de sesenta y cinco años o superior. En comparación con los individuos con una ingesta total de vitamina D más baja, los que tenían una mayor ingesta (que incluía suplementos) tenían mayor grosor cortical en aquellas regiones vulnerables a la enfermedad de Alzheimer.

Como te comenté en otro capítulo, los primeros cambios que observo que experimentan mis pacientes en consulta, tras unos meses con terapéutica nutricional que restablezca los niveles séricos de vitamina D en dosis óptimas, son: disminución del dolor, de la fatiga física y de la niebla mental, y mejora del estado anímico. La niebla mental o cerebral incluye síntomas diversos, como empeoramiento de la memoria, menor capacidad de concentración y de agilidad mental, falta de palabra —incluso de algunas que son básicas para la persona—, dificultad para recordar nombres, etc. Al respecto, en un estudio publicado en 2022 (*International Journal of Environmental Research and Public Health*) se identificaron patrones positivos en la precisión de la atención en mujeres y hombres de mediana a mayor edad, y de la cognición global en mujeres, en relación con el estado sérico de la vitamina D. Estos patrones encontrados se consideraron como causa dosis-respuesta desde el papel neuroprotector de la vitamina D, con niveles séricos de al menos 30 ng/ml.

Además, la vitamina D participa en la regulación de genes importantes para la función cerebral e influye en los procesos cerebrales que afectan al estado de ánimo y el comportamiento.

Microbiota y comportamiento

Ya hemos visto que tanto la deficiencia de vitamina D como su incremento para restablecer unos niveles adecuados producen cambios en la microbiota intestinal. Un buen estado sérico de vitamina D apoya el equilibrio intestinal, minimizando la alteración de la microbiota que conduce a formas no beneficiosas. Por el contrario, un estado sérico deficiente en vitamina D promueve la disbiosis o desequilibrio microbiano intestinal y la inflamación crónica intestinal, que a su vez sabemos que guardan relación con la depresión y estados mentales, incluso con rasgos de la personalidad.

El estudio de la microbiota intestinal ha tomado fuerza en los últimos años, y ha crecido el interés por su contribución en la salud-enfermedad y en el comportamiento humano. Es un campo de estudio de corta vida, en el que se requiere seguir profundizando, pero que ya apunta a un nuevo paradigma médico.

Leyendo a la doctora María Dolores de la Puerta, en su incesante carrera de aprender y enseñar compartiendo estudios en microbiota, llegué a un artículo sobre la microbiota intestinal y su correlación con la personalidad en adultos. De la Puerta contaba en sus redes sociales que, cenando con un amigo, éste se sorprendía con la cantidad de circunstancias y funciones del cuerpo humano en las que está implicada la microbiota, y que se reía cuando ella le decía que influye hasta en nuestra forma de ser. Su amigo le retó a demostrarlo, y ella compartió un artículo que suma en la relación de la microbiota intestinal con los rasgos de la personalidad.

Las asociaciones encontradas por los autores del estudio fueron:

- El aumento de proteobacterias se asoció con una «baja conciencia». Las proteobacterias son un grupo de bacterias que compiten por las bacterias productoras de una sustancia llamada butirato, que cuida la integridad de nuestra mucosa intestinal.
- Por el contrario, el grupo de «alta conciencia» mostró una mayor abundancia de bacterias productoras de butirato, que sabemos que son propiciadas por la vitamina D.
- Los pacientes neuróticos tienen una alta abundancia de un grupo de proteobacterias llamadas gammaproteobacterias.
- Asociados a la depresión, se observó un sobrecrecimiento del orden Bacteroidales y pérdida de la familia *Lachnospiraceae*.

- En el espectro autista se observó un sobrecrecimiento de proteobacterias y pérdida de *Akkermansia*.
- La mayor amabilidad se correspondió con una diversidad microbiana más alta.
- La tendencia a experimentar emociones negativas contribuye a la inflamación crónica, lo que aumenta el paso de bacterias del compartimento intestinal a otros extraintestinales como la sangre, los ganglios linfáticos, el líquido ascítico o el páncreas, burlándose la barrera de mucosas intestinales y produciendo respuestas inmunitarias en las que se precisa la participación de la vitamina D para la efectividad de la defensa.

¿Qué va antes el huevo o la gallina? ¿Dirige la microbiota nuestras emociones y rasgos de comportamiento, o son nuestras emociones y comportamientos los que influyen sobre el tipo de microbiota? ¿O quizá ambas se retroalimentan y se influyen a la par? Quedémonos simplemente con que la vitamina D influye sobre nuestro estado anímico, la prevención de la depresión y otros desórdenes, así como también sobre el equilibrio en nuestra microbiota.

INMUNOLOGÍA NUTRICIONAL Y DE ESTILO DE VIDA

A lo largo de estas páginas has podido apreciar pinceladas del campo de la Inmunonutrición, mi especialidad en consulta clínica. Ésta se complementa con medidas referentes al estilo de vida y el entorno que evitan desregular el inmunometabolismo y enfermar. Algunas también las he nombrado antes de llegar aquí, pero es el momento de nombrar otras nuevas e importantes, como la vida social y la comunicación interpersonal de calidad.

La vida social y de calidad es un factor clave que hay que tener en cuenta en la salud. Tan importante es que, en su ausencia, la soledad puede hacer mucho daño. Algunos autores proponen contemplarla como una red de eventos que confluyen en un síndrome inmunometabólico (2021, *International Journal of Environmental Research and Public Health*).

La experiencia de soledad afecta tanto a la regulación inmunitaria como a la metabólica, alterando la actividad de las células inmunitarias, la respuesta de anticuerpos contra virus y vacunas, la capacidad de reparación fisiológica, la producción de sustancias inflamatorias, los factores de crecimiento tumoral o reactivos de fase aguda. Además, altera el circuito del estrés, el control glucémico, el metabolismo de grasas, la composición corporal, la función cardiovascular, la función cognitiva y la salud mental. No importa si se experimenta por falta de cantidad o de calidad, por lo que tejer una red social de apoyo a lo largo de nuestras vidas es importante para prevenir la soledad.

Hay personas que se sienten bien en soledad, para quienes es reconfortable e incluso curativa, aunque muy probablemente se mantienen en ella de una forma saludable tras pasar algún tiempo compartido de calidad con otras personas, pero también hay personas que sienten que no pueden estar más de dos horas a solas. Pongamos atención en ello, busquemos compartir tiempo, acciones o conversaciones con otras personas afines, sin recibir ni contribuir a la toxicidad psicológica. Y para ello podemos ayudarnos de la orientación y los recursos que nos ofrecen los psicólogos para aumentar la fortaleza mental y emocional en pro de nuestro equilibrio.

Las tecnologías de la comunicación no nos alejan si se emplean bien, incluso nos acercan y acortan las distancias, como un siglo atrás lo hizo el teléfono, que permitía comunicarse en directo con un familiar que estaba lejos en otro continente. Si son bien empleadas, las nuevas tecnologías pueden sumar calidad en la comunicación, cercanía, apertura e intimidad. Un ejemplo fue mi consulta profesional tras los meses críticos de inicio de pandemia por la COVID-19. Yo ya venía usando la modalidad online para los pacientes geográficamente lejanos, pero las circunstancias llevaron a ampliarla sin excepción. Una vez que los laboratorios retomaron procesar las peticiones de analíticas que yo necesitaba para mis pacientes, pude reabrir la consulta, ya en formato online. Ello nos permitió encontrarnos cara a cara sin ocultar una parte del rostro por las mascarillas, sin empañarse las gafas, reservándonos un tiempo y un espacio sin distracciones, sin miedos al contagio, sin rituales de desinfección, sin molestias o tiranteces, sin dificultarse la escucha..., y con ello algunas personas reacias descubrieron la cercanía de la comunicación pese a las distancias físicas. Cuando pasas horas de sesión en consulta, es importante conectar con las personas, y me atrevería a decir que algunas conectan más fácilmente con la tecnología bien usada que en un mismo habitáculo físico.

Selecciona con quién te comunicas y cuándo, tanto en el mundo físico como el tecnológico. De la misma manera que no dejarías que alguien se entrometiera en una conversación en la calle con tu círculo cercano, no dejes que lo hagan a través de la tecnología, a menos que aporten y sean constructivos. En las redes sociales digitales solemos formar parte de foros y grupos mucho más extensos y directos que en los círculos sociales sin tecnologías, por lo que es importante cuidarse en este aspecto.

En algunas personas que atiendo en consulta detecto que, además de la dureza de su enfermedad, también está presente la dureza con la que se comunican con ellas mismas. Es algo que está en un plano oculto en el que no ponemos atención, aunque existe, y las palabras tienen un impacto en la salud. Hay un refrán español que dice «más vale solo que mal acompañado», pero incluso cuando estamos solos podemos tener una mala compañía.

Microcuento

Una vez decidí dar un paseo debajo de mi cama para preguntarles a los monstruos de mi infancia por qué ya no me visitaban por las noches como antes. Cuando finalmente los encontré, les dije:

—Viejos amigos, ¿cómo están? ¿Por qué ya no me visitan?

—¡Shhhhhhh! Se supone que ya no debes hablarnos. Ya no eres un niño, ahora eres un adulto.

Me secaron las lágrimas que se desbordaban de mis ojos y se despidieron diciendo:

—Te tocará duro a partir de ahora, pues ahora los monstruos más feroces estarán haciendo ruido dentro de ti.

Luis Alberto Padilla Pardo

Aunque te apoyes en la tecnología no pierdas el contacto humano directo, aun siendo eventual. Busca ser una buena compañía para ti y para los demás.

El año 2020 fue crítico para el contacto entre personas, el contacto con el sol y con la naturaleza, algunas personas se quedaron a solas con sus monstruos (léase el microcuento), e hizo tambalear nuestros pilares de bienestar y salud. Los que sobrevivimos y nos quedamos —recordando a quienes no tuvieron la opción, e incluso a quienes se marcharon, voluntariamente— debemos ser conscientes de la salud en su conjunto, sin olvidar un ingrediente imprescindible, la vitamina D. Ésta nos recuerda que nos estábamos alejando demasiado de nuestras esencias, pero que aún estamos a tiempo de cambiar el rumbo para empoderarnos en salud y bienestar.

¿Te sumas?

Agradecimientos

A quienes me acompañaron, nunca dudaron y me dieron aliento en el camino de esta obra, Juan y Sunny. Tan necesario y vosotros tan cercanos, gracias.

A mis compañeros de profesión y alumnos de posgrado, que me animaron siempre a seguir divulgando y a hacer realidad este libro aun cuando lo mantenía en secreto. Cuando estaba en pausa por exceso de trabajo y quehaceres, vosotros fuisteis la chispa para no abandonar, con vuestro interés constructivo, vuestra confianza, vuestra pasión por el tema y vuestra curiosidad continua.

A mis pacientes, de los que tanto aprendo y tanto me enseñaron, a los que tanto aprecio y comprendo. Os merecéis este libro y mucho más.

A mi editora, Carola (una experta ya en vitamina D), tan amable y cercana, que ha sido un placer mi primera experiencia con una editorial, y a todo el equipo. Gracias por elegirme y confiar en mí.

A mi querido «lector 0», por su labor desinteresada, y a quienes se adelantaron a la lectura de esta obra con entusiasmo, dejándome sus valoraciones y ofreciendo sus testimonios. Juan, África, Walter, Ale, Montse y Eva, gracias chicos.

A mi prologuista, Sari. Es un honor para mí que seas tú quien inicie las páginas de este libro.

Bibliografía

Aatsinki, S. M., Elkhwanky, M. S., Kummu1, O. *et al.*, «Fasting-Induced Transcription Factors Repress Vitamin D Bioactivation, a Mechanism for Vitamin D Deficiency in Diabetes», *Diabetes*, 68 (5) (mayo) (2019), pp. 918-931.

Al-Amin, M. M., Sullivan, R. K. P., Kurniawan, N. D. *et al.*, «Adult Vitamin D Deficiency Disrupts Hippocampal-Dependent Learning and Structural Brain Connectivity in BALB/c Mice», *Brain Structure and Function*, 224 (2019), pp. 1315-1329.

Alfredsson, L., Armstrong, B. K., Butterfield, D. A. *et al.*, «Insufficient Sun Exposure Has Become a Real Public Health Problem», *International Journal of Environmental Research and Public Health*, 17 (14) (2020), p. 5014, disponible en: <https://doi.org/10.3390/ijerph17145014>.

Almasmoum, H., Refaat, B., Ghaith, M. *et al.*, «Protective Effect of Vitamin D3 Against Lead Induced Hepatotoxicity, Oxidative Stress, Immunosuppressive and Calcium Homeostasis Disorders in Rat», *Environmental Toxicology and Pharmacology*, 72 (2019), Article ID 103246.

Al-Mutairi, N., Issa, B. I. y Nair, V., «Photoprotection and Vitamin D Status: A Study on Awareness, Knowledge and Attitude Towards Sun Protection in General Population From Kuwait, and its Relation with Vitamin D Levels», *Indian Journal of Dermatology Venereology and Leprology*, 78 (3) (mayo-junio) (2012), pp. 342-349.

Amirinejad, R., Shirvani-Farsani, Z., Gargari B. N. *et al.*, «Vitamin D Changes Expression of DNA Repair Genes in the Patients with Multiple Sclerosis», *Gene*, 781 (2021), disponible en: <https://doi.org/10.1016/j.gene.2021.145488>.

Anderson, B. B., Scattoni, M., Perry, G. M. *et al.*, «Is the Flavin-deficient Red Blood Cell Common in Maremma, Italy, an Important Defense against Malaria in This Area?», *American Journal of Human Genetics*, 55 (1994), pp. 975-980.

Arponen, S., *¡Es la microbiota, idiota!*, Alienta Editorial, Barcelona, 2021.

Bahrami, A., Avan, A., Sadeghnia, H. R. *et al.*, «High Dose Vitamin D Supplementation Can Improve Menstrual Problems, Dysmenorrhea, and Premenstrual Syndrome in Adolescents», *Gynecological Endocrinology*, 34 (8) (2018), pp. 659-663.

Barolet, D., Christiaens, F. y Hamblin, M. R., «Infrared and Skin: Friend or Foe», *Journal of Photochemistry and Photobiology B: Biology*, 155 (febrero) (2016), pp. 78-85.

Bartolomé, M., Gallego-Picó, A., Cutanda, F. *et al.*, «Perfluorinated Alkyl Substances in Spanish Adults: Geographical Distribution and Determinants of Exposure», *The Science of the Total Environment*, 603-604 (2017), pp. 352-360, disponible en: <https://doi.org/10.1016/j.scitotenv.2017.06.031>.

Basilotta, N., Insúa, A., Reverendo, A. *et al.*, «Comparación de la medición de 25 hidroxivitamina D por tres metodologías en pacientes sin y con suplementación de ergocalciferol, colecalciferol o ambos», *Revista Argentina de Endocrinología y Metabolismo*, 51 (1) (2014), pp. 15-24.

Bergman, P., Norlin, A., Hansen, S. *et al.*, «Vitamin D3 Supplementation in Patients with Frequent Respiratory Tract Infections: A Randomised and Double-Blind Intervention Study», *BMJ Open*, 2 (2012), disponible en: <https://doi.org/10.1136/bmjopen-2012-001663>.

Berwick, M., Armstrong, B. K., Ben-Porat, L. *et al.*, «Sun Exposure and Mortality from Melanoma», *Journal of the National Cancer Institute*, 97 (2005), pp. 195-199.

Bezuglov, E., Tikhonova, A., Zueva, A. *et al.*, «Prevalence and Treatment of Vitamin D Deficiency in Young Male Russian Soccer Players in Winter», *Nutrients*, 11 (10) (2019), disponible en: <https://doi.org/10.3390/nu11102405>.

Bikle, D., «Vitamin D Receptor, UVR and Skin Cancer: A Pontencial Protective Mechanism», *Journal of Investigative Dermatology*», 128 (2008), pp. 2357-2361.

Binkley, N., Novotny, R., Krueger, D. *et al.*, «Low Vitamin D Status Despite Abundant sun Exposure», *The Journal of Clinical Endocrinology and Metabolism*, 92 (2007), pp. 2130-2135.

Blank, S., Scanlon, K. S., Fregaderos, T. H. *et al.*, «An Outbreak of Hypervitaminosis D Associated with the Overfortification of Milk from a Home-Delivery Dairy», *American Journal of Public Health*, 85 (5) (mayo) (1995), pp. 656-659.

Borsche, L., Glauner, B. y von Mendel, J., «COVID-19 Mortality Risk Correlates Inversely with Vitamin D3 Status, and a Mortality Rate Close to Zero Could Theoretically Be Achieved at 50 ng/mL 25(OH)D3: Results of a Systematic Review and Meta-Analysis», *Nutrients*, 13 (10) (2021), disponible en: <https://doi.org/10.3390/nu13103596>.

Botelho, J., Machado, V., Proença, L. *et al.*, «Vitamin D Deficiency and Oral Health: A Comprehensive Review», *Nutrients*, 12 (5) (2020), disponible en: <https://doi.org/10.3390/nu12051471>.

Bowles, J. T., «The Miraculous Results of Extremely High Doses of the Sushine Hormone Vitamin D3», autoedición, 2011. Versión castellana de Manuel Lucas Gómez, «Alta dosis. Los efectos milagrosos de dosis extremadamente altas de vitamina D3», autoedición, primera edición, 2017.

Braun, M. M., Helzlsouer, K. J., Hollis, B. W. *et al.*, «Colon Cancer and Serum Vitamin D Metabolite Levels 10-17 Years Prior to Diagnosis», *American Journal of Epidemiology*, 142 (6) (septiembre) (1995), pp. 608-611.

Caccamo, D., Ricca, S., Currò, M. y Ientile, R., «Health Risks of Hypovitaminosis D: A Review of New Molecular Insights», *International Journal of Molecular Sciences*, 19 (3) (2018), p. 892.

Calderón-Garcidueñas, L., Franco-Lira, M., D'Angiulli, A. *et al.*, «Mexico City Normal Weight Children Exposed to High Concentrations of Ambient PM2.5 Show High Blood Leptin and Endothelin-1, Vitamin D Deficiency, and Food Reward Hormone Dysregulation versus Low Pollution Controls. Relevance for Obesity and Alzheimer Disease», *Environmental Research*, 140 (2015), pp. 579-592.

Carballido, J. P., Fuentes. S. M. y Góngora, O., «Caracterización de la hipercalcemia como síndrome paraneoplásico», *Revista 16 de Abril*, 60 (281) (julio) (2021), pp. e991-e995.

Cardwell, G., Bornman, J. F., James, A. P. *et al.*, «A Review of Mushrooms as a Potential Source of Dietary Vitamin D», *Nutrients*, 10 (10) (2018), p. 1498, disponible en: <https://doi.org/10.3390/nu10101498>.

Carlberg, C. y Haq, A., «The cConcept of the Personal Vitamin D Response Index», *The Journal of Steroid Biochemistry and Molecular Biology*, 175 (enero) (2018), pp. 12-17.

Carlberg, C. y Velleuer, E., «Vitamin D and the Risk for Cancer: A Molecular Analysis», *Biochemical Pharmacology*, 196 (2022), disponible en: <https://doi.org/10.1016/j.bcp.2021.114735>.

Català-Moll, F., Ferreté-Bonastre, A. G., Godoy-Tena, G. *et al.*, «Vitamin D Receptor, STAT3, and TET2 Cooperate to Establish Tolerogenesis», *Cell Reports*, 38 (enero) (2022), disponible en: <https://doi.org/10.1016/j.celrep.2021.110244>.

Cavalier, E., Rozet, E., Gadisseur, R. *et al.*, «Measurement Uncertainty of 25-OH Vitamin D Determination with Different Commercially Available Kits: Impact on the Clinical Cut Offs», *Osteoporosis International*, 21 (2010), pp. 1047-1052.

Chang, C. J., Barr, D. B., Zhang, Q. *et al.*, «Associations of Single and Multiple Per- and Polyfluoroalkyl Substance (PFAS) Exposure with Vitamin D Biomarkers in African American Women During Pregnancy», *Environmental Research*, 202 (noviembre) (2021), disponible en: <https://doi.org/10.1016/j.envres.2021.111713>.

Chen, Q., Kord-Varkaneh, H., Santos, H. O. *et al.*, «Higher Intakes of Dietary Caffeine Are Associated with 25-Hydroxyvitamin D Deficiency», *International Journal for Vitamin and Nutrition Research* (20 septiembre) (2021), disponible en: <https://doi.org/10.1024/0300-9831/a000727>.

Chen, W., Roncal-Jimenez, C., Lanaspa, M. *et al.*, «Uric Acid Suppresses 1 Alpha Hydroxylase in Vitro and in Vivo», *Metabolism*, 63 (1) (2014), pp. 150-160.

Cherasse, Y. y Urade, Y., «Dietary Zinc Acts as a Sleep Modulator», *International Journal of Molecular Sciences*, 18 (11) (2017), disponible en: <https://doi.org/10.3390/ijms18112334>.

Creighton University, «Recommendation for Vitamin D Intake Was Miscalculated, is Far Too Low, Experts Say», *ScienceDaily* (17 marzo) (2015).

Crescioli, C., Aslam, M. M., John, P. *et al.*, «Vitamin D as a Principal Factor in Mediating Rheumatoid Arthritis-Derived Immune Response», *BioMed Research International*, 2019 (2019), disponible en: <https://doi.org/10.1155/2019/3494937>.

Dai, Q., Zhu, X., Manson, J. A. E. *et al.*, «Magnesium Status and Supplementation Influence Vitamin D Status and Metabolism: Results from a Randomized Trial», *The American Journal of Clinical Nutrition*, 108 (6) (diciembre) (2018), pp. 1249-1258.

De Gruijl, F. R., Webb, A. R. y Rhodes, L. E., «Everyday Sunscreen use May Compromise Vitamin D in Temperate Climes», *British Journal of Dermatology*, 182 (2020), pp. 1309-1314.

Deng, X., Song, Y., Manson, J. E. *et al.*, «Magnesium, Vitamin D Status and Mortality: Results from US National Health and Nutrition Examination Survey (NHANES) 2001 to 2006 and NHANES III», *BMC Medicine*, 11 (agosto) (2013), p. 187, disponible en: <https://doi.org/10.1186/1741-7015-11-187>.

Díaz, G. D., Paraskeva, C., Thomas, M. G. *et al.*, «Apoptosis is Induced by the Active Metabolite of Vitamin D3 and its Analogue EB1089 in Colorectal Adenoma and Carcinoma Cells: Possible Implications for Prevention and Therapy», *Cancer Research,* 60 (8) (15 abril) (2000), pp. 2304-2312.

DiNicolantonio, J. J., O'Keefe, J. H. y Wilson, W., «Subclinical Magnesium Deficiency: A Principal Driver of Cardiovascular Disease and a Public Health Crisis», *Open Heart*, 5 (1) (2018), p. e000668, disponible en: <https://doi.org/10.1136/openhrt-2017-000668>.

Duchow, E. G., Duchow, M. W., Plum, L. A. *et al.* «Vitamin D Binding Protein Greatly Improves Bioactivity But is Not Essential for Orally Administered Vitamin D», *Physiological Reports*, 9 (23) (diciembre) (2021), disponible en: <https://doi.org/10.14814/phy2.15138>.

Dusso, A. S., «El sistema hormonal de la vitamina D: lo que sabemos y lo que nos queda por saber», *Revista de Nefrología*, 2 (5) (octubre) (2011), pp. 1-139.

Dusso, A. S. y Tokumoto, M., «Defective Renal Maintenance of the Vitamin D Endocrine System Impairs Vitamin D Renoprotection: A Downward Spiral in Kidney Disease», *Kidney International*, 79 (7) (2011), pp. 715-729.

EFSA Panel on Dietetic Products, Nutrition and Allergies (NDA), «Scientific Opinion on the Tolerable Upper Intake Level of vitamin D», *EFSA Journal*, 10 (7) (julio) (2012), 2813 (45 páginas).

Ellul, P., Rosenzwajg, M., Peyre, H. *et al.*, «Regulatory T Lymphocytes/Th17 Lymphocytes Imbalance in Autism Spectrum Disorders: Evidence From a Metaanalysis», *Molecular Autism*, 12 (68) (2021), disponible en: <https://doi.org/10.1186/s13229-021-00472-4>.

Evans, E., Piccio, L. y Cross, A. H., «Use of Vitamins and Dietary Supplements by Patients with Multiple Sclerosis: A Review», *JAMA Neurology*, 75 (8) (2018), pp. 1013-1021.

Federación Nacional de Industrias Lácteas (FeNIL), «Vitaminas y minerales de los lácteos», disponible en: <http://fenil.org/lacteos-vitaminas-y-minerales/>.

Feng, J., Shan, L., Du, L. *et al.*, «Clinical Improvement Following Vitamin D3 Supplementation in Autism Spectrum Disorder», *Nutritional Neuroscience*, 20 (5) (2017), pp. 284-290.

Fernández-Barral, A., Costales-Carrera, A., Buira, S. P. *et al.*, «Vitamin D Differentially Eegulates Colon Stem Cells in Patient-Derived Normal and Tumor Organoids», *The FEBS Journal*, 287 (1) (enero) (2020), p. 53-72.

Fernández-García, N. I., Palmer, H. G., García, M. *et al.*, «1alpha,25-Dihydroxyvitamin D3 Regulates the Expression of Id1 and Id2 Genes and the Angiogenic Phenotype of Human Colon Carcinoma Cells», *Oncogene*, 24 (43) (29 septiembre) (2005), pp. 6533-6544.

Fernández Milia, C., «Niveles de vitamina D en mujeres adultas y su relación con el dolor músculo-esquelético», tesis doctoral, Universidad de Oviedo, Departamento de Morfología y Biología Celular (mayo) (2011) (159 páginas).

Ferrer-Mayorga, G., Larriba, M. J., Crespo, P. *et al.*, «Mechanisms of Action of Vitamin D in Colon Cancer», *The Journal of Steroid Biochemistry and Molecular Biology*, 185 (enero) (2019), pp. 1-6.

Finamor, D. C., Sinigaglia-Coimbra, R., Neves. L. C. *et al.*, «A Pilot Study Assessing the Effect of Prolonged Administration of High Daily Doses of Vitamin D on the Clinical Course of Vitiligo and Psoriasis», *Dermato-Endocrinology*, 5 (1) (2013), pp. 222-234, disponible en: <https://doi.org/10.4161/derm.24808>.

Finch, P. J., Eastwood, J. B. y Maxwell, J. D., «Clinical and Histological Spectrum of Osteomalacia Among Asians in South London», *Quarterly Journal of Medicine*, 302 (1992), pp. 439-448.

Fischer, P. R. y Almasri, N. I., «Nutritional Rickets - Vitamin D and Beyond», *The Journal of Steroid Biochemistry and Molecular Biology* (7 febrero) (2022), disponible en: <https://doi.org/10.1016/j.jsbmb.2022.106070>.

Fond, G., Faugere, M., Faget-Agius, C. *et al.*, «Hypovitaminosis D is Associated with Negative Symptoms, Suicide Risk, Agoraphobia, Impaired Functional Remission, and Antidepressant Consumption in Schizophrenia», *European Archives of Psychiatry and Clinical Neuroscience*, 269 (8) (2019), pp. 879-886.

Gaksch, M., Jorde, R., Grimnes, G. *et al.*, «Vitamin D and Mortality: Individual Participant Data Meta-Analysis of Standardized 25-Hydroxyvitamin D in 26916 Individuals From a European Consortium», *Plos One* (febrero) (2017), e0170791, pp. 1-15.

Garland, F. C. y Garland, C. F., «Occupational Sunlight Exposure and Melanoma in the U.S. Navy», *Archives of Environmental & Occupational Health*, 45 (1990), pp. 261-267.

Głąbska, D., Kołota, A., Lachowicz, K. *et al.*, «Vitamin D Supplementation and Mental Health in Multiple Sclerosis Patients: A Systematic Review», *Nutrients*, 13 (2021), disponible en: <https://doi.org/10.3390/nu13124207>.

Goebel, A., Krock, E., Gentry, C. *et al.*, «Passive Transfer of Fibromyalgia Symptoms from Patients to Mice», *Journal Clinical of Investigation*, 131 (13) (2021), disponible en: <https://doi.org/10.1172/JCI144201>.

Gómez-Pinedo, U., Adriel, J., Benito, M. S. *et al.*, «Vitamin D Increases Remyelination by Promoting Oligodendrocyte Lineage Differentiation»,

Brain and Behavior, 10 (1) (enero) (2020), disponible en: <https://doi.org/10.1002/brb3.1498>.

González, M. J., «Vitamina D en la Enfermedad Renal Crónica», *Nefrología al día* (2010) (última actualización el 10 de julio de 2015), disponible en: <https://www.nefrologiaaldia.org/84>.

Grant, W. B., Lahore, H., McDonnell, S. L. *et al.*, «Evidence that Vitamin D Supplementation Could Reduce Risk of Influenza and COVID-19 Infections and Deaths», *Nutrients*, 12 (4) (2020), disponible en: <https://doi.org/10.3390/nu12040988>.

Grupo de trabajo del OPBE del uso adecuado de pruebas y suplementos de vitamina D en población general, «Recomendaciones de uso adecuado de pruebas y suplementos de vitamina D en población general», Madrid, Ministerio de Sanidad, Santiago de Compostela, Agencia Gallega para la Gestión del Conocimiento en Salud (ACIS), Unidad de Asesoramiento Científico-técnico, Avalia-t, 2021.

Gubatan, J., Chou, N. D., Nielsen, O. H. *et al.*, «Systematic Review with Meta-Analysis: Association of Vitamin D Status With Clinical Outcomes in Adult Patients with Inflammatory Bowel Disease», *Alimentary Pharmacology and Therapeutics*, 50 (diciembre) (2019), pp. 1146-1158.

Guo, Y., Zhang, T., Wang, Y. *et al.*, «Effects of Oral Vitamin D Supplementation on Inflammatory Bowel Disese: A Systematic Review and Meta-Analysis», *Food & Function*, 12 (17) (11 de septiembre) (2021), pp. 7571-8210.

Habib, A. M., Nagi, K., Thillaiappan, N. B. *et al.*, «Vitamin D and Its Potential Interplay With Pain Signaling Pathways», *Frontiers in Immunology*, 11 (mayo) (2020), p. 820, disponible en: <https://doi.org/10.3389/fimmu.2020.00820>.

Harse, J. D., Zhu, K., Bucks, R. S. *et al.*, «Investigating Potential Dose–Response Relationships between Vitamin D Status and Cognitive Performance: A Cross-Sectional Analysis in Middle- to Older-Aged Adults in the Busselton Healthy Ageing Study», *International Journal of Environmental Research and Public*, 19 (2021), p. 450, disponible en: <https://doi.org/10.3390/ijerph19010450>.

Hathcock, J. N., Shao, A., Vieth R. *et al.*, «Risk Assessment for Vitamin D», *The American Journal of Clinical Nutrition*, 85 (1) (enero) (2007), pp. 6-18.

Himayda, A. S. A., Abdulkader, A. F., Brazanji, N. A. *et al.* «The Correlation between Depression and Folate Deficiency», *The Egyptian Journal of Hospital Medicine*, 70 (4) (enero) (2018), pp. 532-538.

Holick, M. F., «Vitamin D: A Millenium Perspective», *Journal of Cellular Biochemistry*, 88 (2) (1 de febrero) (2003), pp. 296-307.

—, «Sunlight and Vitamin D for Bone Health and Prevention of Autoimmune Disease, Cancers and Cardiovascular Disease», *The American Journal of Clinical Nutrition*, 80 (S) (2004), pp. 1678-1688.

—, *The Vitamin D Solution: A 3-Step Strategy to Cure our Most Common Health Problem*, Penguin/Hudson Street Press, 2010.

—, *The Vitamin D Solution*, Hudson Street Press, 2010. Versión castellana de Alfonso Barguñó, *La vitamina de la felicidad*, Barcelona Grijalbo, 2020.

Hollis, B. W., «Circulating 25-hydroxyvitamin D Levels Indicative of Vitamin D Sufficiency: Implications for Establishing a New Effective Dietary Intake Recommendation for Vitamin D», *The Journal of Nutriton*, 135 (2) (2005), pp. 317-322.

Holt, R., Petersen, J. H., Dinsdale, E. *et al.*, «Vitamin D Supplementation Improves Fasting Insulin Levels and HDL Cholesterol in Infertile Men», *The Journal of Clinical Endocrinology & Metabolism*, 107 (1) (2021), pp. 98-108, disponible en: <https://doi.org/10.1210/clinem/dgab667>.

Hoseinzadeh, E., Taha, P., Wei, C. *et al.*, «The Impact of Air Pollutants, UV Exposure and Geographic Location on Vitamin D Deficiency», *Food and Chemical Toxicology*, 113 (2018), pp. 241-254.

Hu, C. Q., Bo, Q. L., Chu, L. L. *et al.*, «Vitamin D Deficiency Aggravates Hepatic Oxidative Stress and Inflammation during Chronic Alcohol-Induced Liver Injury in Mice», *Oxidative Medicine and Cellular Longevity*, 2020 (2020), Article ID 5715893.

Huang, W., Ma, X., Liang, H. *et al.*, «Dietary Magnesium Intake Affects the Association Between Serum Vitamin D and Type 2 Diabetes: A Cross-Sectional Study», *Frontiers in Nutrition*, 8 (2021), disponible en: <https://doi.org/10.3389/fnut.2021.763076>.

IDEAM – Instituto de Hidrología, Meteorología y Estudios Ambientales, Sistema Nacional Ambiental, Gobierno de Colombia, «Generalidades de la radiación ultravioleta», disponible: <http://www.ideam.gov.co/web/tiempo-y-clima//generalidades-de-la-radiacion-ultravioleta>.

Iglesias Gamarra, A. y Restrepo Suárez, J. F., «Historia de la vitamina D. Primera parte», *Revista Colombiana de Reumatología*, 12 (1) (marzo) (2005), pp. 11-32.

Illescas-Montes, R., Melguizo-Rodríguez, L., Ruiz, C. *et al.*, «Vitamin D and Autoimmune Diseases», *Life Sciences*, 233 (2019), disponible en: <https://doi.org/10.1016/j.lfs.2019.116744>.

Jäpelt, R. B. y Jakobsen, J., «Vitamin D in Plants: A Review of Occurrence, Analysis, and Biosynthesis», *Frontiers in Plant Science*, 13 (mayo) (2013), pp. 4-136.

Jódar Gimeno, E., «Recomendaciones sobre cómo administrar la vitamina D: guías internacionales y nacionales», *Revista de Osteoporosis y Metabolismo Mineral*, 6 (1) (2014), pp. 19-22.

Johnson, S., «Micronutrient Accumulation and Depletion in Schizophrenia, Epilepsy, Autism and Parkinson's Disease?», *Medical Hypotheses*, 56 (5) (mayo) (2021), pp. 641-645.

Karaky, M., Alcina, A., Fedetz, M. *et al.*, «The Multiple Sclerosis-Associated Regulatory Variant rs10877013 Affects Expression of CYP27B1 and VDR Under Inflammatory or Vitamin D Stimuli», *Multiple Sclerosis Journal*, 22 (8) (2016), pp. 999-1006.

Keegan, R. J., Lu, Z., Bogusz, J. M., *et al.*, «Photobiology of Vitamin D in Mushrooms and its Bioavailability in Humans», *Dermato-Endocrinology*, 5 (1) (2013), pp. 165-176.

Ketha, H., Wadams, H., Lteif, A. *et al.*, «Iatrogenic Vitamin D Toxicity in an Infant - A Case Report and Review of Literature», *The Journal of Steroid Biochemistry and Molecular Biology*, 148 (abril) (2015), pp. 14-18.

Kim, H. N., Yun, Y., Ryu, S. *et al.*, «Correlation Between gut Microbiota and Personality in Adults: A Cross-Sectional Study», *Brain, Behavior, and Immunity*, 69 (marzo) (2018), pp. 374-385.

Kim, J., Baek, D. W., Baek, J. H. *et al.*, «Clinical Impact of Postoperative Vitamin D Deficiency on the Recurrence of Colon Cancer After Curative Surgical Resection», *Anticancer Research*, 41 (7) (julio) (2021), pp. 3683-3688, disponible en: <https://doi.org/10.21873/anticanres.15159>.

Kimmie, N. G., Jeffrey, A. y Meyerhardt, K. W., «Circulating 25-Hydroxyvitamin D Levels and Survival in Patients With Colorectal Cancer», *Journal of Clinical Oncology*, 26 (18) (2008), pp. 2984-2991.

Kirkland, A. E., Sarlo, G. L., Holton, K. F., «The Role of Magnesium in Neurological Disorders», *Nutrients*, 10 (6) (2018), p. 730, disponible en: <https://doi.org/10.3390/nu10060730>.

Klasson, C., Helde Frankling, M., Warnqvist, A. *et al.*, «Sex Differences in the Effect of Vitamin D on Fatigue in Palliative Cancer Care – A Post Hoc Analysis of the Randomized, Controlled Trial 'Palliative-D'», *Cancers*, 14 (3) (2022), p. 746, disponible en: <https://doi.org/10.3390/cancers14030746>.

Knight, J. A., Lesosky, M., Barett, H. *et al.*, «Vitamin D and Reduced Risk of Breast Cancer: A Population-Based Case-Control Study», *Cancer Epidemioly, Biomarkers & Prevention*, 8 (2007), pp. 399-406.

Krasowska, K., Skrobot, W., Liedtke, E. *et al.*, «The Preoperative Supplementation With Vitamin D Attenuated Pain Intensity and Reduced the Level of Pro-inflammatory Markers in Patients After Posterior

Lumbar Interbody Fusion», *Frontiers in Pharmacology*, 10 (2019), p. 527, disponible en: <https://doi.org/10.3389/fphar.2019.00527>.

Ladeira, J. M. M. C. D., Zacas, O., Toro, A. A. D. C. *et al.*, «What is the Role of Vitamin D in the Severity and Control of Asthma in Children and Adolescents: a Protocol for a Systematic Review», *Research Square* (20 diciembre) (2021), disponible en: <https://doi.10.21203/rs.3.rs-1142825/v1>.

Larriba, M. J. y Muñoz, A., «Vitamina D, una prohormona pleiotrópica», *SEBBM, Revista Endocrinología Molecular*, 198 (diciembre) (2018), pp. 28-32.

Lefèvre-Arbogast, S., Dhana, K., Aggarwal, N. T. *et al.*, «Vitamin D Intake and Brain Cortical Thickness in Community-Dwelling Overweight Older Adults: A Cross-Sectional Study», *The Journal of Nutrition*, 151 (9) (septiembre) (2021), pp. 2760-2767.

Lemke, D., Klement, R. J., Schweiger, F. *et al.*, «Vitamin D Resistance as a Possible Cause of Autoimmune Diseases: A Hypothesis Confirmed by a Therapeutic High», *Frontiers in Immunology*, 12 (2021), pp. 1664-3224.

Lensmeyer, G., Poquette, M., Wiebe, D. *et al.*, «The C-3 Epimer of 25-Hydroxyvitamin D3 Is Present in Adult Serum», *The Journal of Clinical Endocrinology & Metabolism*, 97 (1) (enero) (2012), pp. 163-168.

Lips, P., de Jongh, R. T. y van Schoor, N. M., «Trends in Vitamin D Status Around the World», *JBMR Plus*, 5 (12) (2021), disponible en: <https://doi.org/10.1002/jbm4.10585>.

Lucas, R. M., Gorman, S., Black, L. *et al.*, «Clinical Research, and Public Health Implications of Poor Measurement of Vitamin D Status», *Journal of AOAC International*, 100 (2017), pp. 1225-1229.

Luscombe, C. J., Fryer, A. A., French, M. E. *et al.*, «Exposure to Ultraviolet Radiation: Association with Susceptibility and Age at Presentation with Prostate Cancer», *The Lancet*, 358 (9282) (25 agosto) (2001), pp. 641-642.

MacLaughlin, J. A. y Holick, M. F., «Aging Decreases the Capacity of Human Skin to Produce Vitamin D3», *The Journal of Clinical Investigation*, 76 (1985), pp. 1536-1538.

Maddison, J., «Vitamin Deficiency and Depression», *PCOM Capstone Projects*, 28 (2021), disponible en: <https://digitalcommons.pcom.edu/capstone_projects/28>.

Mahtani, R. y Nair, P. M. K., «Daily Oral Vitamin D3 Without Concomitant Therapy in the Management of Psoriasis: A Case Series», *Clinical Immunology Communications*, 2 (2022), pp. 17-22.

Marroqui, L., Martinez-Pinnaac, J., Castellano-Muñoz, M. *et al.*, «Bisphenol-S and Bisphenol-F Alter Mouse Pancreatic -cell ion Channel Expression and Activity and Insulin Release Through an Estrogen Receptor ERβ Mediated Pathway», *Chemosphere*, 265 (febrero) (2021), disponible en: <https://doi.org/10.1016/j.chemosphere.2020.129051>.

Marshal, D. T., Savage, S. J., Garrett-Mayer, E. *et al.*, «Vitamin D3 Supplementation at 4000 International Units Per Day for One Year Results in a Decrease of Positive Cores at Repeat Biopsy in Subjects with Low-Risk Prostate Cancer under Active Surveillance», *The Journal Clinical Endocrinoly and Metabolism*, 97 (7) (julio) (2012), pp. 2315-2324.

Martínez, C., Collado, F., Rodríguez, J. *et al.*, «El alivio del dolor: un derecho humano universal», *Revista de la Sociedad Española del Dolor*, 22 (5) (2015), pp. 224-230.

Matthana, M. H., «The Relation between Vitamin D Deficiency and Fibromyalgia Syndrome in Women», *Saudi Medical Journal*, 32 (9) (2011), pp. 925-929.

Mayne, P. E. y Burne, T. H. J., «Vitamin D in Synaptic Plasticity, Cognitive Function, and Neuropsychiatric Illness», *Trends in Neurosciences*, 42 (4) (abril) (2019), pp. 293-306.

McCullough, P. y Amend, J., «Results of Daily Oral Dosing With up to 60,000 International Units (iu) of Vitamin D3 for 2 to 6 Years in 3 Adult Males», *The Journal of Steroid Biochemistry and Molecular Biology*, 173 (2017), pp. 308-312.

McCullough, P. J., Lehrera, D. S. y Amend, J., «Daily Oral Dosing of Vitamin D3 Using 5,000 to 50,000 International Units a Day in Long-Term Hospitalized Patients: Insights from a Seven Year Experience», *The Journal of Steroid Biochemistry and Molecular Biology*, 189 (2019), pp. 228-239.

McDonnell, S. L., Baggerly, C., French, C. B. *et al.*, «Serum 25-Hydroxyvitamin D Concentrations r40 ng/ml Are Associated with >65% Lower Cancer Risk: Pooled Analysis of Randomized Trial and Prospective Cohort Study», *PLoS One*, 11 (4), (2016), disponible en: <https://doi.org/10.1371/journal.pone.0152441>.

McMichael, J. R., Veledar, E. y Chen, S. C., «UV Radiation Protection by Handheld Umbrellas», *JAMA Dermatology*, 149 (6) (2013), pp. 757-758.

Meghil, M. M., Lance Hutchens, L., Anas Raed, A. *et al.*, «The Influence of Vitamin D Supplementation on Local and Systemic Inflammatory Markers in Periodontitis Patients: A Pilot Study», *Oral Diseases*, 25 (5) (2019), pp. 1403-1413.

Michaëlsson, K., Wolk, A., Langenskiöld, S. *et al.*, «Milk Intake and Risk of

Mortality and Fractures in Women and Men: Cohort Studies», *BMJ*, 349 (28 octubre) (2014), disponible en: <https://doi.org/10.1136/bmj.g6015>.

Mimpen, M., Rolf, L., Poelmans, G. *et al.*, «Vitamin D Related Genetic Polymorphisms Affect Serological Response to High-Dose Vitamin D Supplementation in Multiple Sclerosis», *PLoS One*, 16 (12) (2021), disponible en: <https://doi.org/10.1371/journal.pone.0261097>.

Ministerio de Agricultura, Pesca y Alimentación, Gobierno de España, «Leche entera, Tablas de Composición de Alimento, (2013)», disponible en: <https://www.mapa.gob.es/es/ministerio/servicios/informacion/leche%20entera_tcm30-102669.pdf>.

Moan, J., Grigalavicius, M., Dahlback, A. *et al.*, «Ultraviolet-Radiation and Health: Optimal Time for Sun Exposure», *Advances in Experimental Medicine and Biology*, 810 (2014), pp. 423-428.

Moini, A., Ebrahimi, T., Shirzad, N. *et al.*, «The Effect of Vitamin D on Primary Dysmenorrhea with Vitamin D Deficiency: A Randomized Double-Blind Controlled Clinical Trial, *Gynecological Endocrinology*», 32 (6) (2016), pp. 502-505.

Montenegro, K. R., Vinicius, C. V., Carlessi, R. *et al.*, «Mechanisms of Vitamin D Action in Skeletal Muscle», *Nutriton Research Reviews*, 17 (2019), pp. 1-13.

Mousavi, S. E., Amini, H., Heydarpour, P. *et al.*, «Air Pollution, Environmental Chemicals, and Smoking May Trigger Vitamin D Deficiency: Evidence and Potential Mechanisms», *Environment International*, 122 (2019), pp. 67-90.

Oh, S., Chun, S., Hwang, S. *et al.*, «Vitamin D and Exercise Are Major Determinants of Natural Killer Cell Activity, Which Is Age- and Gender-Specific», *Frontiers in Immunology*, 12 (2021), disponible en: <https://doi.org/10.3389/fimmu.2021.594356>.

OIM (Institute of Medicine), *Dietary Reference Intakes for Calcium and Vitamin D*, National Academies Press, Washington, DC, 2011.

Olea Serrano, N., *Libérate de tóxicos. Guía para evitar los disruptores endocrinos*, RBA, Barcelona, 2019.

Oliveri, B., Mastaglia, S. R., Brito, G. M. *et al.*, «Vitamin D3 Seems More Appropriate than D2 to Sustain Adequate Levels of 25OHD: A Pharmacokinetic Approach», *European Journal of Clinical Nutrition*, 69 (6) (junio) (2015), pp. 697-702.

Pan, L. S., Hua, M. Y., Xu, S. Y. *et al.*, «Protective Effect of Vitamin D in Mice With Acute Liver Failure», *Zhonghua Gan Zang Bing Za Zhi*, 29 (6) (junio) (2021), pp. 545-550.

Pardo, M. R., Garicano, E., San Mauro, I. *et al.*, «Bioavailability of Magnesium Food Supplements: A Systematic Review», *Nutrition*, 89 (septiembre) (2021), disponible en: <https://doi.org/10.1016/j.nut.2021.111294>.

Passeron, T., Bouillon, R., Callender, V. *et al.*, «Sunscreen Photoprotection and Vitamin D Status», *British Journal of Dermatology*, 181(2019), pp. 916-931.

Peller, S. y Stephenson, C. S., «Skin Irritation and Cancer in the United States Navy», *American Journal of the Medical Sciencies*, 194 (1937), pp. 326-333.

Peris, P., «Diagnóstico y tratamiento de la osteomalacia por el reumatólogo», *Reumatología Clínica*, 7 (S2) (septiembre) (2011), pp. 22-27.

Piędel, F., Rocka, A., Piwek, M. *et al.*, «Correlation Between Vitamin D and Alterations in MRI Among Patients with Multiple Sclerosis», *Annals of Agricultural and Environmental Medicine*, 28 (3) (2021), pp. 372-377.

Pinzon, R. T., Wijaya V. O., Veronica, V. *et al.*, «The Benefits of Add-on Therapy of Vitamin D 5000 IU to the Vitamin D Levels and Symptoms in Diabetic Neuropathy Patients: A Randomized Clinical Trial», *Journal of Pain Research*, 14 (2021), pp. 3865-3875.

Polat, I., Yılmaz, G. C. y Dedeo lu, O., «Vitamin D and Nerve Conduction In Pediatric Type-1 Diabetes Mellitus», *Brain and Development* (15 enero) (2022), disponible en: <https://doi.org/10.1016/j.braindev.2022.01.001>.

Pourriyahi, H., Yazdanpanah, N., Saghazadeh, A. *et al.*, «Loneliness: An Immunometabolic Syndrome», *International Journal of Environmental Research and Public Health*, 18 (22) (2021), disponible en: <https://doi.org/10.3390/ijerph182212162>.

Quesada Gómez, J. M. y Navarro Valverde, C., «Niveles inadecuados de D: no es una D-eliciosa perspectiva», *Revista de Osteoporosis y Metabolismo Mineral*, 5 (2) (abril/junio) (2013), pp. 65-66.

Reina-Pérez, I., Olivas-Martínez, A., Mustieles, V. *et al.*, «Bisphenol F and Bisphenol S Promote Lipid Accumulation and Adipogenesis in Human Adipose-Serived Stem Cells», *Food and Chemical Toxicology*, 152 (abril) (2021), disponible en: <https://doi.org/10.1016/j.fct.2021.112216>.

Riede, F. J. J., Gröschel, C., Kastner, M. T. *et al.*, «Human Cytomegalovirus Infection Downregulates Vitamin-D Receptor in Mammalian Cells», *The Journal of Steroid Biochemistry and Molecular Biology*, 165 (Pt B) (enero) (2017), pp. 356-362.

Rivero-Yeverino, D., López-García, A. I., Caballero-López, C. G. *et al.*, «Vitamina D y alergia respiratoria: estado del arte [Vitamin D and Respiratory Allergy: State of the Art]», *Revista Alergia México*, 69 (1) (2022), pp. s46-s54.

Rojas Estapé, M., *Cómo hacer que te pasen cosas buenas. Entiende tu cerebro, gestiona tus emociones, mejora tu vida*, Espasa, Barcelona, 2018.

Ruston, D., Hoare, J., Henderson, L. *et al.*, «The National Diet & Nutrition Survey: Adults Aged 19 to 64 Years: Nutritional Status (Anthropometry and Blood Analytes), Blood Pressure and Physical Activity», *London: The Stationary Office*, 4 (2004).

Rybchyn, M. S., Abboud, M., Puglisi, D. A. *et al.*, «Skeletal Muscle and the Maintenance of Vitamin D Status», *Nutrients*, 12 (11) (2020), p. 3270, disponible en: <https://doi.org/10.3390/nu12113270>.

Saad, K., Abdel-Rahman, A. A., Elserogy, Y. M. *et al.*, «Vitamin D Status in Autism Spectrum Disorders and the Efficacy of Vitamin D Supplementation in Autistic Children», *Nutritional Neuroscience*, 19 (8) (2016), pp. 346-351.

Schlumpf, M., Kypke, K., Vökt, C. C. *et al.*, «Endocrine Active UV Filters: Developmental Toxicity and Exposure Through Breast Milk», *CHIMIA International Journal for Chemistry*, 62 (5) (mayo) (2008), pp. 345-351.

Schramm, S., Lahner, H., Jöckel, K. H. *et al.*, «Impact of Season and Different Vitamin D Thresholds on Prevalence of Vitamin D Deficiency in Epidemiological Cohorts—A Note of Caution», *Endocrine*, 56 (2017), pp. 658-666.

Schwalfenberg, G. K. y Genuis, S. J., «Vitamin D, Essential Minerals, and Toxic Elements: Exploring Interactions between Nutrients and Toxicants in Clinical Medicine», *The Scientific World Journal*, 2015 (julio) (2015), disponible en: <https://doi.org/10.1155/2015/318595>.

Schwartz, G. G., Whitlatch, L. W., Chen, T. C. *et al.*, «Human Prostate Cells Synthesize 1,25-Dihydroxyvitamin D3 from 25-Hydroxyvitamin D3», *Cancer Epidemioly, Biomarkers & Prevention*, 7 (5) (mayo) (1998), pp. 391-395.

Sedaghat, K., Naderian, R., Pakdel, R. *et al.*, «Regulatory Efect of Vitamin D on Pro-Infammatory Cytokines and Anti-Oxidative Enzymes Dysregulations Due to Chronic Mild Stress in the Rat Hippocampus and Prefrontal Cortical Area», *Molecular Biology Reports*, 48 (octubre) (2021), pp. 7865-7873.

Seelig, M. S., «The Requirement of Magnesium by the Normal Adult: Summary and Analysis of Published Data», *The American Journal of Clinical Nutrition*, 14 (6) (junio) (1964), pp. 342-390.

Seijo, M., Mastaglia, S., Brito, G. *et al.*, «¿Es equivalente la suplementación diaria con vitamina D2 o vitamina D3 en adultos mayores?», *Medicina* (Buenos Aires), 72 (2012), pp. 195-200.

Serrano, M. A., Cañada, J., Moreno, J. C. *et al.*, «Solar Ultraviolet Doses and Vitamin D in a Northern Mid-Latitude», *Science of The Total Environment*, 574 (2017), pp. 744-750.

Shaheen, H. A., Sayed, S. S., Daker, L. I. *et al.*, «Does Vitamin D Deficiency Predict Early Conversion of Clinically Isolated Syndrome? A Preliminary Egyptian Study», *The International Journal of Neuroscience*, 128 (10) (2018), pp. 946-951.

Shahsavan, Z., Asadi, A., Shamshirgardi, E. *et al.*, «Vitamin D, Magnesium and Their Interactions: A Review», *International Journal of Nutrition Sciences*, 6 (3) (2021), pp. 2-7.

Shan, N. L., Wahler, J., Lee, H. J. *et al.*, «Vitamin D Compounds Inhibit Cancer Stem-Like Cells and Induce Differentiation in Triple Negative Breast Cancer», *The Journal of Steroid Biochemistry and Molecular Biology*, 173 (octubre) (2017), pp. 122-129.

Sherief, L. M., Ali, A., Gaballa, A. *et al.*, «Vitamin D Status and Healthy Egyptian Adolescents: Where do we Stand?», *Medicine*, 100 (29) (2021), disponible en: <https://doi.org/10.1097/MD.0000000000026661>.

Sikoglu, E. M., Navarro, A. A., Starr D. *et al.*, «Vitamin D3 Supplemental Treatment for Mania in Youth with Bipolar Spectrum Disorders», *Journal of Child Adolescent Psychopharmacology*, 25 (5) (junio) (2015), pp. 415-424.

Singh, P., Kumar, M. y Al Khodor, S., «Vitamin D Deficiency in the Gulf Cooperation Council: Exploring the Triad of Genetic Predisposition, the Gut Microbiome and the Immune System», *Frontiers in Immunology*, 10 (2019), p. 1042, disponible en: <https://doi.org/10.3389/fimmu.2019.01042>.

Slominski, A., Bro yna, A., Zmijewski, M. *et al.*, «Vitamin D Signaling and Melanoma: Role of Vitamin D and its Receptors in Melanoma Progression and Management», *Laboratory Investigation*, 97 (2017), pp. 706-724.

Slominski, A., Semak, I., Zjawiony, J. *et al.*, «The Cytochrome P450scc System Opens an Alternate Pathway of Vitamin D3 Metabolism», *The FEBS Journal*, 272 (2005), pp. 4080-4090.

Slominski, A. T., Chaiprasongsuk, A., Janjetovic, Z. *et al.*, «Photoprotective Properties of Vitamin D and Lumisterol Hydroxyderivatives», *Cell Biochemistry and Biophysics*, 78 (2020), pp. 165-180.

Stanpa, Asociación Nacional de Perfumería y Cosmética, «Breve historia de la protección solar», documento informativo.

Steck, I. E., Deutsch, H., Reed, C. I. *et al.*, «Further Studies on Intoxication With Vitamin D», *Annals of Internal Medicine,* 10 (7) (1937), pp. 951-964.

Tretli, S., Schwartz, G. G., Torjesen, P. A. *et al.*, «Serum Levels of 25-Hydroxyvitamin D and Survival in Norwegian Patients with Cancer of Breast, Colon, Lung, and Lymphoma: A Population-based study», *Cancer Causes & Control,* 23 (2) (2012), pp. 363-370.

Tripkovic, L., Lambert, H., Hart, K. *et al.*, «Comparison of Vitamin D2 and Vitamin D3 Supplementation in Raising Serum 25-Hydroxyvitamin D Status: A Systematic Review and Meta-Analysis», *The American Journal of Clinical Nutrition,* 96 (6) (junio) (2012), pp. 1357-1364.

Tuckey, R. C., Li, W., Shehabi, H. Z. *et al.*, «Production of 22-Hydroxy Metabolites of Vitamin d3 by Cytochrome p450scc (CYP11A1) and Analysis of Their Biological Activities on Skin Cells», *Drug Metabolism and Disposition,* 39 (9) (septiembre) (2011), pp. 1577-1588.

Urgell, E., Alfayate, R., Ferrer, R. *et al.*, «Recomendaciones para la valoración bioquímica del estatus de vitamina D. Posicionamiento de la Comisión de Hormonas de la Sociedad Española de Medicina de Laboratorio (SEQCML)», *Rec Vit D,* Versión 1 (abril) (2019).

Utrillas, M. P., Martínez-Lozano, J. A. y Núñez, M., «Ultraviolet Radiation Protection by a Beach Umbrella», *Photochemistry and Photobiology,* 86 (2) (2010), pp. 449-456.

Van den Ouweland, J., Fleuren, H., Drabbe, M. *et al.*, «Pharmacokinetics and Safety Issues of an Accidental Overdose of 2,000,000 IU of Vitamin D3 in Two Nursing Home Patients: A Case Report», *BMC Pharmacology and Toxicology,* 15 (2014), p. 57.

Van Schoor, N. M. y Lips, P., «Worldwide Vitamin D Status», *Best Practice & Research Clinical Endocrinology & Metabolism,* 25 (4) (agosto) (2011), pp. 671-680.

Vellekkatty, F. y Menon, V., «Efficacy of Vitamin D Supplementation in Major Depression: A Meta-Analysis of Randomized Controlled Trials», *Journal of Postgraduate Medicine,* 65 (2) (2019), pp. 74-80.

Veugelers, P. J. y Ekwaru, J. P., «A Statistical Error in the Estimation of the Recommended Dietary Allowance for Vitamin D», *Nutrients,* 6 (10) (2014), pp. 4472-4475.

Wacker, M. y Holick, M. F., «Sunlight and Vitamin D: A Global Perspective for Health», *Dermato-Endocrinology,* 5 (1) (2013), pp. 51-108.

Wagner, C. L., Hulsey, T. C., Fanning, D. *et al.*, «High-Dose Vitamin D3 Supplementation in a Cohort of Breastfeeding Mothers and Their Infants: A 6-Month Follow-Up Pilot Study», *Breastfeeding Medicine,* 1 (2) (junio) (2006), pp. 59-70.

Wang, M., Liu, M., Wang, C. *et al.*, «Association between Vitamin D Status and Asthma Control: A Meta-Analysis of Randomized Trials», *Respiratory Medicine*, 150 (2019), pp. 85-94.

Wang, T., Bengtsson, G., Kärnefelt, I. *et al.*, «Provitamins and Vitamins D2 and D3 in Cladina spp. Over a Latitudinal Gradient: Possible Correlation with UV Levels», *Journal of Photochemistry and Photobiology B: Biology*, 62 (1-2) (2001), pp. 118-122.

Wang, X., Jiao, X., Tian, Y. *et al.*, «Associations between Maternal Vitamin D Status During Three Trimesters and Cord Blood 25(OH)D Concentrations in Newborns: A Prospective Shanghai Birth Cohort Study», *European Journal of Nutrition*, 60 (6) (2021), pp. 3473-3483.

Woodward, G., Wan, J. C. M., Viswanath, K. *et al.*, «Serum Vitamin D and Magnesium Levels in a Psychiatric Cohort», *Psychiatria Danubina*, 31 (3) (septiembre) (2019), pp. 221-226.

Yao, S., Sheng, H., Kwan, M. L. *et al.*, «Clinically Sufficient Vitamin D Levels at Breast Cancer Diagnosis and Survival Outcomes in a Prospective Cohort of 3,995 Patients After a Median Follow-Up of 10 Years», *Journal of Clinical Oncology*, 39 (15) (2021), disponible en: <https://doi.org/10.1200/JCO.2021.39.15_suppl.10510>.

Young, A. R., Morgan, K. A., Harrison, G. I. *et al.*, «A Revised Action Spectrum for Vitamin D Synthesis by Suberythemal UV Radiation Exposure in Humans in Vivo», *Proceedings of the National Academy of Sciences*, 118 (40) (octubre) (2021), e2015867118, disponible en: <https://doi.org/10.1073/pnas.2015867118>.

Zazo, M. P., «Papel del hierro en la producción de vitamina D y en el mantenimiento de la calidad ósea», tesis doctoral, Universidad Autónoma de Madrid, Departamento de Medicina (2017) (111 páginas).

Zbytek, B., Janjetovic, Z., Tuckey R. C. *et al.*, «20-Hydroxyvitamin D3, a Product of Vitamin D3 Hydroxylation by Cytochrome P450scc, Stimulates Keratinocyte Differentiation», *Journal of Investigative Dermatology*, 128 (9) (2008), pp. 2271-2280.

Zepeda, M., Pérez, J. y Doepking, C., «Vitamin D Supplementation in Iflammatory Bowel Disease: A Narrative Review», *Medwave*, 22 (1) (enero) (2022), disponible en: <https://doi.org/10.5867/medwave.2022.01.002525>.

Zhang, J., Chen, Y., Li, H. *et al.*, «Effects of Vitamin D on Thyroid Autoimmunity Markers in Hashimoto's Thyroiditis: Systematic Review and Meta-Analysis», *Journal of International Medical Research*, 49 (12) (2021), disponible en: <https://doi.org/10.1177/03000605211060675>.

Zhang, Z., Li, S., Yu, L. *et al.*, «Polymorphisms in Vitamin D Receptor

Genes in Association with Childhood Autism Spectrum Disorder», *Disease Markers*, 2018 (2018), disponible en: <https://doi.org/10.1155/2018/7862892>.

Ziegler, A., Jonason, A. S., Leffell, D. J. *et al.*, «Sunburn and p53 in the Onset of Skin Cancer», *Nature*, 372 (1994), pp. 773-776.